序

生命是自然界最复杂的系统，文艺复兴时期后的生命科学一直以分析研究为主，将复杂系统简单化后进行研究。虽然技术的快速发展和进步使我们对于生命系统中的众多局部现象和细节了解颇为透彻，但是在整体或宏观水平方面还没有解决生命科学和医学领域的一些重大科学问题，包括人脑思维、组织再生和人类许多重大疾病本质，等等。例如，尽管我们能够把癌细胞的基因组序列搞清楚，但还不能解释癌症是如何发生的。20世纪末，不少研究者提出综合、整合的生命科学研究才有可能阐明生命的本质，破解生命医学所面临的诸多难题。21世纪以来各种新兴学科不断涌现，特别是信息技术在各个领域的应用，让人们对于大量的数据应接不暇、眼花缭乱，甚至感到困惑。因此，迫切需要从新的视角和途径开展研究。近年来，除了系统生物学和系统医学外，进化医学也受到学术界的关注。

实验血液学是最早应用生态学和进化论概念的生物医学学科之一，如造血的种子与土壤学说、造血细胞分化发育以及白血病细胞的克隆性演变等。在此书的姊妹篇《肿瘤微环境与细胞生态学导论》、《免疫的细胞社会生态学原理》中有深入的探讨，可以作为进一步钻研进化医学的补充读物。

吴克复教授的《进化医学引论》叙述了当代医学领域中正在迅速发展的交叉学科的研究进展，从进化的角度系统而全面地讨论了生命科学和医学领域的若干重要问题，特别是有关人类常见病和多发病的进化医学基础等方面。有些观点看起来尚属“非主流”思想，具有较强的假说性，很值得深入思考与推敲，从而更好地把握将来医学研究的方向。编者根据多年的研究工作经验，收集有关文献资料、相关研究工作结果和心得体会汇编成册，给读者提供一本独特的入门读物，可作为医学院校师生的教学参考书，对于临床医师和研究工作者也有重要参考价值。

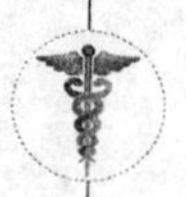

实验血液学国家重点实验室
中国医学科学院血液学研究所　　程　涛

前言

进化医学将分散的医学知识通过进化理论整合起来，阐明疾病的发生机制。随着社会的发展，人类罹患的疾病谱不断变化。不同时期，社会的不同发展阶段，不同人群有不同的常见病、多发病。21世纪的人类疾病主要集中在两大类：感染性疾病(infection diseases)和新的常见疾病(common diseases)。前者由病原微生物引起，与生物进化有关；后者由于环境的改变与进化的不匹配，基因与环境因素相互作用而产生，又称复杂性遗传疾病。现代发达国家最常见的疾病有糖尿病、哮喘、忧郁症、心血管疾病和肿瘤等。这些疾病的发病率在发展中国家呈上升趋势，近年来也已成为我国迅猛增加的常见病。防病治病必须对疾病的发生、发展机制有充分的了解。由于人们对上述疾病知之尚少，因此也成为了当前医学研究的前沿。

随着基础、临床和流行病学研究的深入，越来越多的研究者用生态学和进化论的观点分析、诠释疾病的发生、发展机制，并应用于预防和治疗取得良好效果。国外文献将这一领域称为进化医学(evolutionary medicine)，是理论医学的核心部分。随着生态学和进化论的发展，系统科学、网络科学和材料科学等许多概念和方法的提出，进化医学与系统医学、网络医学、纳米医学等新兴医学领域相互渗透，成为了21世纪医学发展的新领域。近年来，国外一些学者呼吁医学院校需设置进化医学课程。目前，我国尚无生态学和进化论方面的课程，现有的医务人员和教学、科研人员对此方面研究和学习的能力有待加强。本书编者结合工作中的体会，先后出版了《细胞通讯与疾病》、《肿瘤微环境与细胞生态学导论》和《免疫的细胞社会生态学原理》，并在此基础上收集近年来的国内外有关资料，编纂了这本《进化医学引论》，可供教学和研究参考。此书结合临床实际，以常见病的一些问题作为范例，为保健、防病探索新的途径，可供医学、生物学研究，也可供教学人员、临床医务人员以及有志于保健、养生的读者参考。

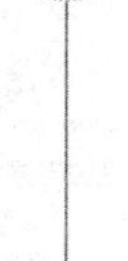

进化医学是迅速发展的新领域，学科在内容和方法上跨度大，涉及自然科学、技术科学等多个领域。本书出版由实验血液学国家重点实验室资助，编写之中得到了北京协和医学院研究生教育研究项目(PUMC－JS－2012010)、国家自然科学基金(81170511，81370634，81270634，81370599)、天津市应用基础重点项目(11JCZDJC18200，11JCZDJC18000)、教育部新世纪优秀人才支持计划(NCET－08－0329)等项目、基金的资助。本书内容除文献资料外，还有编者的体会和假设，供读者参考。囿于编者的水平和能力，不妥之处，敬请指正。

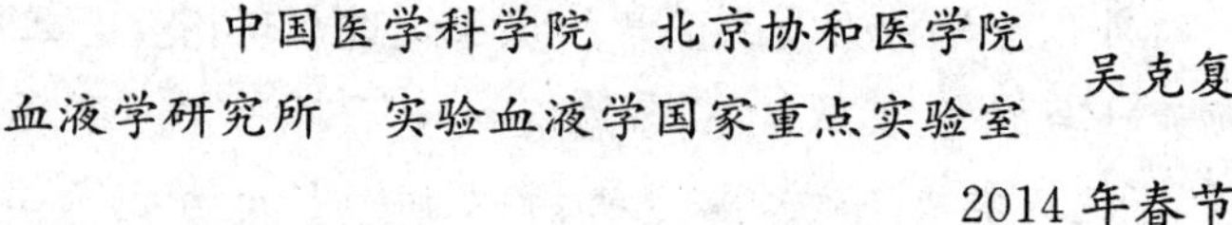

中国医学科学院　北京协和医学院
血液学研究所　实验血液学国家重点实验室
吴克复

2014年春节

目录

绪论

一、宇宙和物质的演化，生命是物质存在的一类形式

科学技术的进步拓展了人类对宇宙和物质的认识。根据现代宇宙学的大爆炸学说，现代天文学家观察到的宇宙是由约137亿年前的一个奇点大爆炸形成的（按照2006年8月一项新的研究结果推算为158亿年前，具体时间尚有争议）。大爆炸学说认为宇宙由不断膨胀的无数星系、星云组成，我们所在的太阳系只是银河系中的极小部分，估计宇宙中有千亿个银河系外的星系（简称星系）。按照爱因斯坦的广义相对论所述，宇宙不是在膨胀就是在收缩。根据美国天文学家哈勃（Edwin Hubble）发现的哈勃定律，观察到银河系外的星系都在离地球而去，说明宇宙在膨胀，由于仍在膨胀（近期的研究表明似乎在加速膨胀），宇宙无边无际。宇宙大爆炸前的宇宙又是怎样的呢？有人提出，宇宙膨胀后收缩塌陷成为极高密度的暗物质（密度之大使光子也被极强的引力吸收进去，无法观察，所以称为暗物质），在某种情况下暗物质发生大爆炸……膨胀后收缩塌陷成暗物质……如此反复出现无数次大爆炸……总之，现在观察到的宇宙比发射哈勃望远镜和探测器之前看到的宇宙空间大得多，按照现在的宇宙学说推测，时空可能是无限的。

现代天文学和现代物理学告诉我们，不同天体的组成物质不尽相同，太阳系中的天体亦是如此。太阳是高温的火球，没有分子状态的物质；地球、火星等类地行星及小行星主要由岩石构成；木星等类木行星以气态物质为主；彗星由冰、二氧化碳、氨等构成。天体构成物质呈多样性，与其能量和初始状态有关。在宇宙大爆炸的初始时期，温度极高使得物质只能以基本粒子状态存在，随着极高速度的膨胀、密度下降、温度逐渐下降，才出现原子状态的物质。初期以序数低的原子为主，由于温度不均形成不同的元素、不同的星云，随着能量状态的不同，物

质状态发生相应的变化，随着不同原子的形成，它们间的结合形成了各种化合物分子。物质存在的形式呈高度的多样性和复杂性，经过漫长的演化逐渐形成了现代观察到的宇宙——快速膨胀的星云和高速运转的星系和星球。

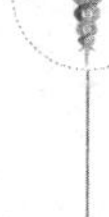

生命是有些物质存在的形式，可能只有在类地行星的某些时期内才能存在。地球上的生命是由蛋白质、核酸等高分子化合物组成的复杂系统，有新陈代谢和繁衍后代的特性。生命仅存在于地球演化的一定时期，在适宜的环境下才能生存、繁衍，一旦环境剧变，往往导致种系灭绝、新物种产生，即生物进化。人类则是地球上生物进化的高级阶段。

二、地球和生命的起源和演化

地球是太阳系的一颗行星，太阳系的起源尚无定论。推测50亿年前银河系中有一块太阳星云，地球的起源以此为起点。太阳星云是一团尘、气混合物，形成时就有自转。由于引力收缩，温度和密度都逐渐增加，在自转轴附近作用更强，形成初始的太阳，其余部分围绕太阳成为包层，沿太阳赤道扩展形成星云盘，再形成太阳系。近年来，有人提出行星是由温度<1 000℃的固体尘埃物质积聚而成。积聚的早期温度不高，成星的后期或成星后，由于引力能的释放和放射性物质的衰变，产生的热量使行星内部温度升高，导致内部局部地区的物质熔化。

地球在45亿年前形成，初期的痕迹已经很难找到，有数十种地球起源的假说，有待研究证明。现代的地球物理观测表明，地球可分为3部分：地壳、地幔和地核。地核又分为两层，外层是液体，内核是固体。地核主要成分是铁，含少量镍。地球最外层的地壳平均厚度有30～40千米，其下2 900千米是地幔。地壳与地幔相比只是一个薄层，推测地壳是由地幔形成的。多数假设认为，地球是经过近1亿年由各种石质物体混合形成，初始地球的平均温度不超过1 000℃，由于长半衰期放射性物质的衰变和引力位能的释放使得内部温度逐渐升高，所含的铁质熔为液态流向中心成为地核，同时促进化学分异过程，从地幔分出地壳，进而形成陆地核心，逐渐增大为大陆。大气和海洋是后来形成的，海洋是地球内部的水受热变成水蒸气，而后到地球表面凝聚的结果；大气则是在绿色生物出现后，由于光合作用产生的游离氧多于消耗的量，使得氧积累逐渐形成由氮和氧组成的大气层。

根据地质学和古生物学资料推测，约在41.5亿年前地球上就出现最早的生物——细菌，38.5亿年前出现了海洋，36亿年前出现蓝绿藻。28亿年前地球经历了第1次冰河期，随后经历了多种地质变化和多次冰河期。生命的进化在单细胞生物阶段停滞了30多亿年，到约6.3亿年前才出现多细胞生物，约5亿年前寒武纪生命大爆发，出现了各种动、植物。3亿年前二叠纪发生了生物大灭绝事件，约95%的生物物种灭绝，残存的生物继续进化。1亿年前白垩纪——第三纪再次发生大灭绝事件，约45%的生物物种灭绝，出现了有胎盘的哺乳类动物。6 500万年前小行星撞击地球，尘埃大量漂浮，导致植被改变，致使大型动物恐龙灭绝，小型动物继续进化。人类的起源和进化是近100多万年前的事件。

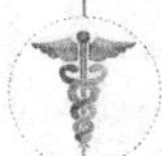

三、进化学说与人类的起源和进化

1. 进化论及其发展

进化论(theory of evolution 或译演化论)是指物质由无生命到有生命，低级到高级，简单到复杂演变过程的学说。19世纪达尔文依据比较解剖学、古生物学和胚胎学的资料提出"自然选择，适者生存"的生物进化假设，以《物种起源》一书发表为标志。经过一个半世纪的发展，逐步形成了以达尔文的进化论为主轴的现代综合进化论(modern synthetic theory of evolution)，又称现代达尔文主义或新达尔文主义，即将达尔文的自然选择学说与现代遗传学、古生物学以及其他学科的有关成就综合起来，用以说明生物进化的理论。

100多年来，生命科学尤其是遗传学、细胞和分子生物学等多层次的大量实验资料积累丰富和发展了生物进化学说。近代古生物学和地质学的发展，补充了达尔文进化学说研究资料的不足，进一步证明了该进化学说的基本观点：物种是可变的，生物是进化的；自然选择是生物进化的动力。现代综合进化论认为，进化是在生物种群中实现的，生物进化的基本单位是种群(即生活在同一区域内的同种生物个体的总和)，不是个体。而突变、选择和隔离是生物进化和物种形成过程的3个基本环节。突变为生物进化提供素材，虽然自发突变发生的频率相当低，但种群由大量的个体组成，每个个体由大量基因，每一代都会产生大量的变异。突变的结果形成多种多样的基因型，使种群出现大量可遗传变异。然而，变异是随机、非定向的，只能为生物进化提供素材，由自然选择主导着进化的方向。自然选择不断淘汰不适应环境的类型，从而定向地改变种群中的基因频率向适应环境的方向演化。自然选择不断地调整生物与环境的关系，定向地改变种群的基因频率。隔离使不同物种之间停止基因交流，基因频率在种群中相对固定下来，形成适应新环境的新的生物类型。

目前,生命科学仍存在很多未知、不确定及备受争议之处,虽然进化论是当代生物学的核心理论之一,但随着科技的进步、发展,进化论也在逐步修正、完善。例如,1968 年木村资生根据分子生物学的资料提出了分子进化中性学说(简称中性学说),他认为在分子水平,大多数进化改变和物种内的大多数变异,不是由自然选择引起的,而是通过那些中性或近乎中性的突变等位基因的随机漂变引起,反对现代综合进化论的自然选择万能论观点。1972 年,埃尔德雷奇和古尔德提出"间断平衡"的进化模式,解释古生物进化中的明显不连续性和跳跃性,认为基于自然选择作用的种以下的渐进进化模式不能解释种以上的分类单元的起源,反对现代达尔文主义的唯渐进进化观点。2011 年,姬厚元提出自然诱导——生物自组织的进化机制,该学说将自然环境和生物自身在生物进化中的作用结合起来,认为生物进化是在自然环境变化的诱导下不断重新自我组织的结果,物种的主体变异构成生物进化的原材料,反对将基因突变作为生物进化原材料的自然选择学说。同时,对生物的遗传变异问题也进行了探讨,提出了系统性遗传、协调性遗传、有序性变异等观点,但他们对于生物进化总的规律并无异议。达尔文的进化假设是以比较解剖学、古生物学和胚胎学资料为依据,从直观和宏观角度审视生物进化的规律,即宏进化(macro-evolution),强调自然选择的作用,但达尔文没有观察过显微、亚显微及纳米水平的生物现象和微进化(micro-evolution)。目前,自然选择在纳米生物学和微进化中的作用是现代生命科学的热点研究领域,物理科学的发展表明:宏观世界与微观世界可以有不同的物理规律(如相对论和量子力学),因此不同尺度的生物学遵循不同的生物学规律是完全可能的。

实际上,现代进化医学中的进化观点并未区分现代综合进化论与达尔文进化论间的差异,正如分子生物学并未区别经典原子分子理论与量子力学的异同,因为他们的基本观点是一致的。当然,进化医学会更加贴切地考虑生物医学的微进化问题,也是当前进化理论研究的前沿课题。

自严复翻译《天演论》以来,进化论在我国被普遍接受,但由于只停留在教科书层面,其中的科普常识、例证等较为陈旧。生态学教学和研究的广泛开展已近半个世纪,虽然"生态"、"环保"在媒体中已成为常用词汇,但在我国医学科学的现有工作人员和学生中生态学和进化论的基本观点和方法有待加强。

2. 人类的起源和进化

人类是灵长类动物进化的最高阶段。约 1 200 万年前,地壳变动导致非洲东部产生一条大裂谷，两侧气候迥异，植被不同，其东、西部形成了两个动物进化系统，人类的祖先与猿猴的祖先由此分道扬镳。裂谷西部保留了原来的茂密森林，猿猴在改变不大的环境中逐步适应，至今处于猿猴阶段，如大猩猩等；裂谷东部雨量减少，森林变草原，大部分猿猴祖先族群消失，仅一小部分适应新的陆地生活环境，逐渐形成了独特的演化分支。约 600 万年前，出现了勉强以双足着地、前肢成为双手的灵长类动物——古猿，由于其分布于非洲大陆南部称为南方古猿，被认为是人类的祖先。

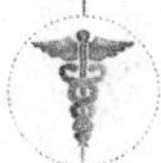

人类的进化是环境变化的结果，即由于全球气候变化和由此引起的植被及地形的改变，"自然选择，适者生存"的结果。中新世开始时地球表面变冷，中新世末期低纬度地区寒冷，森林面积缩小，出现草原和荒漠，南、北两极出现冰盖。原先居住在森林中的古猿迁移到赤道附近热带地区，在森林边缘和平原生活，从四肢攀缘、素食的动物逐渐进化为两足直立行走、杂食的动物。能适应环境变化者得以生存且继续进化，不能适应者灭绝。第四纪更新世冰河期气候变化更大：冰河期和间冰河期冷-暖和干-湿交替，植被、冰川、河流以及海洋、大陆发生更多变迁，促进人类的进化。在此期间，现代人的体质进化基本完成，与猿类的主要区别：用两足直立行走，头颅增大、变圆，犬齿变短，所有的牙齿排列在一起；上肢成为灵便的双手，能够制造工具。杂食、能用语言交流、扩大活动范围等促进了人类的进化发展。到全新世气候变暖，人类由旧石器时代进入新石器时代。

人类由古猿进化到人的过程分为 4 个阶段：①从早期猿人（南方古猿(australopithecines)到早期直立人(Homoerectus)，生存在 300 万年前到 150 万年前，已经具备人类的基本特点，直立行走，能制造简单的砾石工具；②晚期猿人（包括爪哇猿人、北京猿人和元谋猿人等)，距今约 150 万年前到 30 万年前，身体像人，脑量较大，可以制造较进步的旧石器，并开始使用火；③早期智人(early Homosapiens)（也称古人、尼人，包括中国的马坝人、丁村人等)，距今 20 万～30 万年前到 5 万年前，逐渐脱离猿的特征，与现代人很接近，如德国的尼安德特人；④晚期智人(late Homosapiens)（也称新人、克人，包括中国的河套人、山顶洞人等)，约 4 万～5 万年前，这时的人类进化明显加速，形态上与现代人无明显差别，开始出现文化、雕刻、绘画等艺术，并出现装饰物，产生了原始的宗教，但是属于母系社会。

现代智人(Homosapiens)分四大人种：黄种人又称蒙古人种，主要分布在中国、东亚和美洲（印第安人)；白种人又称欧罗巴人种，主要分布在欧洲、北非和南

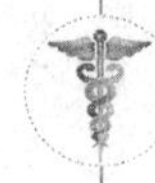

亚；黑种人，主要分布在非洲；棕种人又称澳大利亚人种，即澳洲的土著人。在人类分类学上，现代智人属于晚期智人，是智人的一个亚种。根据人类学、古生物学和地质学的资料分析，人类源自非洲的南方古猿，即非洲是人类的发源地。根据线粒体及Y染色体估算，绝大部分人类（智人）走出非洲的时间是8万年前到15万年前。受全球进入冰河期的影响，人类走出非洲不仅一次，至少在40万年前到80万年前就已经有部分人（直立人）走出非洲。之后又发生了几次人群回流非洲，一批批走出非洲的晚期智人相互融合，随着冰河期结束，受气候逐渐回暖的影响，人群进一步扩张，构成现代的世界人群。现代人分化、形成、分布到世界各地是个十分复杂的问题，虽然经过100多年的努力挖掘和研究，至今仍存在不同的意见和疑问。随着更多人类化石的发现和科学研究的进展，人类进化史可能会发生改变。

现代的猿猴与人类是亲戚，有共同祖先。他们在远古时期分化以后，各自沿着不同的分支演化，适应不同的生活环境，形成独特的身体结构和习性。所以，现代的猿猴不能再变成人。人类与猿猴更重要区别在于人类出现了文化，人类社会不断地发展，这也是二者本质上的差别。

现代人在生物学上并非一个种系，不同种族的疾病谱和敏感性有很大的差异，随着科技的进步和社会发展，不同种族逐渐融合。早在1 000多年前我国就发生多次外族入侵，汉族从生物学角度分析是多民族混合体，其人类白细胞抗原（HLA）系统十分复杂。

由于现代医学广泛采用输血疗法，尤其是近20多年来干细胞移植和器官移植疗法的普遍开展，对于人类进化历程的研究显示出重要的临床医学意义，不仅可用于阐明不同人群（民族）的疾病敏感性，也能用于指导血库、干细胞库和器官移植的相关工作。

四、对人类疾病的认识

1. *疾病的定义和分类*

广义的疾病是指机体系统的失调（disorder）或失衡，亦即机体偏离正常状态。现代病理学的研究表明，人类个体和群体从形成开始就与疾病共存，即正常（生理）状态与异常（病理）状态并存。多数情况下机体系统能够自我修复，不表现出疾病状态。许多人一生未进过医院，自认为从未得过病。实际上是因为这些人的自我调节功能很强，在异常状态出现时能够及时调整使机体功能处于正常状态；还可能是这些人对疾病的耐受性强，经过休息、调整很快恢复正常状态。但是，有些情况下机体调控系统未能控制异常事态的发展，导致机体处于明显的病理状态。近代医学对这些疾病进行了研究，有的已经阐明其发生、发展机制，能够采取有效措施进行防治；有的正在研究中；有的尚待研究。值得注意的是，随着科技的进步、社会和经济的发展，一些老的疾病逐渐消失，新的疾病逐渐出现。

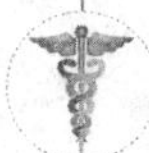

疾病最常用的定义是"对人体正常形态与功能的偏离"。现代医学对人体的各种参数(包括智能)进行了测量，其数值大体上服从常态分布，计算出均值和95%健康个体的范围，即"正常范围"，超出范围过高或过低便是"不正常"，疾病属于不正常的范围。通常，这个定义是适用的。但由于正常人的个体差异很大，有时这个定义并不都适用。有人建议在健康与疾病之间增加一个"无病状态"或"亚健康状态"。至今尚无令人满意的定义。

现在大多数医院通用的人类疾病分类是基于病理分析和临床症状，疾病的种类很多，世界卫生组织颁布的疾病名称有上万种，还有新的疾病报道。人类的疾病，概括起来分两大类，即生物病原体引起的疾病和非传染性疾病。病原体包括病毒、立克次氏体、细菌、真菌、原虫、蠕虫、节肢动物等微生物和寄生虫，可在人群中传播，故称为传染性疾病简称传染病，是生物进化过程中宿主机体与环境生物因素共进化博弈的结果。随着人类社会的进步和科技发展，通过提高卫生水平可大幅度降低了传染病的发病率。目前，发达国家的死因分析中传染病仅占<1%，发展中国家较高，我国约为5%。随着传染病的逐渐控制，非传染性疾病的危害性明显增大，人们熟悉的肿瘤、糖尿病、冠心病、脑出血等都属于这一类，我国大城市及发达国家这些疾病在死因分析中都居前3位。非传染性疾病按病因、病理分析、症状或按实际工作需要有多种分类法。如按病因可分为遗传病，理化损伤(烧伤、高原病、中毒、硅肺等)，免疫源性疾病(免疫反应紊乱所致疾病，如自身免疫病等)，营养性疾病等。但截至目前，仍没有公认的令人满意的人类疾病分类法。

2. *疾病发生、发展的机制*

生命活动是基因组在环境因素作用下的表现。尽管对于基因和基因组的研究取得了巨大进展，有些物种已进行了全基因组测序，但对于其功能只阐明了5%～10%，大多数基因的功能还有待研究。前几年，人们用全基因组相关研究(genome-wide association studies, GWAS)寻找与普通代谢病、变性疾病、肿瘤和衰老有关疾病的基因，收益甚微。近年来逐渐转向用环境因素解释这些疾病

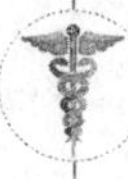

的发生、发展，亦即用生态学和进化论的观点探讨疾病的病因和发病学，文献上称为进化医学。此外，进化医学还采用系统科学、网络科学和材料科学的一些概念和方法进行研究，取得了较满意的成果。同时，系统医学、网络医学和纳米医学的兴起，与进化医学交叉、相互渗透，受到越来越多的关注。近几年来，网络医学将人类疾病分为简单疾病和复杂疾病两大类。简单疾病（simple disease），包括单基因疾病和寡基因疾病（oligogenic disease），致病基因作用显著，在家系中遵循孟德尔遗传定律传递。近 20 年来已有大量的与简单疾病有关的“主效”基因定位。复杂疾病（complex diseases）是由众多因素共同作用而发生，如多个基因突变、一个基因的多个位点突变、环境因素作用以及未知的随机因素，遗传模式复杂。对于复杂疾病每个基因的影响有限，单独不足以致病。复杂疾病在普通人群中发病率较高，一般不少于 1%，所以也叫常见疾病（common diseases），如糖尿病、癌症、心血管疾病、精神分裂症、双相情感障碍等。近百年来，由于生活方式和生存环境的急剧变化，包括饮食改变、远离自然生活节律、人工光源、现代卫生设施等城市生活方式导致了人类肠道菌群的改变，这些环境的摄动还可能改变遗传基因对表型的影响，显现隐蔽的遗传变异，尤其是在表型健壮性（坚韧性）降低的个体中可引起复杂疾病。近年来的深入研究表明，疾病的发展与环境因素密切相关，是进化医学的主要课题之一。

五、进化医学与技术科学

文艺复兴以来的科学研究一直由分析、还原方法主导，生命科学的研究尤其明显。20 世纪生物化学和分子生物学的广泛而深入的研究基本阐明生命活动的分子基础，人类基因组计划的完成将生命科学的分析研究推向顶峰。但是，对生命活动机制的研究远未完成，一些生物化学和分子生物学家自嘲“生物化学”为“死物化学”，开始认识到分析研究必须与综合、整合研究结合才有可能阐明生命活动的本质。20 世纪中期，随着控制论、系统论、信息论的发展，生命科学中的综合研究和整合研究逐渐兴起，20 世纪末提出了系统生物学的概念，近年来逐步引入混沌学概念，形成了新的研究领域。

由于科技的高速发展，21 世纪的科学研究指向复杂系统，自然科学研究与技术科学逼近，信息产业的迅猛发展产生了网络科学。网络科学不仅是计算机和通信网络的理论基础，也促进了材料科学的发展（如“小世界网络”理论对“相变”的诠释），还涵盖了生命科学和社会科学的相关部分。生物网络已经成为网络科学中十分活跃的学科生长点，一些生物医学的概念、术语已经成为网络科学的概念、术语。例如，对“病毒”复制机制的深入研究启发了黑客们研制计算机网络病毒。网络科学家与神经科学家合作阐明了神经网络的运行机制，建立的前馈网络理论不仅能指导神经系统的生理、病理研究，还能应用于统计分析或股市行情的数据分析。博弈论研究与生态学和进化论研究相结合形成的进化博弈论不仅促进了生物进化研究，在经济学领域也得到应用。

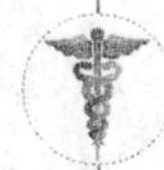

近年来，网络科学家与临床、基础医学家合作形成了“网络医学”研究领域。网络医学与系统医学的概念基本一致，许多复杂系统能够用网络表述。当前，生物医学的许多课题已经用网络科学的方式进行系列研究，如传染病、遗传进化等。有些生物医学概念转为网络科学的概念后增加了新的内涵，得到新的启示。例如，“涌现(emergence)”是网络科学的重要概念，它是指由随机网络逐渐变成无标度网络后形成的新的性状，在生命科学中称为“进化”。在社会中“涌现”现象也广泛存在，如“三人为众”，结婚使俩人成为夫妻，有子女后成为典型的家庭，有了第3代则成为世代，多一个成员就“涌现”新的性状。从网络科学的角度考量生命的本质，为生命科学的研究提供了新视角。近年来，国外研究进化生物学或进化医学的文献中，采用“涌现”概念的论述日益增多，我国作者大多将其译为“呈现、出现”，并未体现其真实内涵。实际上，生命本身就是涌现的产物，从无生命物质变为有生命物质其复杂性增加，生物复杂性的形成是以熵的减少为代价，需要消耗能量并经过某种历程才能完成，如酶或其他催化剂，还需要经过一定的时间和过程才能成为有自我复制和新陈代谢功能的复杂系统。随之而来的问题是除含碳、氢、氧、氮的有机化合物之外的物质能否形成生命？地球上至今尚未发现由蛋白质、核酸之外的物质构成的生物，尚未造成活的机器生物。然而，其他天体上有无其他化合物构成的生物有待研究。

网络科学还在起步阶段，其教科书阐述了网络的基本概念和方法，主要介绍简单图和无向无权网路的性质。生物网络主要由复杂网络构成，有许多有向加权网络的复杂图组成，其研究方法和性质有待深入研究。生物网络的研究在网络科学的形成和发展中起着重要作用，网络医学的形成和发展将推动网络科学的纵深发展，将提出更深层次的、具有重要实际意义的理论课题，要求不同学科、不同领域工作者的相互协作。

进化医学又称理论医学，具有临床实际意义。近年来，有些网络医学和系统医学研究者提出了今后临床医学的发展方向——“4P医学”，认为临床医学应该向预防性(preventive)、预测性(predictive)、实用性(participatory)和个体化治疗(personalized)的方向发展,将现代医学的重点从治病逐步转向防病保健。这种观点与传统中医的医学思想不谋而合,即"上医治未病"。

由于营养改善、卫生条件改进、抗微生物治疗的发展和疫苗接种后病原微生物、寄生虫病的基本控制,近两个世纪以来人类的预期寿命增长了30岁,尤其在近50年来增长了20岁。目前,进化医学已成为21世纪的医学新兴领域,它用生态学和进化论的观点审视疾病的发生、发展过程,方兴未艾。

参考文献

[1] Al-Hajoj SAM, Akkerman O, P arwati I, et al. Microevolution of Mycobacterium tuberculosis in a tuberculosis patient [J]. J Clin Microbiol, 2010,48(10):3813 - 3816.

[2] Antolin MF, Jenkins KP, Bergstrom CT, et al, Evolution and medicine in undergraduate education: A prescription for all biology students [J]. Evolution, 2012, 66(6):1991 - 2006.

[3] Ao P. Laws in Darwinian evolutionary theory [J]. Phys Life Rev, 2005,2:117 - 156.

[4] Ao P. Emerging of stochastic dynamical equalities and steady state thermodynamics from Darwinian dynamics [J]. Commun Theor Phys, 2008, 49:1073 - 1090.

[5] Axelrod R, Axelrod DE, Pienta KJ. Evolution of cooperation among tumor cells. Proc Natl Acad Sci USA, 2006,103(36):13474 - 13479.

[6] Bagby GC, Fleischman AG. The stem cell fitness landscape and pathways of molecular leukemogenesis [J]. Front Biosci (Schol Ed), 2011,3:487 - 500.

[7] Bernards R, Weinberg RA. A progression puzzle. Nature, 2002,418: 823.

[8] Bozica I, Antala T, Ohtsuki H, et al. Accumulation of driver and passenger mutations during tumor progression. Proc Nat Acad Sci USA, 2010,107 (43):18545 - 18550.

[9] Chen J, Sprouffske K, Huang Q, et al . Solving the Puzzle of Metastasis: The Evolution of Cell Migration in Neoplasms [J]. PLoS ONE 2011; 6(4): e17933. doi: 10. 1371/journal. pone. 0017933

[10] Cunningham JJ, Gatenby RA, Brown JS. Evolutionary dynamics in cancer therapy [J]. Mol Pharm, 2011,23. [Epub ahead of print]

[11] Ewald PW, Swain Ewald HA. An evolutionary perspective on the causes and treatment of inflammatory bowel disease [J/[EB/OL]]. Curr Opin Gastroenterol, 2013,29(4): 350 - 6. doi: 10. 1097/MOG. 0b013e328361f80f.

[12] Gandon S, Hochberg ME, Holt RD, et al. What limits the evolutionary emergence of pathogens? [J/[EB/OL]] Philos Trans R Soc Lond B Biol Sci, 2013 Jan 19, 368 (1610):20120086. doi: 10. 1098/rstb. 2012. 0086.

[13] Gee SF, Joly S, Soll DR. et al. Identification of four distinct genotypes of Candida

dubliniensis and detection of microevolution In Vitro and In Vivo [J]. J Clin Microbiol, 2002,40(2):556 - 574.

[14] Gerlinger M, Swanton C. How Darwinian models inform therapeutic failure initiated by clonal heterogeneity in cancer medicine. British Journal of Cancer, 2010,103: 1139 - 1143.

[15] Hayward JJ, Dubovi EJ, Scarlett JM, et al. Microevolution of canine influenza virus in shelters and its molecular epidemiology in the United States [J]. J Virol, 2010,84(24): 12636 - 12645.

[16] Henry CJ, Marusyk A, DeGregori J. Aging-associated changes in hematopoiesis and leukemogenesis: what's the connection? [J] Aging, 2011,3(6):643 - 656.

[17] Hochberg ME, Thomas F, Assenat E, et al. Preventive evolutionary medicine of cancers [J]. Evol Appl. 2013;6(1):134 - 43.

[18] Holmes EC. What can we predict about viral evolution and emergence? [J] Curr Opin Virol, 2013,3(2):180 - 184.

[19] Katzourakis A, Gifford RJ, Tristem M, et al. Macroevolution of Complex Retroviruses [J]. Science, 2009,325:1512.

[20] Kitchen A, Shackelton LA, Holmes EC. Family level phylogenies reveal modes of macroevolution in RNA viruses [J]. Pro Nat Acad Sci USA, 2011,108(1):238 - 243.

[21] Lazzaro B P, Little TJ. Immunity in a variable world [J]. Phil Trans R Soc B [J] 2009, 364 (1513):15 - 26.

[22] Lewis TG 著,网络科学[M].陈向阳等译,北京:机械工业出版社,2011.

[23] Moore LS, Stolovicki E, Braun E. Population dynamics of metastable growth-rate phenotypes [J/[EB/OL]]. PLoS One, 2013, 8(12): e81671. doi: 10. 1371/journal. pone. 0081671.

[24] Nessea RM, Bergstromb CT, Ellisonc PT, et al Making evolutionary biology a basic science for medicine [J]. Pro Nat Acad Sci USA 2010,107(suppl. 1):1800 - 1807.

[25] Raberg L, Graham AL, Read AF. Decomposing health: tolerance and resistance to parasites in animal [J]. Phil Trans R Soc B, 2009,364:37 - 49.

[26] Roukos DH. Genome network medicine: innovation to overcome huge challenges in cancer therapy [J/[EB/OL]]. Wiley Interdiscip Rev Syst Biol Med. 2013, doi: 10. 1002/wsbm. 1254. [Epub ahead of print]

[27] Varki A, Nothing in medicine makes sense, except in the light of evolution [J]. J Mol Med, 2012,90:481 - 494.

[28] Xu D, Ondeyka J, Harris GH, et al. Isolation, structure, and biological activities of Fellutamides C and D from an undescribed Metulocladosporiella (Chaetothyriales) using the genome-wide candida albicans fitness test [J]. J Nat Prod, 2011,74:1721 - 1730.

[29] Yachida S, Jones S, Bozic I, et al. Distant metastasis occurs late during the genetic evolution of pancreatic cancer [J]. Nature, 2010,467(7319):1114 - 1117.

[30] Zera AJ. Microevolution of intermediary metabolism: evolutionary genetics meets metabolic biochemistry [J]. J Exp Biol, 2011,214(Pt 2):179 - 190.

第一章
生命的物质基础

生命是类地行星表面由碳、氢、氧、氮、硫、磷、钾、钠等组成的高分子化合物构成的多相复杂系统的存在形式。目前,生命的化学基础和系列化学反应已经基本阐明,由生物化学教科书系统讲述。生命的物理基础尚待研究,尽管生物体遵循物理学的一般规律,但由于生物组成的高度复杂性、开放性及不可逆性,已形成了一些特殊的物理化学和化学物理学规律,成为生命活动的基础,是一个方兴未艾的研究领域。本章以纳米生物学、纳米医学和液晶在生命活动中的作用为例,探讨生命活动的物质基础;以昼夜节律为例,探讨生命的时空性状。由于生物生存的温度范围很窄,本章对温度的生物学意义也进行了讨论。

第一节　生命物质的空间特性——纳米生物学

随着人类基因组学的研究不断深入,众多的"组学(omics)"分析成为了当前生命科学研究的前沿。分子生物学中,组学主要包括基因组学(genomics),蛋白质组学(proteinomics),代谢组学(metabolomics),转录组学(transcriptomics),脂类组学(lipidomics),免疫组学(immunomics),糖组学(glycomics)和 RNA 组学(RNomics)等。各种组学那是在纳米水平探讨生命物质的作用机制。对于蛋白质的研究,已有多种组学从不同的视角深入探讨。病毒是纳米级的生物;朊病毒是仅由蛋白构成的病毒,与宿主蛋白仅有空间结构的差异,呈现出特殊的生物学活性;类病毒是仅由核酸构成的病毒,又称感染性核酸。核酸的生物学活性往往可通过分子遗传学机制表现,且其空间结构变化在生物学活性中起重要作用。本节以四式鸟嘌呤(G4)基序与四链体核酸为例,探讨纳米生物学的一些规律。

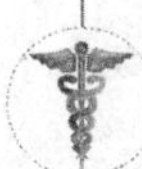

一、四式鸟嘌呤(G4)基序与四链体核酸

近来的研究进展提示，鸟嘌呤四链体核酸 G4 DNA 和 G4 RNA 结构参与正常生物学功能和基因组病理学的作用机制。在体外实验溶液中易形成 G4，G4 DNA 和 G4 RNA，结构形式极其多样，包括链的方向、四式鸟嘌呤糖键的构造和环链顺序的不同(图 1－1)。人类基因组中含有大量的 G4 基序。例如，rDNA、端粒、免疫球蛋白开关区、有些高度不稳定的微卫星区以及单拷贝基因，其可能与关键的生物学功能相关，如 DNA 复制，端粒的维持，免疫逃逸和免疫反应中重组的调节，基因表达的调节和遗传及表观遗传的不稳定性等。G4 基序还可能参与转录体、蛋白质体或代谢体的关键性过程。至今尚不清楚：在体内活细胞中是否每一个 G4 基序形成一个四链体核酸？最近有报道称，鸟嘌呤四链体核酸结构已在体外乳腺癌细胞中测出，目前正在寻找体内活细胞中四链体核酸的直接证据。由于这些富含鸟嘌呤序列的 DNA 高级结构可能成为抗癌药物的靶标，识别和消除四链体结构成为基因组生物学的重要课题，引起研究者关注。

实验研究表明，G4 基序由 4 轮(至少由 3 个)鸟嘌呤及其他碱基隔开的序列($G_{\geq 3}N_XG_{\geq 3}N_XG_{\geq 3}N_XG_{\geq 3}$)组成，类似于 B－型 DNA 二聚体(见图 1－1)。

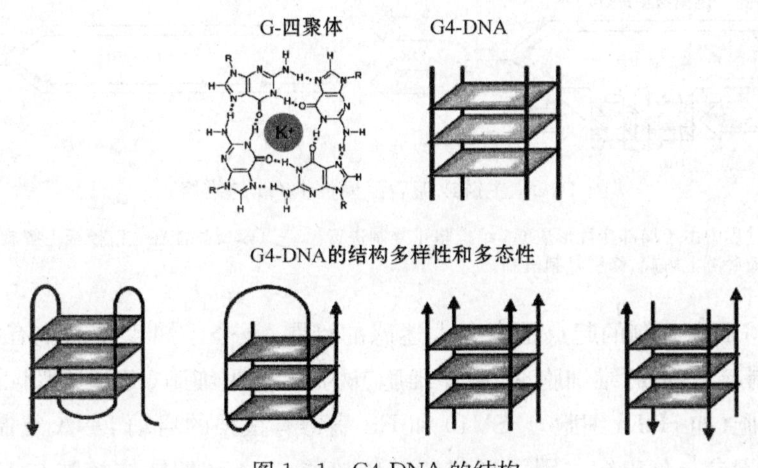

图 1－1　G4 DNA 的结构

鸟嘌呤四聚体的稳定性由一个鸟嘌呤的 N7 组与环外相邻的另一氨基间的 Hoogsteen 碱基对维持，鸟嘌呤环形成的中心通道由一价阳离子钾和水分子占据；DNA 链的方向不同形成不同的拓扑性状，产生了 G4－DNA 的结构多样性和多态性。

最近,Chiorcea-Paquim 等用原子力显微镜观察发现,四式鸟嘌呤有自组装能力,可形成纳米线:鸟嘌呤形成四式鸟嘌呤→四链核酸→鸟嘌呤纳米线(G-nanowire)。G4 结构是热力学稳定的,如果不消除 G4 结构,则会阻断 DNA 和 RNA 多聚化进程。细胞的解旋酶能作用于 G4 DNA,从而促进多聚化进程。RecQ 族解旋酶包括人类的 BLM、WRN 以及大肠杆菌的 RecQ,都有保守的 RQC 结构域,能够识别 G4,从核酸的 3′-5′端解旋。Werner 综合征是人类的遗传病,在成年前发病。经研究证明,此病是由于缺乏 WRN 解旋酶所致,由于患者细胞缺乏 WRN 解旋酶,端粒缺乏富含鸟嘌呤的随后链复制功能。FANCJ-相关的解旋酶,包括人类的 FANCJ 和线虫的 dog-1 是 DEAH/X 超家族Ⅱ类解旋酶,可从 5′-3′方向解旋 G4 DNA,该酶的缺乏导致 DNA 复制的维修机制缺损,引起疾病(见图 1-2)。

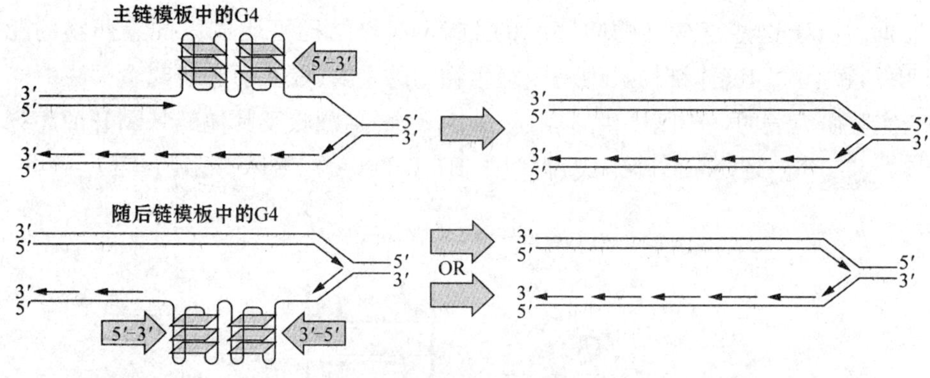

图 1-2 主链或随后链模板上 G4 的维修

复制过程中由于局部变性形成 G4 结构阻止复制进行。5′-3′解旋酶能在主链模板上解旋;3′-5′解旋酶在随后链上解旋,修复复制机制。

人类 DNA 复制的起点是个令人迷惑的难题,至今已知 4 类细胞有活跃的 DNA 复制起点:成纤维细胞、胚胎干细胞、诱导多能干细胞(iPS)和恶性度很高的肿瘤细胞(如 HeLa 细胞)。SV40 和 EB 病毒有很强的启动 DNA 复制能力,这两种病毒参与募集宿主因子形成四链体核酸。G4 和四链体核酸与 DNA 复制起点的关系值得深入研究。

二、四链体核酸在 mRNA 中的作用

mRNA 编码不仅能确定氨基酸序列,也可以调节翻译过程。罕见的编码子

或稳定的RNA结构能在特殊位置停止翻译。在蛋白翻译延长期间，核糖体必须解开mRNA形成的任何结构。由于mRNA的特性，核糖体的加工过程往往是不规律的，且mRNA的结构和稳定性影响翻译延长的效率和速度。近年来的研究表明，癌基因mRNA的5′-端非翻译区能形成G-四链体，通过抑制核糖体亚单位结合阻止蛋白表达。Endoh等从人类雌激素受体α亚基(hERα)的mRNA发现，有四链体形成倾向的序列(QFP)在体外实验中可形成四链体，能够中止蛋白翻译延长。当细胞表达全长的hERα和变异的QFP时，在特定位置被截断的蛋白量与热力学稳定的QFP呈依赖关系。由此说明，在hERα mRNA编码区有四链体核酸的形成，且通过暂时中断翻译延长或者减速来影响hERα蛋白质的折叠和水解。

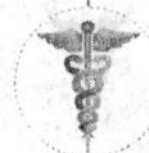

三、液晶和相变在生命活动中的作用

直至19世纪末物理学还将物质分为固态、液态、气态三种状态，固态可以分为晶态和非晶态。现在将物质分为多种相态，液晶即液态晶体(liquid crystal，LC)由特殊形状的分子组合而成，是介于液态与结晶态之间的一种物质状态，兼有液体和晶体的某些性质(如流动性、各向异性等)，还有特殊的物理、化学、光学特性。液晶在某一温度范围呈液晶相，在较低温度为正常结晶。液晶的组成物质是以碳为核心的化合物，主要是脂肪族、芳香族、硬脂酸等有机化合物，一定浓度的肥皂水就是一种液晶。至今合成的有机物液晶材料已达数千种，按照生成的条件可分两大类：只存在于某一温度范围的液晶相称为热致液晶；溶解于水或有机溶剂后呈现的液晶相称为溶致液晶。形成液晶的分子可以是盘状、碗状等多种形状，多为细长棒状。按分子排列方式，液晶分为近晶相、向列相和胆甾相3种，向列相和胆甾相应用较多，尤其是液晶显示技术，其对显示显像产品的结构产生了深刻的影响，促进了微电子技术和光电信息技术的发展。

溶致液晶广泛存在于自然界和生物体内，尤其是生物膜、神经、血液等生命物质内。早在1850年，德国病理学家Rudolf Virchow等从神经纤维的萃取物中发现的不寻常物质实际上就是溶致液晶固醇类物质。生物体内的新陈代谢、消化吸收、信息传递等生命现象都与溶致液晶态物质及性能有关。研究液晶和活细胞的关系，是当今生物物理学的重要课题之一。液晶可能与一些疾病的发生、发展相关，如染色质→染色体是否相变，痛风、结石是否与相变相关，表观遗传学调控是否涉及相变等，有待进一步研究。

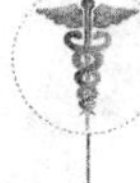

第二节 生物节律与时间生物学

时间意味着历史的不可逆性，即时间不会倒流。时间的生物学意义即生命过程难以逆转，死亡难以复生。其更重要的生物学意义在于历史事件的顺序性和周期性，即实际生活中的生命周期和节律，在一定时期内生命周而复始，从整体看是螺旋式前进。生物与非生物的区别之一在于生物能记忆历史，将时间信息保存在生物结构中，有的作为遗传信息传递给后代，也就是时间对种系的生物效应。对于当代活着的生物体，生物节律是生物体内最重要的时间效应，俗称"生物钟"。不同生物的生物钟不同，不同生物的寿限不同，它们均取决于生物的种属遗传性。同一生物体内不同器官、组织、细胞有各自的活动节律，但是通过协调形成和谐的节律，节律失调导致疾病。如心脏跳动的节律（心律）有一定的范围，随机体状态而调节，调节失常即心律失常是心脏病的重要症状之一。自主神经系统调控内脏和组织的活动节律，大脑皮质对自主神经系统有重要的影响，形成了多层次的复杂系统。近 30 年来，细胞和分子生物学的研究进展逐步阐明了细胞和分子水平的生物节律（生物钟）机制，为时间生物学研究奠定了基础。

一、人体内的时间

相对论是有关时间—空间的理论。爱因斯坦从宏观高速的体系得出了时空的关系，但并没有对生物体系进行专门的研究。按照狭义相对论的观点，惯性系是等价的。在同一惯性系中有统一的时间，不同的惯性系中没有统一的时间，两个事件在一个惯性系内同时，在另一个惯性系内可能不同时，即同时的相对性。非惯性系中，时空是不均匀的，否定了牛顿的绝对时空观。相对论认为绝对时间是不存在的。然而时间仍是个客观量，在爱因斯坦的双生子理想实验中，双胞胎出世后哥哥立即乘宇宙飞船去宇宙旅行，回来后 15 岁，弟弟已经是 45 岁了，说明时间是相对的，但哥哥的确活了 15 年，弟弟也的确认为自己活了 45 年，这个时间与参考系无关，似乎时间又是"绝对的"。不论物体运动状态如何，它本身所经历的时间是一个客观量，是绝对的，称为固有时。这个悖论引发了许多科幻小说和研究者的兴趣。现代科技能够将事情的发生过程记录下来，不等于将时间留住，只是在某种意义上回到了过去。现代宇航员在太空生活数天至数月已出现许多生理学问题，进行接近光速的旅行对人体的结构和功能能否忍受，也仅仅是幻想而已。

经过一个世纪的科学发展，对于人体内时间关系的认识也有所发展。例如，许多人易患晕动症（晕车、晕船），提示正常机体不是一个惯性系统，人体的组成不是均一的，不同组分的惯性不同，用简单的低速离心就能够将血液的不同组分分离，用超速离心法能分离不同的蛋白组分、分离病毒等。人体由细胞社会组成，时间生物学研究表明整个细胞社会有基本统一的生物钟，正如人类社会有一个国际统一的标准时，各时区有地区时。生物学中的时间往往与寿限相连，与生物钟、生物节律相关。但是细胞社会中的不同细胞、寄生物、共生物有各自的生物钟，有不尽相同的生命节律。人体作为整体有明显的昼夜节律，是研究较多而且具有实际意义的课题。

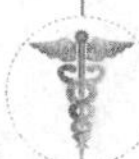

时间尺度与空间尺度是相应的，地球表面的空间以米、公里为单位；时间以地球自转一周作为一日，衍生出时、分、秒，围绕太阳一周 365 日为一年，宇宙空间以光速运行一年的距离作为宇宙空间的尺度——光年，时间则以万年、亿年计。生物学研究的进展在空间结构方面，已经从光学显微镜的微米级深入到纳米(10^{-9} m)级；功能方面的研究，时间尺度已经从生理学的毫秒深入到纳米生物学的纳秒(10^{-9} s, ns)、皮秒(10^{-12} s, ps)，甚至忽秒(femtosecond, 10^{-15} s, fs)。微生物的时间节律和生物钟与多细胞生物宿主的生理学功能运行节律和生物钟有所不同，时间差是病原微生物致病策略之一，可以利用时间差逃逸机体的免疫机制。

1. 人体昼夜节律的调控

人体的昼夜节律是生物进化过程中形成的前馈(feedforward)调控机制，有利于机体协调一天的生理活动和功能，有明显的适应优势，在生物界普遍存在。哺乳类动物的昼夜节律调控机制始于光信号，以视交叉神经核(suprachiasmatic nucleus, SCN)为主要启动者，通过交感神经系统和下丘脑-垂体-肾上腺轴的神经体液调节系统作用于外周组织和细胞。外周组织、细胞也有与 SCN 类似的生物钟机制，通过激素和细胞因子对 SCN 等中枢神经系统的生物钟有明显的影响和作用(见图 1-3)。

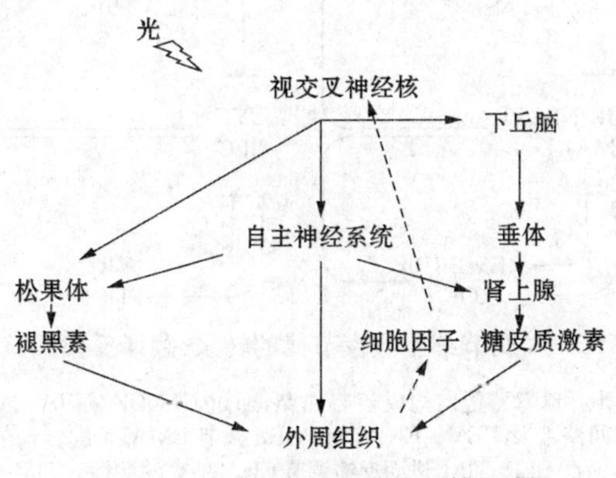

图 1-3 人体昼夜节律的调控机制

造血组织虽然深埋于骨髓和淋巴系统中也受昼夜节律的调控，表现在外周血细胞数和血浆细胞因子水平的昼夜波动。近年来还发现造血干细胞的释放也有昼夜节律。

2. 生物钟的分子机制

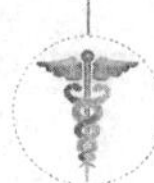

昼夜时钟基因通过转录—翻译反馈回路（transcriptional-translational feedback loop，TTL)控制昼夜节律。根据近年来的研究，估计约10%的基因受昼夜节律的调节。构成昼夜时钟机制的基因较多，至今已确定哺乳类动物有9个核心的昼夜节律基因：酪蛋白激酶1ε(casein kinase 1ε，CK1ε)，隐色素1(又称蓝光受体)(cryptochrome1，Cry1)，隐色素2(Cry2)，周期1(period1，Per1)，周期2(Per2)，周期3(Per3)，Clock，脑和肌肉ARNT-样蛋白1(Bmal1，又称Arntl)以及最大的昼夜节律基因——神经元PAS结构域蛋白2(Npas2，属转录因子的碱性螺旋-环-螺旋-PAS家族)。其中核心的时钟基因Bmal1和Clock或Npas2转录后被转移到细胞质，而后翻译成蛋白产物形成异二聚体，再运回细胞核与共振E-盒序列CACCTG结合，进而激活介导昼夜节律时钟控制基因：二聚体激活维甲酸孤儿受体(Ror)的转录和翻译，通过结合Bmal1的启动子PRE前馈调节昼夜时钟；负反馈发生在时钟基因Per和Cry的转录起始，它们的蛋白产物异二聚体化在细胞核中可阻挠Bmal1/Clock二聚体的作用，并激活Pev-erb的转录，后者的蛋白产物与正调节物ROR竞争维甲酸受体元件。对于TTL的研究，从上世纪80年代的果蝇开始，直到90年代中期才深入到哺乳类动物。研究表明，脊椎动物和无脊椎动物的生物钟有类似的调控机制(见图1-4)。

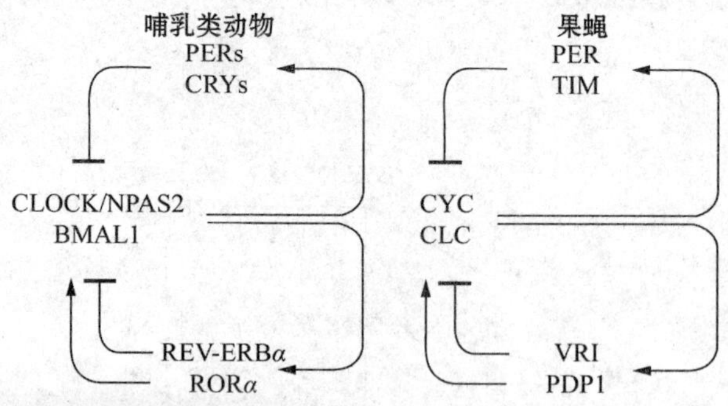

图1-4　调节细胞昼夜节律的转录-翻译反馈回路

哺乳类动物：PER和CRY蛋白构成核心回路，通过CLOCK(NPAS2)/BMAL1抑制自身基因的转录；另一回路涉及PEV-ERBα和PORα调节BMAL1的转录节律。

果蝇：CLC/CYC激活PER/TIM，进而反馈调节CLC/CYC的活性。TIM(timeless)相当于哺乳类动物的CRY，是TTL的主要抑制物；VRI和PDP1是附加的回路，调节CLC的转录节律。

普通时钟是一种计时和报时装置，以精确为质量标准。生物钟是生物进化的产物，协调机体与环境的变化，除了准确报时外还要顾及环境变化。生物钟含有前馈调节，可以根据内外环境的变化调整昼夜节律，有利于适应环境提高生存率。

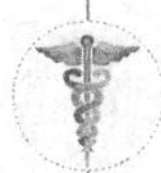

3. 细胞周期

细胞的“时钟”机制即细胞周期(cell cycle)，主要指细胞增殖。是第一次分裂结束到第二次分裂结束所经历的全过程，分为分裂间期与分裂期两个阶段。分裂间期又分3期，DNA合成前期(G1期)、DNA合成期(S期)与DNA合成后期(G2期)。分裂期(M期)经前、中、后、末期4阶段，是连续变化过程，由一个细胞分裂成两个子细胞。用细胞显微摄影技术慢拍快放观察有丝分裂从染色体形成到两个子细胞形成的全过程需1～2 h，而快速增殖的恶性肿瘤细胞只需20 min。

细胞周期是细胞生命活动的重要特征，不同生物、不同类型的细胞有不同的细胞周期。根据细胞的分裂能力分为3类：①周期性细胞，如造血干细胞、表皮与消化道黏膜上皮的干细胞，这类细胞能连续处于细胞周期循环中；②终末分化细胞，如成熟的红细胞、神经细胞等已经终末分化的细胞，丧失了分裂能力；③暂不增殖的细胞，又称G_0期细胞，如肝细胞、肾小管上皮细胞、甲状腺滤泡上皮细胞等，它们是已分化并执行特定功能的细胞，通常情况下处于G_0期，经一定刺激后能重新进入细胞周期。

在进化过程中，已发展出一套保证细胞周期中DNA复制和染色体分配质量的检查系统，称为细胞周期检测点(check point)或限制点(restriction point)，即负反馈调节机制。当DNA损伤或DNA复制受阻等异常发生，该调节机制被激活，可中断细胞周期的运行，待细胞修复或排除故障后恢复，从而保证细胞周期能够严格按照顺序进行。

细胞周期的调控可分为外源性调控和内源性调控两个途径，前者由细胞因子和其他外界刺激引起，后者由Ccyclin-CDK-CDI网络组成。各种细胞周期蛋白在特定的细胞时相出现：G1早期，cyclinD表达，与CDK2或CDK4结合成为细胞周期的启动子；G1晚期、S早期，cyclin E表达，与CDK2结合驱使细胞进入S期；S期，cyclin A表达，cyclinD、cyclin E降解；S晚期、G2早期，cyclIin A、cyclin B表达，与cdc2结合促进细胞进入M期；cyclin A和CDK2相结合，可以调节S期进入G2期。

人类二倍体细胞株的体外传代表明，随着细胞传代次数的增加，细胞会出现衰退表型，细胞周期明显延长，直至不能进入分裂期；然而，恶性肿瘤和肿瘤病毒转化的不朽细胞系都能够在体外持续（无限）传代培养，细胞周期没有明显的改变。

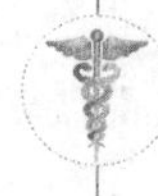

不同种属的生物有不同的寿限。人类早老症和小鼠早老症的报道提示，不同生物、不同个体有不尽相同的时间内涵，如植物的种子、动物的干细胞都能长期处于休止状态。细胞周期的长短反映了细胞的生命状态，癌变的细胞以及特定阶段的胚胎细胞常常有异常的分裂周期，提示细胞周期反映生命过程的某些与时间相关的重要性状，可能与寿限及疾病状态有关，存在理论意义和潜在的临床意义，有待深入研究。

二、造血系统肿瘤与昼夜节律

血液是临床检验的常用标本，能客观反映机体的功能状态。半个多世纪前就已发现正常外周血细胞数的昼夜波动，后续研究证明多系造血细胞有生物钟基因的表达，骨髓造血细胞也有明显的昼夜节律，那骨髓细胞的 DNA 合成在下午 1 时 15 达到顶点，比午夜高 2 倍，造血祖细胞 CFU－GM 的 S 期也呈类似的规律。外周血的造血干、祖细胞浓度处于一定的水平，呈昼夜恒定的节律性波动，天亮后 5 h 达到高峰，天黑后 5 h 达最低值。外周血的造血生长因子（如 GM－CSF、G－CSF、TNF、IL－2、IL－6、IL－10）水平也有昼夜波动。深入研究表明，正常造血和免疫系统的所有组成成分都有多频率的时间结构，尤其是细胞增殖和功能的昼夜（circadian）、超昼夜（infradian）和年度（circannual）的节律。洲际飞行产生的时差或实验性持续白昼和持续黑夜都能扰乱动物造血干细胞释放的昼夜节律。实验研究表明，造血干、祖细胞的波动水平与骨髓微环境中的 SDF－1 表达水平呈明显的负相关，都受生物钟核心基因和交感神经系统节律性分泌的去甲肾上腺素调控。

多年的临床流行病学和实验研究表明，造血系统的肿瘤与昼夜节律紊乱相关。Band 等对 2 740 名加拿大飞行员的调查表明，急性髓系白血病（AML）的发病率明显高于对照组。用小鼠进行的实验研究表明，昼夜节律紊乱可以增加肿瘤的发生率，如电离辐射在 Per2 缺失的小鼠，其淋巴瘤发生率增加 10 倍；对白血病和淋巴瘤患者标本的检测发现 Per2 基因表达下降。例如，慢性髓系白血病患者的外周血 Per 基因表达比正常人低，而且 Per2 和 Per3 启动子 CpG 区往往甲基化，在急变期 Per3 甲基化明显增加。AML 和弥漫性大 B 细胞淋巴瘤患者，其骨髓单个核细胞和扁桃体的 Per2 表达下降。非霍奇金淋巴瘤（NHL）与时钟基因的遗传变异相关，流行病学研究表明，夜班工作的男性罹患 NHL 的危险性增加。慢性淋巴细胞白血病（CLL）在西方国家常见，临床表现呈异质性，病程差别很大，数月至数十年不等，寻找简易的预后指标有重要的临床意义。现有的预后指标以检测 IgV_H 变异为主，由于方法复杂难以推广。Lewintre 等发现 Cry1 表达与 IgV_H 有明显的相关性，Hanoun 等认为 Cry1 的检测方法比较简便，可作为早期 CLL 的预后指标。

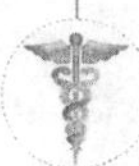

NHL 的发病率有增高趋势，原因正在研究。免疫失调是 NHL 发生的危险因素。现有资料表明，固有免疫系统中受昼夜节律调节影响的若干成分可能与 NHL 的发生发展有关。芬兰流行病学调查表明，长期夜班工作者的 NHL 发病率高于正常工作者，与其他流行病学调查结果一致。Hoffman 等对 455 例患者和 527 例对照 DNA 标本的单核苷酸多态性分析发现，昼夜节律调控基因 Cry2 在 NHL 的发展中可能起重要作用。Zhu 等发现 NPAS2 的基因多态性与 NHL 的发生危险性相关。后续研究发现无义多态性 NPAS2（Ala394Thr）在乳腺癌中也起重要作用，可以作为预后因子。此外，其他研究表明，有些肿瘤抑制物可直接参与哺乳类动物的生物钟机制。最近 Miki 等的研究表明肿瘤抑制物 PML（promyelocytic leukemia）蛋白能够与 PER2 结合（Per2 是肿瘤抑制物），在视交叉神经节中 PML 蛋白与 PML - PER2 相互作用成为昼夜节律调节物。在 PML 和 PER2 存在时，BMAL1/CLOCK 介导的转录增强。C/EBPs（CCAAT/enhancer-binding proteins）是各种组织中调节细胞生长和分化的一组转录因子，在多种类型的肿瘤中出现异常。Gery 等发现，C/EBPs 能改变时钟机制的重要成分 Per2 和 Rev - Erbα，使得淋巴瘤、AML 患者标本以及淋巴瘤细胞系的 Per2 表达降低；实验表明，造血肿瘤细胞系过表达 Per2 可导致细胞生长抑制、细胞周期阻滞、集落形成能力下降和细胞凋亡。最近，Thoennissen 等发现 C/EBPα 和 Per2 的表达在弥漫性大 B 细胞淋巴瘤中明显失调。

Yang 等比较了 95 例慢性髓系白血病（CML）患者和 54 例正常人的外周血细胞的 9 个时钟基因表达的昼夜波动，PER1、PER2、PER3、CRY1、CRY2 和 CK1ε 的表达峰值在上午 8 时，BMAL1 在晚上 8 时。7 个基因的表达分布在未治疗和急性变的 CML 患者出现明显改变，治疗缓解后部分恢复。CLOCK 和 TIM（T 细胞免疫球蛋白域与黏蛋白域蛋白）基因在健康人和 CML 患者中都没

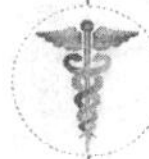

有明显的时间依赖的波动。

Bmal 1 是昼夜节律时钟的核心成分，造血肿瘤（如弥漫性大 B 细胞淋巴瘤、ALL 和 AML）组织中 Bmal 1 的启动子 CpG 岛高甲基化，导致 Bmal 1 转录沉默而低表达。在高甲基化的白血病或淋巴瘤细胞中诱导 Bmal 1 表达，可引起肿瘤细胞生长抑制；在未甲基化的细胞中，用 RNA 干扰 Bmal 1 则促进肿瘤细胞生长。Bmal 1 的表观遗传学失活，还会损伤其他受昼夜节律调节的基因表达，如 c－myc、catalase、p300 等，从而显示由 Bmal 1 在造血肿瘤中发挥的作用。

三、昼夜节律与时间治疗学

生物学过程和功能不仅构成了生物学空间即生理解剖，也构成了生物学时间，即生物节律：短时、即刻和长周期振荡。医学中对昼夜节律研究最深入的是与患者医疗相关的生物学时间结构，从关键的生理学和生物化学昼夜节律的时相和振幅关系，到致命的医学事件（如心肌梗死和脑卒中）的预测，均与慢性病的症状和严重程度密切相关（如过敏性鼻炎、哮喘、关节炎）。Mazzoccoli 等的研究结果表明非小细胞肺癌患者的淋巴细胞亚群和关键性昼夜节律调节因子的昼夜表达波动明显异常，为时间治疗学提供了新的依据。此外，机体的活动节律能够明显地影响诊断试验的反应，从而显示为昼夜节律的调控基因与其他基因间存在广泛的相互作用。造血系统肿瘤昼夜节律基因的研究方兴未艾，可为一些疑难课题的研究提供新的线索，如两类白血病与两类白血病干细胞的区别，造血系统肿瘤的病毒治疗等。

疾病的病理生理学机制中的节律性是时间治疗学的基础目标之一，通过药物浓度与生物学节律的同步化优化治疗效应。其第二个目标是减轻药物治疗的不良反应，尤其在治疗域狭窄时抗癌药的毒性作用方面；第三个目标是找出神经内分泌多肽类似物合适的剂型、给药途径和剂量。实验研究表明，乳腺癌细胞的时间基因和时钟控制基因的表达与正常细胞有明显的差异。近年来，该方面研究已取得很大进步。分子钟节律可控制药物代谢的Ⅰ、Ⅱ、Ⅲ时相，也可控制药效。动物试验和临床试验表明，适宜的昼夜节律给药可同时提高耐受和药疗 2～10 倍。近年来的研究发现，时间治疗需要根据患者的遗传背景进行个体化治疗设计。而造血肿瘤的时间治疗学报道很少，有待研究。

近半个世纪来，随着低温生物学和冷冻技术的发展、细胞深低温保存和器官保存的普遍开展，给时间生物学提出了新的课题：生命活动的停滞意味着生物体内时间的停滞，生命能无限期保存吗？温度是细胞保存的关键因素之一，时间与温度有何关系？

第三节　温度的生物学意义

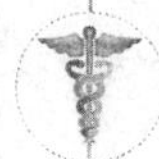

温度是粒子运动平均动能的量度，有低限——绝对零度，即粒子停止运动；但温度没有上限，可能在宇宙大爆炸时的温度是极大值。温度是物质状态的决定性条件之一，对此进行高温物理学和低温物理学研究，反应不同。生物作为化学反应体系遵循基本的物理化学规律，即在高温环境下高分子物质不复存在，可杀伤生物；低温环境下生物难以正常活动，有的生物能暂时或长期休眠，形成了低温生物学的研究领域。因此，生物只能在狭小的温度范围内（即类地行星表面的温度）生存、繁衍。

一、生命活动对温度的依赖性

不同的生物有不同的适宜温度。气温是决定生物地理分布的生态条件之一，是生态学的重要研究领域。生理学对冬眠的研究揭示了生物对环境温度变化依赖性的一些机制。

恒温动物能控制自身体温，变温动物的体温随环境温度的变化而改变。以中止生活活动的状态越冬称为冬眠，通常是指恒温动物冬季的非活动状态。哺乳类动物的单孔目、有袋目、食虫目、翼手目、啮齿目及灵长目中的个别种类，鸟类的褐雨燕及蜂鸟等都有冬眠行为，这些动物称为冬眠型动物或异温动物。后来冬眠概念延伸到陆生变温动物，如节肢动物、陆生贝类、两栖类、爬虫类等。变温动物的体温随着冬季的到来与外界温度一起下降，成为不能进行生活活动的麻痹状态，在温度降低到可耐受限度以下时则被冻死，此与恒温动物的冬眠完全不同，称为蛰眠。

冬眠是进化过程中形成的对冬季食物短缺的适应，寒冷、昼间缩短、食物和水源不足等都是冬眠的诱发因素。冬眠前，生物需贮储藏食物，体内大量合成脂肪。冬眠的恒温动物有刺猬、松鼠、山猫、蝙蝠等小型哺乳类动物，其体表面积与体积的比例较大，散热比例大。由于体内脂肪的不饱和度增高、熔点下降形成脂肪层，随着进食减少、代谢率逐渐下降，体温仅比环境温度高 0.5℃～2.0℃。熊及臭鼬等在冬季呈麻痹状态，体温不降低或降低不多，易觉醒，称为半冬眠动物。

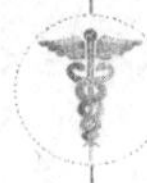

随着生物的进化，生命活动对温度的依赖性增加。不同动物有不同的致死临界低体温，人为29℃～26℃，大鼠约15℃～13℃。冬眠型动物可耐受接近0℃的低体温，甚至处于超冷状态，如蝙蝠超冷到－9℃仍可复苏，能够自行产热使体温上升到正常。这是异温动物、恒温动物及变温动物的重要区别。

作为轶事有记录表明，人类能够进入冬眠样的状态。经医生检查已处于新陈代谢几乎停滞的状态，能从没有心跳、呼吸、体温只有13.8℃的状态苏醒过来。这些都是特殊情况下的事故受害者。进入冬眠状态能够减少大出血和细胞损伤，为抢救患者争取更多的时间。冬眠疗法已成为医学上专门的研究领域。

二、温度对生物作用的机制

生物学中的低温是指0℃左右，深低温是指－80℃以下。低温生物学则是研究低温(包括深低温)对生物的影响及其应用的学科。

生物体内的新陈代谢随着温度的降低而减缓，即遵守"温度上升或下降10℃，化学反应速度加快或降低1倍($Q_{10}=2$)"这一化学规律。如果低温在0℃以上，代谢减缓过程是可逆的，温度回升后代谢率亦随之恢复。如果体温降至冰点以下，由于生物体含有大量的水而结冰，冰晶使组织产生难以恢复的损伤；另外，由于水结成冰，细胞内失去大量可利用的水，形成细胞内脱水状态，也会破坏细胞结构。

生物化学研究证明，酶的作用有很强的温度依赖性，是低温减缓代谢速度的基本机制。蛋白质、核酸等生物活性分子在低温条件下稳定，因此可长期保存活的生物体。实验研究表明，低温保存的主要瓶颈是低温水的相变，形成的冰晶破坏细胞结构，导致组织损伤。经过多年研究已基本解决这一难题，即用添加剂和速冻控制水的相变防止冰晶形成，即使形成也是微小的冰晶，不致引起机械损伤。常用的添加剂有甘油、二甲基亚砜和某些多元醇类化合物(如甘露醇等)，它们的作用是使水不易结冰；速冻是将生物体在很短时间内降至液态氮的温度(约－196℃)，使水迅速凝固，避免形成冰晶。从20世纪60年代以来细胞保存技术取得很大进展，液氮保存已成为常用的保存细胞、某些小器官和生物制品的方法。胚胎可以在受精后的任何一个阶段用于冷冻，即从1个细胞的受精卵到100个细胞左右的囊胚都可以冷冻保存。冷冻胚胎的移植已成为常规的试管婴儿技术，但还不能用液氮保存器官移植的心、肝、肾、肺等大器官。

目前，液氮保存器官有许多问题有待解决，有些是已知的技术问题，如复苏

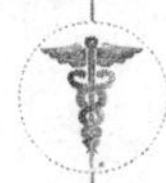

时残留液氮可发生爆炸。早期液氮保存细胞时用玻璃安瓿作为保存容器，由于封口不严密液氮从缝隙进入，复苏时迅速化冻引起爆炸。过程按照气体状态方程进行，即

$$PV = nRT$$

式中：P-气体压力；V-容积；n-物质的量；R-气体常数；T-绝对温度。

保存时速冻，由于温度急剧下降（T 快速减小），液氮进入容器；复苏时迅速化冻，温度急剧上升（T 快速增大），由于 n 已经比保存前加大许多，容积 V 有限，因此只有增大压力 P，从而产生爆炸。这种情况在大器官液氮保存时很有可能发生。1967 年 1 月 12 日，美国保存了第 1 例人体，即死于癌症的志愿者，进而许多不治之症患者效仿，期待将来医疗技术发达时复苏治疗。从而，从上述分析考虑，在还有许多技术问题尚未解决之前冒险冻存人体是不合适的。

三、温度的致病作用

环境温度的急剧变化可导致烧伤、烫伤和冻伤等病变；缓慢的高温作用可引起中暑。环境温度与其他环境因素综合往往是多种常见病的致病因素。

烧伤的程度由温度的高低、作用时间的长短而不同。烧伤的发病率较高，仅次于交通事故。其局部变化分为 4 度。一度，因血管麻痹而充血；二度，形成充满血清的烧伤水疱；三度，组织坏死；四度，组织炭化。烧伤时有全身反应性变化，可见血液的乳酸增加、pH 下降，如果毛细血管功能障碍加重则组织缺氧也加重。临床经验证明，烧伤面积超过 1/3 以上可有生命危险。

人体的体温是由下视丘体温调节中枢调节机体产热和散热平衡的结果。人体产热主要来自体内氧化代谢产生的基础热量；室温下人体散热，辐射占 60%，出汗蒸发占 25%，对流占 12%，传导仅占 3%。当周围环境温度超过皮肤温度时，人体散热仅靠出汗及皮肤、肺泡表面体液的蒸发，人体深部组织的热量通过循环血流带至皮下组织，通过扩张皮肤血管散热。因此，皮肤血管扩张和经皮肤血管的血流量越多，散热就越快。通常气温＞35℃称为高温，在气温骤升或高温天气，可引起体温调节中枢功能紊乱，出现大汗、口渴、乏力、头晕、胸闷等中暑先兆症状。如果不及时降温或转入阴凉地区，将出现发热（体温 38.5℃以上）、皮肤灼热、恶心、呕吐、血压下降、脉搏细速等表现，在数小时内能恢复者称为轻症中暑；伴有昏厥、昏迷、痉挛，或一日内不能恢复者称为重症中暑。随着气候变

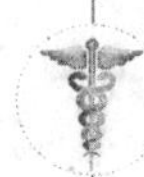

暖，世界各地中暑死亡报道有增多之势，成为日益关注的卫生问题。

受冻部位通常没有痛感，变得苍白或蜡黄。软组织受冻、局部血液供应减少时形成的损伤称为冻伤，各种程度的组织破坏与烧伤类似。有红斑和水肿、水疱和大疱、浅表坏疽、深部坏疽以及肌肉、肌腱组织、骨膜和神经损伤。损伤程度与温度及受冻时间长短有关，皮肤温度降到－2℃时就可能发生冻伤，气温在－25℃～－30℃时冻伤发生率最高。一度冻伤即冻结伤，伤部红斑、水肿、皮肤麻痹和短暂的疼痛，皮损可以完全恢复；二度冻伤，充血、水肿和水疱，皮损可以愈合，可能留有长期的感觉神经异常，即冷过敏；三度冻伤，真皮全层受损伤，伴有血疱形成，或呈蜡状、干燥、木乃伊样皮肤；四度冻伤，皮肤全层彻底丧失。冻伤的主要危险因素是先前的冷损伤。其主要病理生理机制是冷冻后的血管功能不全、血管收缩和闭塞以及炎症因子引起的损伤，是全身性损伤。

生物对生存环境温度的要求实际上是有机化合物生存的温度需求。石油、煤炭是远古动、植物在强烈地质灾害条件下形成的有机化合物的混合物，现代生活中广泛使用的塑料制品、化纤产品都是它们的衍生物。这些制品的适宜使用温度范围狭窄，与生物生存温度一致。但是，温度对生物的影响也受其他气象因素的影响，尤其是空气的相对湿度、风向、风速、气压等；也受机体状态的影响，如年龄、健康状况等。一次寒潮或酷暑往往引发一些慢性病发作或加重，引起一些年老体衰者死亡。中医学根据“天地人合一”的理论，认为潮湿阴冷的环境容易引起风湿病，老年人腰背或关节疼痛往往与局部受寒或吹风有关。实际上，其是气象综合因素对机体网络系统的复合作用，应从网络角度探讨其作用机制(详见第二章)；温度是粒子运动平均动能的量度，亦即温度变化与能量传递相关，还应该从生物能力学角度进行分析(详见第六章)。

参考文献

[1] Band PR, Le ND, Fang R, et al. Cohort study of Air Canada pilots: mortality, cancer incidence, and leukemia risk [J]. Am J Epidemiol, 1996, 143(2):137 - 143.

[2] Bhatti P, Mirick DK, Davis S. Invited commentary: shift work and cancer [J]. Am J Epidemiol, 2012,176(9):760 - 763.

[3] Blask DE, Hill SM, Dauchy RT, et al. Circadian regulation metabolic signaling mechanisms of human breast cancer growth by the nocturnal melatonin signal and the consequences of its disruption by light at night [J]. J Pineal Res, 2011, 51(3):259 - 269.

[4] Davis L & Maizels N. G4 DNA: at risk in the genome [J]. The EMBO Journal 2011; 30: 3878 - 3879.

[5] Gery S, Koeffler HP. Per2 is a C/EBP target gene implicated in myeloid leukemia [J]. Integr Cancer Ther, 2009, 8(4):317 - 320.

[6] Gery S, Koeffler HP. Circadian rhythms and cancer [J]. Cell Cycle, 2010, 9(6):1097 - 1103.

[7] Hanoun M, Eisele L, Suzuki M, et al. Epigenetic silencing of the circadian clock gene CRY1 is associated with an indolent clinical course in chronic lymphocytic leukemia [J]. PLoS One, 2012, 7(3): e34347.

[8] Hoffman AE, Zheng T, Stevens RG, et al. Clock-cancer connection in non-Hodgkin's lymphoma: a genetic association study and pathway analysis of the circadian gene crypto chrome 2 [J]. Cancer Res, 2009,69(8):3605 - 3613.

[9] Hua Y, Changenet-Barret P, Gustavsson T, et al. The effect of size on the optical properties of guanine nanostructures: a femtosecond to nanosecond study [J]. Phys Chem Chem Phys, 2013 Apr 24;15(19):7396 - 402. doi: 10.1039/c3cp00060e.

[10] Lahti TA, Partonen T, Kyyrönen P, et al. Night-time work predisposes to non-Hodgkin lymphoma [J]. Int J Cancer, 2008,123(9):2148 - 2151.

[11] Landgraf D, Shostak A, Oster H. Clock genes and sleep [J]. Eur J Physiol, 2012,463 (1):3 - 14.

[12] Levi F, Okyar A. Circadian clocks and drug delivery systems: impact and opportunities in chronotherapeutics [J]. Expert Opin Drug Deliv, 2011,8(12):1535 - 1541.

[13] Lewintre EJ, Martin CR, Ballesteros CG, et al. Cryptochrome-1 expression: a new prognostic marker in B - cell chronic lymphocyte leukemia [J]. Haematologica, 2009,94 (2):280 - 284.

[14] Mazzoccoli G, Sothern RB, Parrella P, et al. Comparison of circadian characteristics for cytotoxic lymphocyte subsets in non-small cell lung cancer patients versus controls [J]. Clin Exp Med, 2012,12(3):181 - 194.

[15] Méndez - Ferrer S, Lucas D, Battista M, et al. Haematopoietic stem cell release is regulated by circadian oscillations [J]. Nature, 2008, 452(7186):442-447.

[16] Miki T, Xu Z, Chen-Goodspeed M, et al. PML regulates PER2 nuclear localization and circadian function [J]. EMBO J, 2012,31(6):1427 - 1439.

[17] Monsees GM, Kraft P, Hankinson SE, et al. Circadian genes and breast cancer susceptibility in rotating shift workers [J]. Int J Cancer, 2012,131(11):2547 - 2552.

[18] Parent Mé, El-Zein M, Rousseau MC, et al. Night work and the risk of cancer among men [J]. Am J Epidemiol, 2012,176(9):751 - 759.

[19] Sigurdardottir LG, Valdimarsdottir UA, Fall K, et al. Circadian disruption, sleep loss, and prostate cancer risk: a systematic review of epidemiologic studies [J]. Cancer Epidemiol Biomarkers Prev, 2012,21(7):1002 - 1011.

[20] Smaaland R, Sothern RB, Laerum OD, et al. Rhythms in human bone marrow and

blood cells [J]. Chronobiol Int, 2002,19(1):101 - 127.

[21] Smolensky MH, Peppas NA. Chronobiology, drug delivery, and chronotherapeutics [J]. Adv Drug Deliv Rev, 2007, 59(9 - 10):828 - 851.

[22] Taniguchi H, Fernández AF, Setién F, et al. Epigenetic inactivation of the circadian clock gene BMAL1 in hematologic malignancies [J]. Cancer Res, 2009,69(21):8447 - 8854.

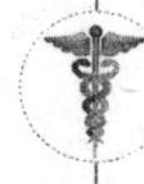

[23] Thoennissen NH, Thoennissen GB, Abbassi S,. Transcription factor CCAAT/enhancer-binding protein alpha and critical circadian clock downstream target gene PER2 are highly deregulated in diffuse large B-cell lymphoma [J]. Leuk Lymphoma, 2012, 53 (8):1577 - 1585.

[24] Xiang S, Mao L, Duplessis T, et al. Oscilllation of clock and clock controlled genes induced by serum shock in human breast epithelial and breast cancer cells: regulation by melatonin [J]. Breast Cancer (Auckl), 2012, 6:137 - 150.

[25] Yang MY, Yang WC; Lin PM, et al. Altered expression of circadian clock genes in human chronic myeloid leukemia [J]. J Biol Rhythms, 2011, 26(2):136 - 148.

[26] Yi C, Mu L, Longrais I, et al. The circadian gene NPAS2 is a novel prognostic biomaker for breast cancer [J], Breast Cancer Res Treat. 2010, 120(3):663 - 669.

[27] Zhu Y, Leaderer, Guss C, et al. Ala394Thr polymorphism in the clock gene NPAS2: a circadian modifier for the risk of non-Hodgkin's lymphoma [J]. Int J Cancer, 2007, 120 (2):432 - 435.

[28] Zhu Y, Zheng T. Clock-cancer connection in non-Hodgkin's lymphoma [J]. Med Hypotheses, 2008, 70(4):788 - 792.

第二章 生命的网络基础

数百年来生物学研究在结构和功能两方面取得很大进展，基本阐明了常见生物的主要结构和功能，并从中涌现出生命物质的内涵——信息和网络。按照经典的解剖学结构和生理学功能研究模式，干细胞研究的突破给临床医学治疗带来了新的希望，形成了再生医学等新的领域。但其实际应用遇到了很多困难，离预期要求甚远，所在瓶颈即免疫方面，实质上是网络生物学问题。

近年来的研究表明，肿瘤、糖尿病和心脏病等常见病、多发病不是单个基因异常引起的，而是由复杂网络和多途径功能改变的结果，其发病过程受到多种遗传因素和环境因素的影响，是复杂疾病。该疾病是生物复杂网络受到摄动(perturbation)引起的“网络疾病”。网络医学则应用系统生物学和网络科学的方法，研究人类疾病的网络机制，研究导致疾病的基因和蛋白质相互作用的网络异常。从遗传危险性到发展为复杂疾病是一个漫长的过程，涉及较多的生化介质，包括蛋白质和代谢物。然而，转录组学、蛋白质组学、代谢组学和其他组学技术，为研究复杂疾病发病机制提供了平台。同时，全基因组范围的各种组学研究的结果要求用网络生物学的各种模型进行整合研究，网络生物学将各种貌似无关的多种组学资料整合到有生物学意义的框架中进行分析，提供了定量描述各种生物学系统性质的工具，从而为深入研究疾病发生、发展机制，寻找新的治疗方案开辟新的途径。

第一节　生物学网络概述

网络是自然界和人类社会无处不在的组织结构和(或)运行规律。网络理论是数学分支——图论和拓扑学的应用和扩展。图论的发展和应用已有 200 多年历史，期间经历了长期停滞。近半个多世纪来由于信息科学、信息技术和信息产业的兴起，网络科学吸取了社会科学和生命科学的相关研究进展，形成了这门交

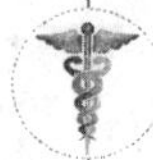

叉学科,即正在迅猛发展中的一门新兴学科。实际上,网络的概念和图解方法在生物学、医学(包括中医学)中早已被广泛使用,但并没有严格的定义,缺乏定量分析。近十多年来网络科学的发展提供了定量研究网络的方法和工具,正在形成网络生物学和网络医学,与进化生物学、进化医学交叉融合,成为当前生物医学的前沿。

一、网络的概念

实际生活中存在越来越多的网络,网络科学则可研究其共性,用图表示。网络图的基本组成成分是节点(node)和边(edge)。节点的最重要性质是它的度(连接性)k,显示它与其他节点有多少联系。在细胞系统中,节点是代谢物和巨分子,如蛋白质、RNA 和基因序列。边是物理的、生化的和功能的相互作用。按照边的方向和强度的不同,网络还有方向、无向(见图 2-1),加权(weighted)、无权(unweighted)之分。网络教科书中讲述的主要是无向无权的网络,其他网络的性质类似或可类推,有待深入研究。

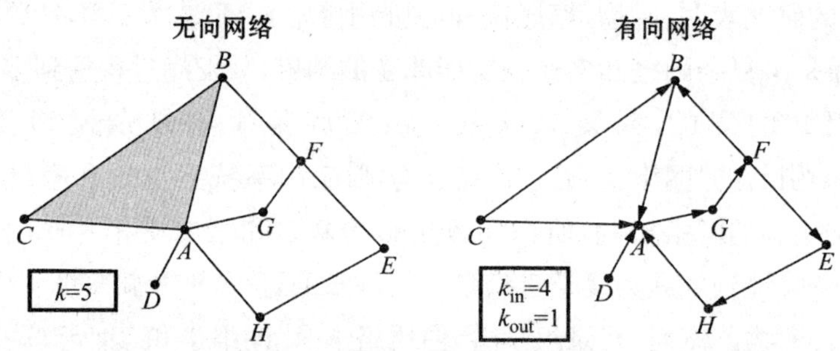

图 2-1 无向网络和有向网络

1. 与网络有关的名词

(1) 节点度或点度(node degree):是指连接一个节点的边的数目。可限于入度(进入节点)、出度(离开节点)或二者都计的总度。高连接节点称为集点或中心点(hub)。

(2) 距离:是指两个节点间最短途径的边数。

(3) 怪点(node eccentricity):是指某点与任何其他点所有最短途径中的最长长度。

(4) 特征长度(characteristic path lenth):是指两点间最短途径的边数。

(5) 网络直径:是指网络任意两节点最短途径中的最长长度。

半径:所有怪点的最小值。

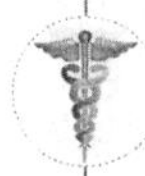

(6) 幂律：$Y = aX^k$。式中 a 和 k 为常数，k 称幂指数。

(7) 泊松(Poisson)分布：是指 Erdos-Renyi(ER)随机性模型产生的图，每对节点有相同的概率，由边连接，其点度的分布呈泊松分布。

(8) 无标度网络：是指节度分布为幂律分布的网络。大多数生物学网络是无标度网络，在基因组复制和细胞分裂时偶尔会多出一个或几个拷贝，其后果会像滚雪球那样越变越多，形成中心节点和无标度网络。

(9) 丛系数(或称聚类系数 clustering coefficient)：是指所有与相邻点连接的部分与实际存在的边数之比。

(10) 小世界网络：是指高平均丛系数，低平均途径长度的网络。多数复杂网络(包括随机网络)有小世界性质，即任意两个节点间有较短的距离(见图 2－2)。

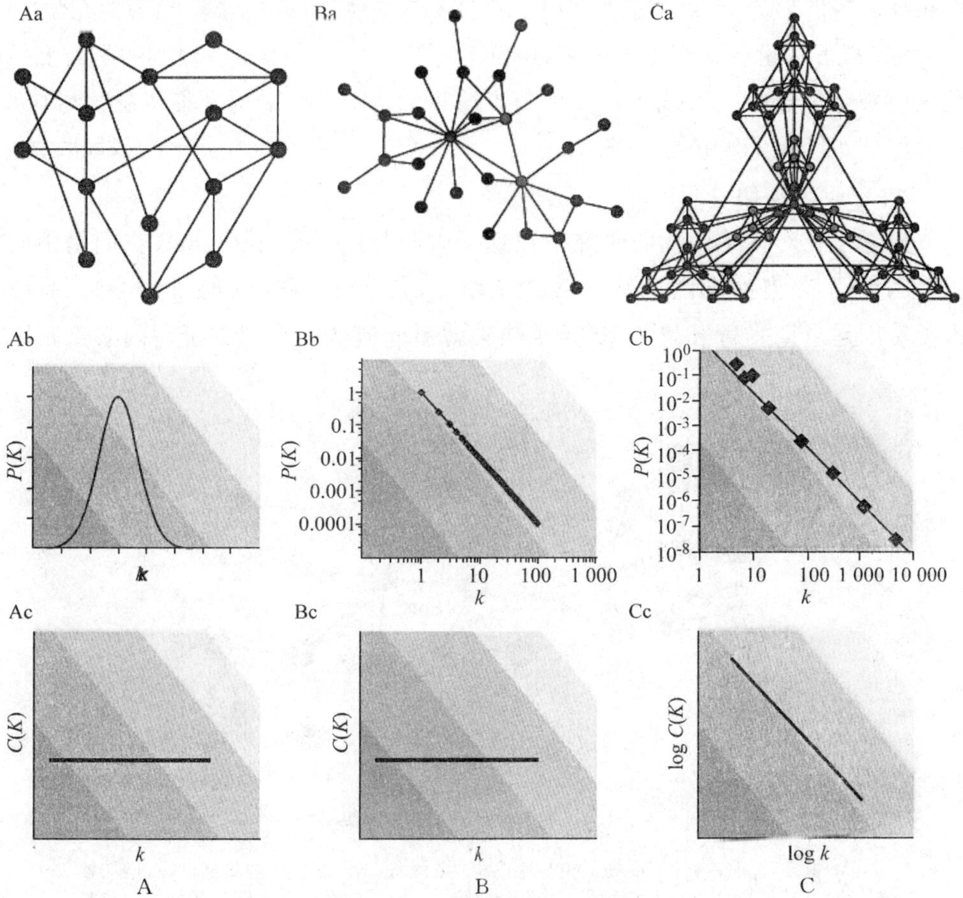

图 2－2　生物学网络的 3 种模式

A. 随机网络　B. 无标度网络　C. 等级网络

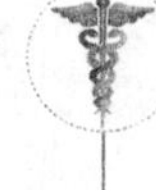

(11) 随机网络：是指由 N 个节点组成，每对节点以概率 P 连接，形成 $pN(N-1)/2$ 的随机连接。节点度呈泊松(Poisson)分布(见图 2-2Ab)，即大多数节点有大致相等的连接数，接近平均节点度 k。图 2-2Ac 丛系数 $C(k)$ 不依赖节点度数呈水平直线。

(12) 无标度网络：是指以节点度幂律分布为特点，其概率分布为 $P(k)\sim k^{-\gamma}$，γ 为节点度的指数与随机网络不同，无标度网络有少数高连接度节点，称为中心点(hub)(见图 2-2Ba)。在双对数坐标中这类分布呈直线(见图 2-2Bb)。集丛系统也不依赖于节点度(见图 2-2Bc)。大多数生物学系统的无标度网络的节点度指数为：$2<\gamma<3$。

(13) 等级网络：是指在计算许多实际的系统过程中，遇到局部集丛和无标度拓扑调控的形式产生了等级网络。这些结构的起始点是小集丛节点(图 2-2Ca 为 4)，下一轮模式产生 3 个节点，再下一轮又是 3 个节点。复制的丛与上一轮的中心节点连接。形成了一个由节点度指数为 2.26，平均幂集丛系数约 0.6 的幂律分布的无标度拓扑网络。

2. 中心节点的作用

科学家在对模式生物的研究中找到了中心蛋白(hub protein)，它们是由必须基因编码，古老而进化缓慢，丰度趋于增加，表型有多样性(见图 2-3)。有些人类基因是早期发育必需的，变异或缺失就引起流产。小鼠的子宫内必需基因

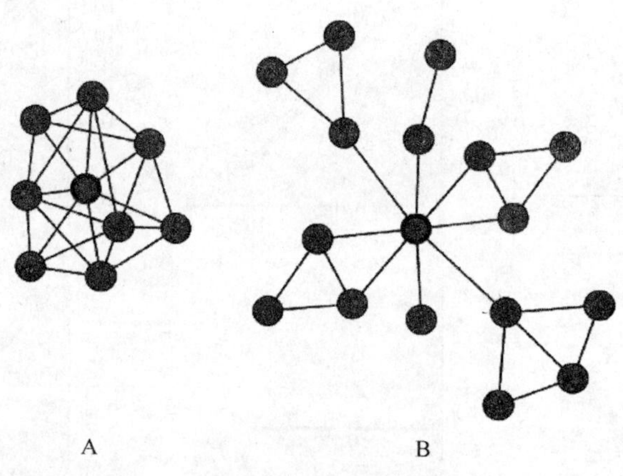

图 2-3　蛋白产物拓扑位置简介

A. 必需基因(essential gene)：位于中心模中的中心点。有较高的集丛系数，增加整体的相互作用形成丛；B. 表型衍生基因(phenodive gene)：在蛋白质相互作用网络中与其他蛋白有许多短的连接，是模圤间的中心点。(引自 Chavali 等，2010)

与中心节点相关，在多种组织中表达。非必需的疾病相关基因不是中心节点，往往是组织特异性的。人类有约 25 000 个基因，其中必不可少的基因有 1 267 个，非必需的疾病基因 1 379 个，包括 398 个必需的疾病基因。

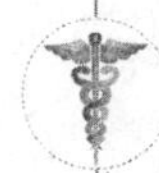

复杂网络的无标度和等级特征决定了网络有大的结构，还可从底层开始，有高度相互作用的性质，从而出现了子图(subgraph)、基序(motif)和基序丛(motif cluster)。

3. 子图

子图代表一组以特殊方式连接的节点，如图 2-4 A 中的由 4 个节点连接的阴影方块。网络可以有更复杂的配线方式组成的子图，如图 2-1 中 A、B、C 构成的三角形子图，由 A、B、F、G 构成四边子图。如图 2-4 B 列出了无向网络的不同趋势的子图，如图 2-4 C 列出了有向网络的不同趋势的子图，有些子图与某些优化的生物学功能(如负反馈回路、正前馈回路、振荡)相关，称为基序。

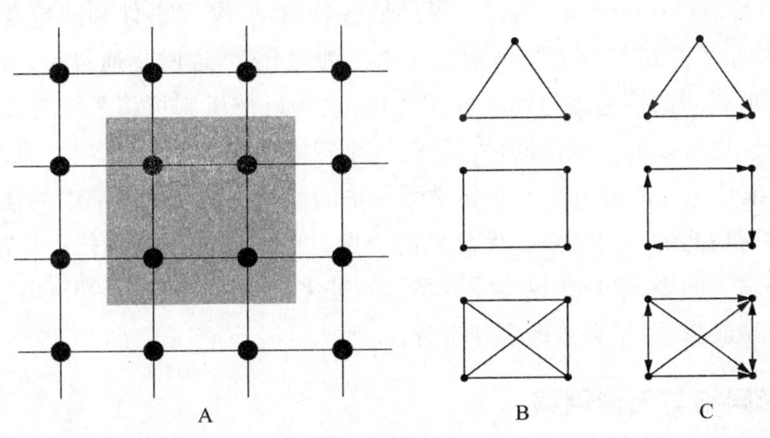

图 2-4 网络的子图

4. 网络基序

网络基序是生物学网络中的特征性网络模式或子图，可在生物学功能正常或失常中出现。不同类型的网络呈现不同的网络基序，进化高度保守的基序往往在相互作用网络中，不同种属的生物也可以有同型的基序。

并非所有子图均以同一频率出现。其实方块子图包含许多方块，但决非三角形子图或其他子图。在复杂网络中有明显的随机性，可以有各种子图，日有些了图在同一网络中出现频率明显高于其他子图，称为基序。例如，有向三角基序组成的前馈回路出现在转录调控和神经网络；方块子图则见于电力网络。

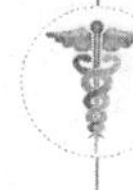

5. 网络科学的核心概念

理解复杂的生物学网络必须明确网络科学的核心概念,尤其是涌现性、健壮性和模块性。

(1) 涌现性(emergence,早期文献译为突现):不同的研究领域有不同的认识,难以给出一个精确而普适的定义。通常指由于局部组分之间的交互作用而产生的全局行为,是微观-宏观效应现象;或是起源于微观的宏观效应,亦即出现了单个组分没有的新性质或功能;或是指整体呈现,若分解或还原为部分则不存在的现象、特征、属性或行为。如拱门是最直观的涌现,单个石块或砖瓦的无序堆放绝不是拱门,只有按照一定规则堆砌才能成为拱门。同样,DNA、RNA、蛋白质、碳水化合物和脂质的简单混合不能成为有功能的生物学系统,只有通过它们的特定组合和相互作用才能形成生命,即生物进化过程。涌现在自然界和社会中广泛存在,是从下一层次上升到上一层次,"积少成多"、"量变到质变"的机制。

(2) 健壮性(robustness):在外界环境各种摄动、突发事件和遗传变异的作用下,生物学系统维持其表型恒定的能力称为健壮性,通常是通过正、负反馈回路和其他形式的调控基因的涌现性质实现,这些反馈机制可将系统与波动隔离开。健壮性也可以通过激活同种功能的冗余网络涌现。

(3) 模块性(modularity):生物学系统中的模块是指生物网络中的强相互作用且有共同功能的一组节点。模块性能协助健壮性限止网络损伤于局部,防止损伤危害整个网络;模块性也能促进系统的进化,通过重新组合模块间的连接而适应新的功能需要,不必重组模块本身。

二、有形网络与无形网络

网络的概念是从生产和生活实践中抽象出来的,有的网络有形,有的网络无形。有形网络在日常生活中常见,直观的如渔网、天然的蜘蛛网、编织的网袋等,复杂的如针织品、有线通讯、公路交通、铁路交通、电网等;无形网络在生活中日益多见,如邮电通讯网、民用航空交通、海运交通等。通信网络有无形网络和有形网络或其组合(如互联网);人类社会有许多无形网络,也有许多无形网络。

生物体内存在许多有形网络,称为系统;也存在许多无形网络,如免疫、内分泌,其系统的功能主要是通过无形网络完成的。由于没有明确的解剖学结构,经络的本质及针灸的机制仍是生物医学研究领域的未解之谜,现有许多学说解释经络现象,犹如"瞎子摸象"从各自研究的领域反映经络的一个侧面,综合这些学说从而推测经络的基本性质和概况，那经络可能是一种无形网络。航空、航海航线组成的网络是无形网络，经络与之相比有相似之处，但介质不同。经络本质的生理生化学派发现，经络与多种流动的理化成分和生化物质相关，如神经激肽、P物质、降钙素基因相关肽、与羟色胺、组胺等多种递质和多种离子。这些信息载体可以在细胞外基质移动，也可以通过细胞膜纳米管道等细胞间通讯机制传递。神经生理学派认为，经络现象是神经系统的一种功能表现；生物场学派提出了与声、光、电、热、磁相关的诸多理论，但缺少对经络明确的三维物质结构的界定；结缔组织结构学派认为，结缔组织中的筋膜是经络的物质基础。各国学者对经络的低阻抗特性进行了长期的研究，是经络客观存在的重要佐证。但由于生物医学研究至今没有发现人体或动物体经络的解剖学结构，因此人体以至生物体内到底有没有经络依然引起争辩。也许与人类交通的水、陆、空联运类似，经络是无形网络和有形网络混合组成的纳米级通讯系统，在活体中存在，现有的实验研究方法破坏它的有形网络的物理结构，还难以阐明。从功能和应用角度考虑，可以将经络按无形网络处理。

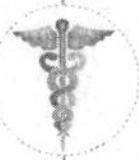

三、复杂系统的网络特征

摄动(perturbation)的健壮性(robustness)是生物学网络的关键性特征，表现为持续地“正常”网络性质，可以用各种网络参数表述。

生物学系统中的无标度网络有许多有益于生物进化的结果，它们促进化学多样性，耗费最少的能量，在代谢状态转变中耗时最短。胚胎发育过程简单复述了自然选择和进化过程，其复杂网络中的中心点基因突变或缺失会导致胚胎死亡；网络连接少的基因变异导致生物学变异。在随机变异和选择下，无标度网络能很快进化到最适功能状态，而生化和遗传失误最少，除了以中心点为靶的摄动外，无标度网络对摄动的抗性强。

近十年来，对各种生物学网络从代谢反应、蛋白质相互作用、转录调节等方面进行拓扑分析，发现了一些共同属性，那度的幂次分布，无标度网络和小世界现象。这些性质使生物学网络具有功能优越性，尤其是对环境变化的坚韧性和对随机突变的耐受性。幂律及其相关性质作为普遍规律在复杂系统中普遍存在，细胞活动可受其支配，如用统计学处理时这种关系会被忽略，那被作为不合要求的资料废弃。网络分析提供了理解生物学功能和进化的有力工具，使之能够恰当地表述，聚焦于较小的功能模块，建立拓扑性质与动力学行为间的联系，例如疾病模块(见图 2－5)。

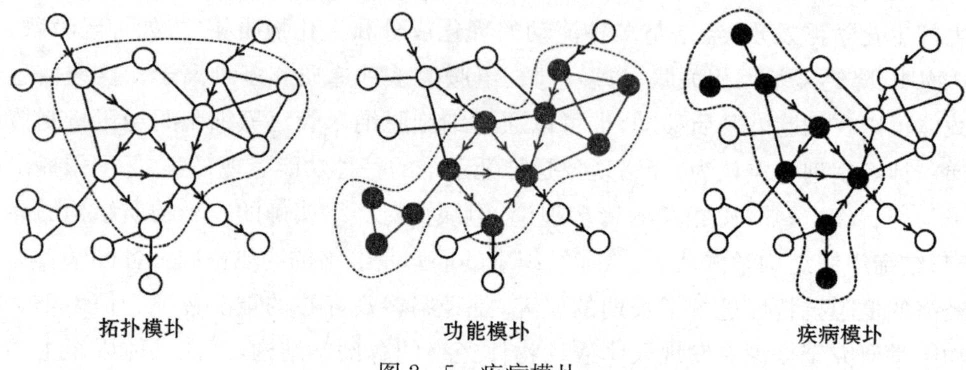

图 2－5　疾病模块

拓扑模块即相互作用体中局部有较强相互作用的相邻节点组成的模块;功能模块与相邻节点网络一致,与相关功能的节点有关;疾病模块代表一组与特定疾病相关的变化节点突变、删除、拷贝数异常或表达改变。在网络医学中,拓扑模块、功能模块和疾病模块部分重叠,功能模块与拓扑模块一致,疾病模块可视为功能模块的故障。

第二节　复杂疾病与网络医学

现代人类的常见疾病中有许多是由多个遗传基因和环境因素相互影响引起的,称为复杂疾病,如冠心病、糖尿病、脑卒中(中风)、慢性阻塞性肺病等。从网络医学的观点分析,复杂疾病是由于生物学网络的摄动引起的。网络医学应用系统生物学和网络科学的方法,研究复杂分子网络摄动引起的人类疾病,检测其引起疾病的相互作用的蛋白和基因。从遗传基因变异发展为复杂疾病有一个漫长的生物学过程,涉及广泛的生化介质,包括编码和非编码的 RNA、蛋白和代谢产物。转录组学、蛋白质组学、代谢组学和其他组学技术能够提供复杂疾病发病机制的线索,但需要运用系统生物学平台。根据复杂疾病的不同发病机制,提出新的疾病分类和合理的治疗及预防策略。系统生物学整合、定量分析生物学系统中相互作用的所有成分,必须尽可能地摄取和整合所有资料,包括 DNA 序列、RNA 和蛋白测定、蛋白-蛋白和蛋白- DNA 相互作用、生物模块、信号传导和基因调节网络、细胞、器官、个体、群体和生态等水平,将这些资料输入综合数据库并加以标注。人类不能从千万个数据点中推测出系统的表现性质,但能诠释大量可视信息,因此将这些资料转换到可视程序,转换为图或数学模型,然后由假设驱动，重复系统摄动和资料整合改进。系统的表型特征直接与蛋白和基因调控网络紧密相关，经过多次重复可获得比较精确的模型，最终获得能解释所研究系统的表现性状。有人预言，在任何摄动下系统的行为，可重新设计或微扰基因调节网络从而产生完全不同的新的系统性状。

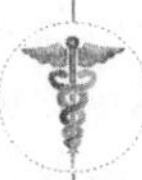

一、复杂疾病的网络特点

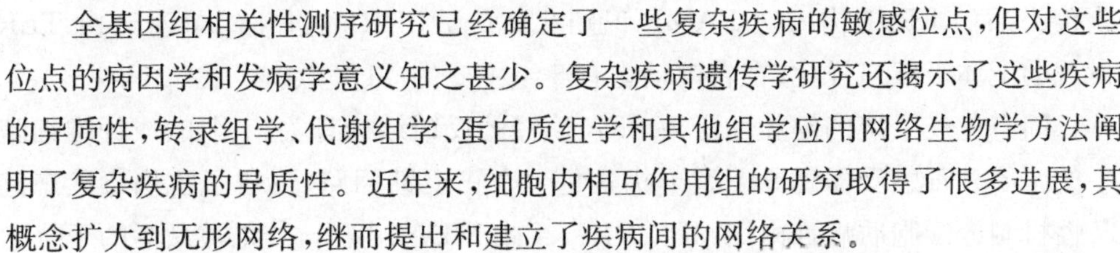

全基因组相关性测序研究已经确定了一些复杂疾病的敏感位点，但对这些位点的病因学和发病学意义知之甚少。复杂疾病遗传学研究还揭示了这些疾病的异质性，转录组学、代谢组学、蛋白质组学和其他组学应用网络生物学方法阐明了复杂疾病的异质性。近年来，细胞内相互作用组的研究取得了很多进展，其概念扩大到无形网络，继而提出和建立了疾病间的网络关系。

复杂疾病的遗传学研究经历了 3 个阶段：第 1 代的遗传学研究用单核苷酸多态性(SNP)测定复杂疾病的遗传学变异，该方法很难测出基因-基因、基因-环境间的相互作用，仅测出少数疾病与基因的相关性；第 2 代的遗传学研究用一种组学(如转录组、代谢组或蛋白质组)的资料评价遗传变异。这些研究提供了中间表型的有用资料，但对疾病的敏感性难以判断；第 3 代的遗传学研究要求方法学有新的发展，探测遗传变异与多种组学资料间的关系，阐明表型与复杂疾病的遗传异质性的关系。该方法已经用于全基因组研究从而确定有些复杂疾病的遗传变异。

二、固有免疫系统的健壮性和模块性

为了提供保护，固有免疫系统必须是健壮(坚韧)的。由于病原体的免疫系统是可变的，其进化趋向于逃避被发现，因此免疫系统必须有相应的改变。巨噬细胞的模式识别受体(pattern recognition receptor, PRR)可发现大量的病原相关分子模式(pathogen-associated molecular pattern, PAMP)构成健壮性，如果某个 PRR 漏检某个病原体，或某种病原体由于进化逃避某个 PRR 的策略，那么细胞表达的所有其他的 PRR 则能检出它，称为“失误-安全”发现系统。这个水平的健壮性是由基因-靶(gene-targeting)研究发现的，即用特殊的 PRR 剔除或敲除使其丧失表型。例如，能发现病毒双链 RNA 的 TLR3，基因剔除的结果并不能普遍增强对病毒感染的敏感性，进而推测其他病毒检测途径如 RIG - I、MDA5 和 TLR7 足以保护机体。类似的情况在利什曼体感染也已证实，其炎症体的激活涉及 IPAF、NALP3 和至少一个利用凋亡相关的含 C-端胱冬裂酶补充结构域蛋白(ASC)接头的 Nod 样受体。

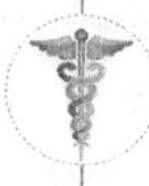

PRR 途径中的模块性由 PRR 自身的结构模式化。例如,在 Toll-样受体(TLR)家族保守性较小的 N-端 LRR 结构域与高度保守的 C-端 TIR 结构域通过单个跨膜结构域耦合。LRR 结构域的可变性之大使其经过较长距离进化后很难审核,只能用相伴的 TIR 结构域的标志审核。TIR 结构域与 TLR 耦合限止接头,而 LRR 结构域对 PAMP 识别起反应。LRR 的进化结果对于由 TLR 发现的配体极其多样化,在脊椎动物有 6 组主要的 TLR 族。

固有免疫系统的健壮性还与 PRR 途径的反馈结构有关。例如,成纤维细胞中的胞质病毒感受器诱导Ⅰ型干扰素是一个正反馈回路,形成了抗病毒状态健壮性机制。细胞质病毒由 RLRs、RIG-Ⅰ或 MDA5 检出,结果被激活的干扰素调节因子 IRF-3 和 IRF7 的转录因子 TFs 诱导出Ⅰ型干扰素,然后以自激因子方式反馈于细胞诱导 IRF7 至高水平,IRF7 再诱导更多的Ⅰ型干扰素,并增强病毒感受器 RIG-Ⅰ和 MDA5 的表达,使细胞对病毒 RNA 更敏感。另一方面,对于细胞内噪声的精确控制和健壮性部分由 PRR 途径的负反馈回路完成。例如,TLR 诱导许多基因表达负调节 TLR 通路,尤其是泛素编码蛋白 A20,且直接作用于接头分子(如肿瘤坏死因子受体相关因子 6 和受体相互作用蛋白 2),是 TLR、RLR 和 NLR 途径的负调节物。这类调节的另一例证是转录因子激活的转录因子 3,它由 TLR 诱导产生,又抑制同一 TLR 刺激的基因诱导作用。

三、复杂疾病的表型健壮性和遗传丢失

复杂疾病(如糖尿病、肿瘤、心血管病和神经病)在发达国家已成为主要的疾病。由于这些疾病往往呈现家族性发病,认为除环境因素外存在遗传因素。虽然基因组相关研究(genome-wide association study, GWAS)已经测出数百个与复杂疾病相关的共同变异,许多疾病存在敏感位点,但用这些所有遗传因素解释发病机制说服力仍然不足,只有遗传变异能解释表型变化的那部分变异,不一致之处称为"遗传丢失"(missing heritability)。首先,优势率(odds ratio)>2 的罕见大效应可能归因于不能解释的遗传危险性。例如,在神经精神病(孤独症、精神分裂症)和发育迟缓观察到的。从它们的性质考虑罕见的变异难以用统计学方法测出它们与表型的相关性;其次,高度重复性结构和序列变异仍不能做大尺度基因测定;第三,由于基因间的相互作用,同一家族的成员往往有同样的环境

因素，遗传力的估算可能人为加大，在复杂疾病的诊断中难以发挥作用。隐蔽的遗传变异可以归因于疾病相关的危险因素。健壮者的隐蔽遗传变异不产生疾病，回避了 GWAS 的测定；反之，总体表型健壮性降低的个体其已有的隐蔽遗传变异有助于疾病的发生，疾病相关的变异增强，结果增加其遗传力。对模式生物（酵母、线虫、果蝇）、鱼类以及植物的研究发现，由于已有的隐蔽遗传变异显现，增加遗传变异的传递性、降低表型的坚韧性能明显增加复杂性状的遗传力，对于研究人类的复杂疾病有所启迪。

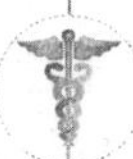

表型健壮（坚韧）性是指基因型产生常态表型的能力，即使机体处于遗传或环境的摄动状态下也能维持正常表型的能力。野生型生物的突出的表型健壮（坚韧）性通常由运行的遗传网络提供，如模块性、反馈机制、基因冗余性、连接性、简并性和有修饰功能的微小 RNA。在模式生物中，任何靶向这些机制的摄动都能降低表型健壮（坚韧）性和释放隐蔽的遗传变异。

表型健壮性是可测定的定量性状。传统的个体健壮性是用形态学的对称程度衡量的。高度对称与高适合度相关，甚至与人脸的优美相关联。大多数生物的对称性是复杂的，因为形态特征的复杂性和发育过程的深刻变化，其客观和高通量的分析是很复杂的。健壮性的另一测量是用该基因型在传代过程中产生同基因型后裔的精确程度来衡量。该指标与其他定量性状类似，可显示遗传多样性的某种分布，做出基因位点图。个体间同基因的不同缓冲变异能力提示，存在有非遗传机制明显地影响其健壮性。这些非遗传的健壮性避开了遗传机制。虽然测定模式生物坚韧性的方法还没有应用于人类，但却为研究人类坚韧性提供了线索。对模式生物的研究表明，表型健壮性的降低伴随着遗传不稳定性、突变率增加。例如，果蝇热休克蛋白 90（HSP90）可抑制增加转座子的转录和活动性，人类细胞 HSP90 可抑制放射反应中的 DNA 损伤修复。因此，HSP90 的反应结果与应激引起的变异增加一致，其仅仅是若干“健壮性”主要调节物之一。大效应的罕见变异和许多小效应的常见变化都对复杂疾病起作用，但还没有合适的模型解释复杂疾病的发病机制。人类基因组中的拷贝数变异（copy number variation，CNV）导致易患病的区域，这些重复序列与有些复杂疾病（如孤独症、心血管病、肥胖症、糖尿病等）相关，但并不特异，可能反映出基因组不稳定性和健壮性下降。

21 世纪以来，全球性公共卫生问题集中在两方面，即传染病和复杂遗传性疾病。糖尿病、哮喘、忧郁症和心血管疾病是发达国家的常见病，发展中国家也大量涌现。这类疾病的中度家族性表明它们与遗传因素有关，经过几代后发病

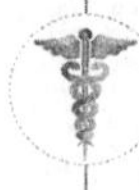

率增加表明它们与环境因素也相关。因此，这是一类特殊的基因与环境相互作用导致的疾病。数百万年的稳定选择形成了哺乳类动物的生理学机制（如葡萄糖代谢、免疫功能、识别和行为等），不仅优化，且是健壮优化，即“沟通（canalization）”的状态，即面对着遗传和环境的摄动，遗传系统进化到最稳定状态。生理学机制经历许多有遗传摄动的生物过程后，形成了不能克服的隐蔽遗传变异或产生新的突变，从而导致对疾病的敏感性。近百年来的剧烈文明变化使人类脱离了原有的健壮防病生理机制。例如，饮食改变、吸烟、空气污染、病原的改变和心理压力等，“失沟通（decanalization）”的发展导致现代社会有1%～10%的人罹患这类疾病。

四、摄动——DNA肿瘤病毒的致癌机制

近年来，大量的全基因组相关研究（GWAS）试图揭示常见的遗传变异与疾病、生物学性状或药物反应间的关系。不同疾病运用GWAS研究的效果不同，有的疾病能找出很强效应的共同变异，随之能用于防治研究；有的疾病（如肿瘤）能找出数十至数百个基因异常。基因型的差别明显影响对疾病的敏感性和耐受性，但是表型是基因组网络性质的表现，而不是个别基因变异的简单结果。经过基因组测序，已测出多种质细胞突变和大量的体细胞基因组改变与易患肿瘤的性状相关，但从这些资料难以确定它们是“背景”或“过客”，还是引起肿瘤的“驾驭者”。Rozenblatt-Rosen等系统地检测了DNA肿瘤病毒蛋白对宿主的相互作用体和转录体网络的摄动，综合病毒摄动作用的结果表明，宿主细胞的网络重新布线（rewiring），重要的通路（如Notch信号通路和凋亡途径）受到歪曲而导致肿瘤的发生。他们发现系统分析病毒蛋白的宿主靶标能够提高确定肿瘤基因的效率。宿主网络的病毒摄动反映病毒的病因学作用。

许多人类疾病是由于疾病敏感基因的变异引起的称为遗传性疾病，或与病毒感染相关的称为病毒性疾病。它们可以直接致病或间接相关。病毒蛋白的细胞靶标与疾病敏感基因间的功能性相互作用可能在病因学中起关键性作用。Gulbahce等用实验证明，人类乳头状瘤病毒16（HPV16）和EB病毒的宿主靶标与宿主相互作用体网络上的病毒性疾病敏感基因在拓扑学上接近，称为局部影响假设（local impact hypothesis）。在病毒引起的疾病组织中有表达改变，在病毒靶标网络中有明显的移动聚集性，通过病毒蛋白的细胞靶标与疾病基因间的拓扑接近，发现了人类乳头状瘤病毒（HPV）与Fanconi贫血间的新的相关途径（见图2-6）。

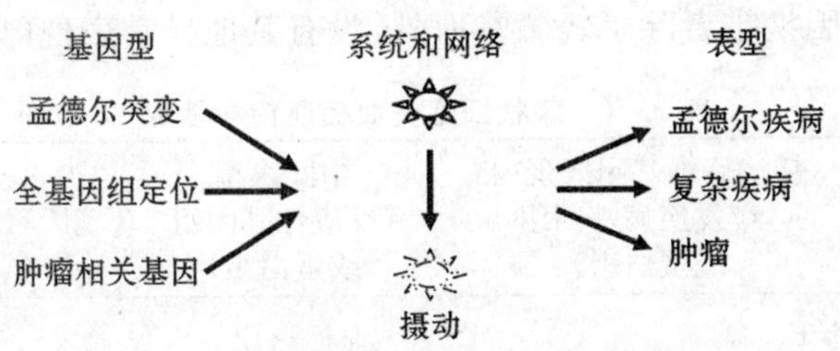

图 2-6　摄动在生物学系统和细胞网络中可能参与基因型与表型的关系

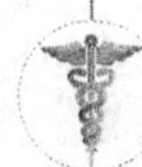

五、疾病的相互作用体网络与疾病的分类

目前,常用的疾病分类是按照病理和症状,有其实用性。但是,往往未能反映其内在本质,难以解释同类疾病的不同临床表现。长期以来一些医生和医学研究者关注少数有共同病因学或病理学机制的疾病。近年来,遗传学和基因组学的研究进展提供了研究基因变异对人类疾病影响的可能性。人类疾病相互作用体网络就是从基因组角度研究疾病的相关性,显示疾病与疾病基因及环境因素之间的相互作用和关系(见图 2-7、图 2-8、图 2-9),合理地诠释了同类疾病的临床病理表型。

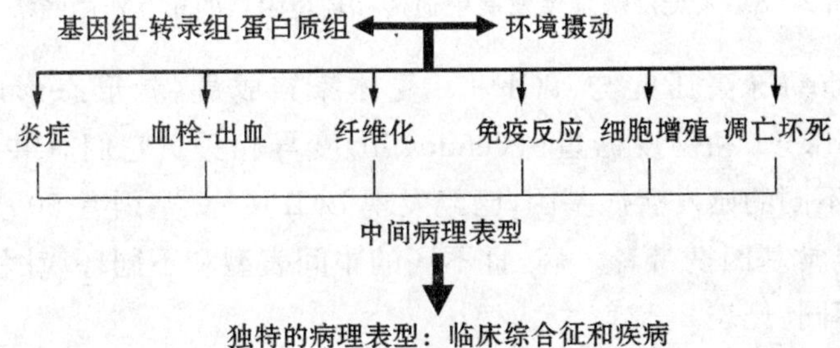

图 2-7　疾病发生发展过程中遗传与环境因素的相互作用

中间病理表型和环境摄动有随机性,它们在引导疾病的临床表型中起决定性作用。

镰刀细胞贫血症是经过深入研究、病因和发病机制已经阐明的典型的孟德尔遗传疾病,由单基因突变引起,即血红蛋白的β链 6 位缬氨酸残基替代了谷氨酸残基(Hb A Val6Glu),导致一系列的生化、生理异常。即便是这样简单的发病机制,疾病的表型仍然受中间表型和环境因素的影响,导致不同的临床表现,甚至有的异常基因携带者除了轻微贫血外，没有其他异常表现(见表2-1)。

表2-1 镰状细胞贫血症遗传学基础

始发分子异常(基因组或蛋白组)	疾病修饰基因或蛋白(继发疾病基因组或蛋白组)	中间表型(反应性基因组或蛋白组)	环境因素	病理表型
Hb A Val6Glu	Hb F Hb C β-球蛋白生成障碍性贫血基因 G6PD TGF-β	血栓形成 炎症 免疫反应 纤维化 凋亡/坏死	缺氧 缺水 感染因子	溶血性贫血 再障贫血 脑卒中 骨折 疼痛危象/急性胸腔综合征

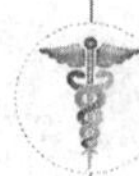

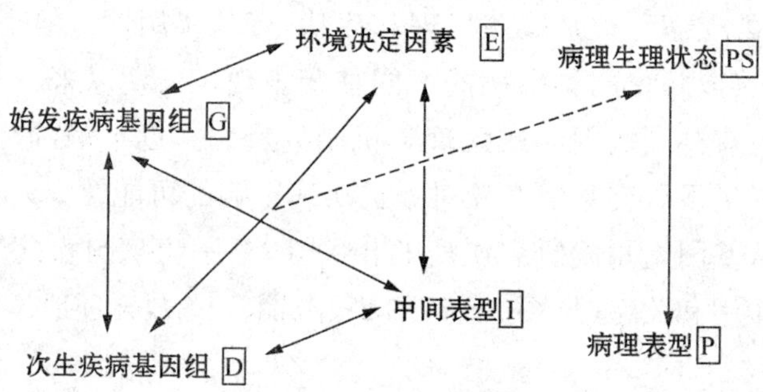

图2-8 人类疾病发生发展中遗传和环境因素的相互作用网络

家族性肺动脉高压症与TGF-β受体家族成员(骨形态形成蛋白受体BMPR-2，Alk-1和糖皮糖蛋白(endoglin)变异相关。它们有共同的临床表型，但可以由不同的始发疾病基因，已经发现BMPR-2基因有50多种突变体。其中仅1/4异常基因携带者发病，且不同的中间表型和不同环境因素引导的临床病理表型不同(见表2-2)。

表2-2 家族性肺动脉高压症

始发分子异常(基因组或蛋白组)	疾病修饰基因或蛋白(继发疾病基因组或蛋白组)	中间表型(反应性基因组或蛋白组)	环境因素	病理表型
BMPR-2突变	5-HT2B	血栓形成	缺氧	肺动脉高压
Alk-1突变	5-HTT	血管痉挛	HIV、HHV8	肺心病
Endoglin突变	血栓素合成酶	炎症	细菌毒素	肺血栓栓塞

5-HTT：5-羟色胺载运体；5-HT2B：5-羟色胺2B受体。

许多不同的基因突变可以导致临床上相似的表型，所以临床医师诊断时要进行鉴别诊断。现代医学生物学研究进展揭示，其机制有些处于基因水平，如家族性肥大型心肌病与家族性肺动脉高压症相反，可以由不同的基因突变引起。现已查明，不同的肌肉蛋白（包括肌球蛋白重链、轻链，原肌球蛋白和肌钙蛋白C）和非肌肉蛋白的基因突变，只要涉及心肌功能都能导致此类临床表型，而且涉及的肌肉蛋白基因的种类和突变类型与病程及预后无关（见图2-9）。

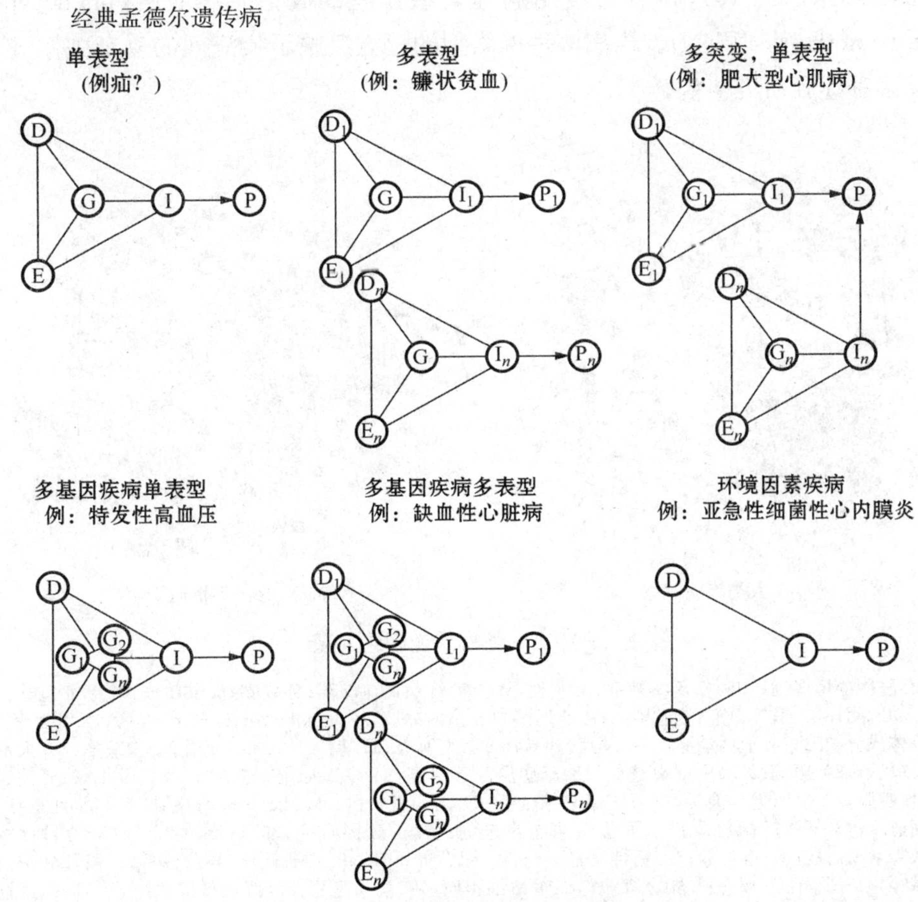

图2-9　人类疾病发生发展的网络模式

G：初始疾病的基因组或蛋白质组；　D：次级疾病的基因组或蛋白质组；　I：中间型表型；　E：环境决定因素；　P：病理表型。（引自 Loscalzo 等，2007）

近年来，网络科学家与临床医生合作提出疾病体的网络理论，以疾病作为节点建立共有基因假设和人类疾病体网络，各种疾病的相关细胞成分间的分子关系是网络的连接（边）。如果同一个基因连接两个不同的疾病表型，意味着这两

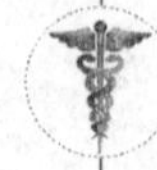

个疾病有共同的遗传起源，用这个假设建立的人类疾病体网络（human diseasome network，HDN）有引人瞩目的结果，相关疾病往往形成大的疾病丛，如乳腺癌与骨和软骨肿瘤形成的疾病丛。对于代谢病的分析表明，一个酶的缺失不仅影响到一个代谢反应，也影响代谢途径的下游反应，比共有基因的影响更显著。已用共有代谢途径假设建立了代谢病网络（metabolic disease network，MDN）（见图 2－10）；也有直接用病理表型建立的表型疾病网络（phenotype disease network，PDN）。疾病多种网络型的建立反映了疾病间的复杂关系，应该从多种途径研究疾病。

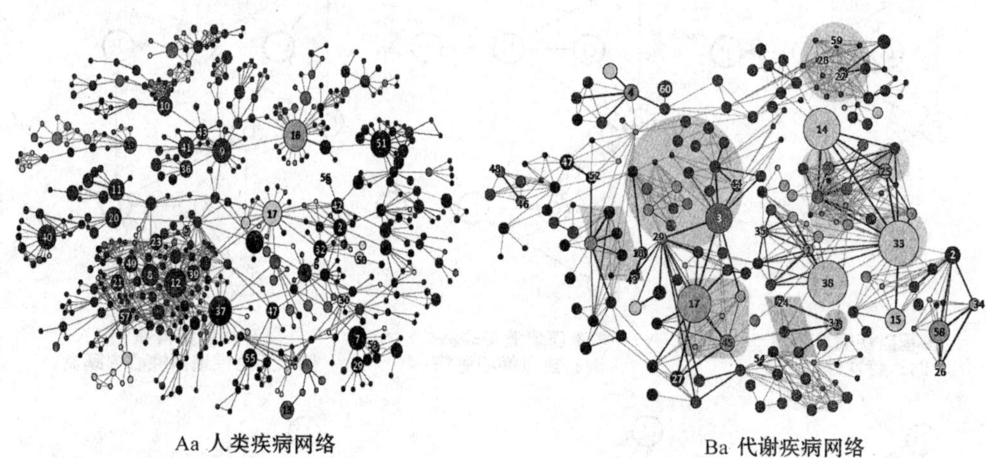

Aa 人类疾病网络　　　　Ba 代谢疾病网络

图 2－10　人类疾病的网络关系

1. 醛固酮增多症；2. 阿尔茨海默症；3. 贫血，先天性红系造血缺陷；4. 哮喘；5. 共济失调-毛细血管扩张；6. 动脉粥样硬化；7. 血型；8. 乳腺癌；9. 心肌病；10. 白内障；11. Charcot－Marie－Tooth 病；12. 结肠癌；13. 补体成分缺陷；14. 冠状动脉病；15. 冠状动脉痉挛；16. 耳聋；17. 糖尿病；18. 烯醇化酶-β 缺陷；19. 大疱性表皮松解；20. 癫痫；21. Fanconi 贫血；22. 脂肪肝；23. 胃癌；24. Gilbert 综合征；25. 青光眼 1A；26. 先天性甲状腺肿；27. HARP 综合征；28. HELLP 综合征；29. 溶血性贫血；30. Hirschprung 症；31. 高胆红素症；32. 高血压；33. 舒张期高血压；34. 甲状腺功能亢进症；35. 低醛固酮症；36. Leigh 综合征；37. 白血病；38. 低肾素高血压；39. 淋巴瘤；40. 精神发育不全；41. 肌营养不良；42. 心肌梗死；43. 肌病；44. 核苷酸磷酸化酶缺陷；45. 肥胖症；46. ；47. 帕金森病；48. 嗜铬细胞瘤；49. 前列腺癌；50. 假性低醛固酮症；51. 色素性视网膜炎；52. 分裂情感障碍症；53. 球形红细胞症；54. 脊柱裂；55. 脊髓小脑性共济失调；56. 脑卒中；57. 甲状腺癌；58. 总碘器官化缺陷；59. 三功能蛋白缺陷；60. 单极抑郁症。（引自 Barabasi 等，2011）

网络医学的研究进展为人类疾病的研究提供了新视角和新方法，对人类疾病进行了新的分类。网络分析方法已经成功地运用于流行病的传播和控制研究、疾病的分子和细胞生物学机制研究及临床病理分析。此外疾病治疗研究的网络分析也在积极开展；疾病网络的建立为药理学家寻找新的药物靶点、预测可能出现的不

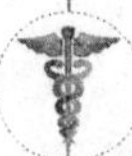

良反应提供了新的工具和方法，形成了网络药理学。Goh 等的研究表明疾病的发展可以用网络的方法研究，并提供对人类疾病起源和演化的合理解释。他们的研究结果证实：①在研究网络中，患者的现患病与曾患病接近；②不同性别和种族的患者，它们的疾病在网络中沿着不同的网络边发展；③在表型疾病网络中，高连通疾患者的病死概率高于低连通疾病患者的病死概率；④网络中，后发生的疾病比先发生的疾病有较高的连通，且病死概率高。提示网络医学研究还有预后意义。

网络医学的提出和研究才刚刚开始，甚至它的名称目前还存有争议，现从互联网查询出的"网络医学"词条多数内容是"医疗问题的网络咨询"。不同作者从不同的视角提出"网络医学"一词，最初赵光陆在 21 世纪初出版的《网络医学》专著是叙述"医疗问题的网络咨询"的；近年来国外文献发表的《网络医学》则是应用系统生物学和网络科学的观点和方法研究复杂疾病的发病机制。长久以来许多医生、学者就有此类思想，即将人体视作由许多有形和无形网络构成的复合网络，生命活动是网络活动的体现；网络的异常导致疾病的发生、发展；网络破坏达到一定程度则导致复合网络崩溃——机体死亡。中医学的理论基础与"网络医学"是一致的，定性而朴素，有待深入研究和探讨。在应用现代网络科学的方法后，"网络医学"才成为现代生物医学的一部分。

第三节　自组织临界状态（SOC）的生物学意义

生物是高度有序、程序化的多层次复杂网络，与其他现实网络一样是动态网络，不断地生长和演化。从受精卵→胚胎→成体的整个生长、发育过程就是复杂网络的组建过程，其程序由基因组与环境因素相互作用制定，执行过程中环境因素的改变可通过表观遗传学机制调整，具有高度灵活性，机体的损伤修复机制执行在进化过程中形成了遗传程序。不同生物的整体死亡机制不尽相同，植物与动物不同，恒温动物与变温动物不同。人类终于脑或心脏死亡，其他器官的衰竭可通过一定程序最终导致脑死亡和心脏死亡。细胞水平的死亡与整体、器官死亡的生物学意义有所不同：凋亡是生理性细胞死亡，除保护性作用外还是物质的重组、再利用机制；近年来的研究进展表明，细胞坏死也是程序化的，有不同的类型和执行途径。程序化是生命的特征，是网络运行的特征。然而，生命的网络运行也受物理规律的制约，是影响生命活动的重要规律。本章以自组织临界状态和双稳性为例探讨生物网络的动态运行机制。

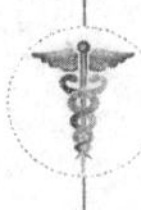

自组织临界理论(self-organized criticality，SOC)现已广泛应用于解释雪崩、地震、交通阻塞、金融市场、生物进化和生态系统变化等现象。自组织临界理论认为,由大量相互作用成分组成的系统会自发地向自组织临界态发展;当系统达到自组织临界态时,即使微小的干扰也能引发系统产生一系列变化。自然界和生物体内有大量具有高势能的临时平衡状态,有的处于临界状态。研究者用"沙堆模型"(sandpile model)说明自组织临界态的形成和特点,即让沙子一粒一粒落在桌面上,形成逐渐增高的小堆,用慢速录像和计算机模拟计算每在沙堆顶部落下一粒沙子带动多少沙粒下落。结果表明,初始阶段落下的沙子对沙堆影响很小;但当沙堆增高到一定程度,只要落下一粒沙子就能导致整个沙堆坍塌,类似俗话说的"一根稻草压死一匹骆驼(在骆驼运货满负载时,如果再加一根稻草就能压死那匹骆驼)"。这种临界状态称为"自组织临界状态"。临界态时,沙崩规模的大小与其出现的频率呈幂函数关系。"自组织"是指该状态的形成是由系统内部组织间的相互作用产生,不是由外界因素控制或主导的。"临界态"是指系统处于特殊敏感状态,微小的局部变化可以放大、扩展至整个系统。系统在临界状态时,所有组分都相互关联。临界态概念与"相变"(phase transition)密切相关,相变是由量变到质变的过程,临界态是系统转变时的特征。临界态时系统内的事件大小与其频率呈幂函数关系,无标度即没有特征尺度。自组织临界态是复杂系统在远离平衡的状态运动,在系统内是自组织的,同时又受系统内外各个因素的相互作用,一个普通的偶然性因素就可能引起系统发生巨大的变化,这种情况在自然界、人类社会、生物体内广泛存在,是许多灾害发生的基础。在生命过程中也可能广泛存在,本节以细胞内和全细胞的相关研究为例,探索自组织临界态的生物学意义。

一、线粒体去极化与全细胞振荡

线粒体是真核细胞的重要组成部分,可加工营养物产生 ATP,参与多种细胞功能,包括凋亡调控,是细胞的能源工厂。线粒体直径约 1 000 nm,正常状态下线粒体内膜保持约 180 mV 的电化学质子梯度,用于将 ADP 转变为 ATP。正常情况下,线粒体膜电位(Ψ)由质子泵通过电子传递链维持,但是在内膜离子通道开放,如内膜阴离子通道或线粒体通透转变而开放时 Ψ 消失。启动这些通道开关的详细机制尚不清楚,但是与钙离子和反应氧族(ROS)有关。在这些应激作用下通道开放,引起细胞内线粒体形成去极化波,这些波的传播引起 ROS 释放。一个线粒体释放 ROS 引起相邻线粒体起连锁反应，启动释放和去极化，这个过程处于自组织临界状态。与整个细胞的去极化波相反，瞬时的单个线粒体的去极化(即闪烁)在时间和空间上都是随机的。许多研究表明，线粒体的去极化与整个细胞在氧化应激下发生的振荡相关。Nivala 等建立了自组织临界模型，说明线粒体内膜阴离子通道在 ROS 诱导下开放去极化，在超高氧化状态达到临界值时重新产生去极化波，该波起点的空间分布是随机的，而且是自组织的。在临界状态时去极化簇呈幂律分布，此即自组织临界态的特征。全细胞线粒体膜电位的改变，从微小的随机变动到周期性振荡随着过氧化物产生率发生变化。

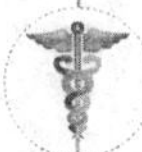

二、自组织临界理论与 PD-1 阳性效应 CD4 T 细胞

系统性红斑狼疮(SLE)的病因尚未阐明，其关键问题是如何解释 SLE 的发病机制或自身免疫的机制，自身反应克隆是如何涌现和扩增的。按照现有的自身免疫病的学说，自身反应克隆可以在胸腺阴性筛选时逃逸，或者已经产生免疫耐受。SLE 有 100 多种自身抗体难以用上述理论解释。最近，Miyazaki 等从 SLE 患者身上鉴定了一个源自脾脏的 CD4 T 细胞亚群称为"自身抗体诱导的 CD4 T 细胞"(aiCD4 T)，这类 T 细胞是在过度刺激下产生的，不仅能诱导 B 细胞产生自身抗体，也能促进 CD8 T 细胞分化成细胞毒 T 细胞(CTL)，通过抗原交叉传递导致组织损伤。经过用 BALB/c 小鼠实验研究证明，aiCD4 T 是 PD-1 阳性的 CD4 T 细胞。PD-1 是 CD28 超家族成员，通常在调节 T 细胞(Treg)表达。PD-1 转达阴性信号减少 T 细胞的细胞因子(INFγ，TNFα 和 IL-2)产生，诱导 T 细胞耐受。同时有其他作者报道，在罹患狼疮样肾炎的 NZB/W F_1 小鼠和 SLE 患者的外周血 PD-1 阳性 CD4 T 细胞明显增加。根据上述实验结果 Miyazaki 等提出了自身反应淋巴细胞克隆形成的自组织临界状态假设，认为 SLE 患者新产生的 CD4 T 细胞克隆是从外周淋巴器官的非自身反应的 T 淋巴细胞衍生的，其过程类似自组织临界状态。

经过近 20 年的多学科、多领域的研究表明，在自然界的多个层次都可出现自组织状态。自组织临界理论从直观的沙堆实验发展到雪崩、地震等灾害机制的研究，以及传染病传播和感知机制的探讨，为生命奥秘的探讨开拓了新的思路和方向。例如，对于自身固定点(fixed point)破坏的易感性(predisposition)是自组织和自主(autopoietic)系统的最普遍和自相矛盾的动力学特征之一，称为"自损(autovitiation)”,强调自诱导的不稳定性,可用于解释细胞凋亡的涌现,也可能是神经生理学对感知的自组织机制研究的基础。但是,自组织临界态理论只是从一个侧面探讨事件发生、发展的机制,生物体内有多层次的神经、体液调控系统,自组织状态只是局部或某些病理状态下的异常状态。目前,自组织临界态理论的深入研究已与网络科学、系统科学互相渗透,综合发展。

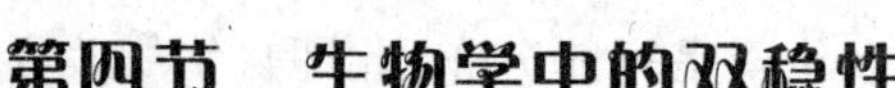

第四节　生物学中的双稳性

双稳性(bistability)是自然界广泛存在的一种基本现象,物质运动的共同规律,在生物学中也起重要作用。双稳性是指某物可双稳于两种状态之一,这些稳定(休止)状态并不需要储能对称。双稳定性的特征很简单,两个稳定状态(耗费能量最低)被一个峰(耗费能量最高)隔开,该峰成为保持稳定状态的屏障,如熵障、能障等。

一、疾病的双稳态

双稳性由具有超敏调节措施的正反馈回路产生。反馈激活物和抑制物通过调整能使双稳性开关更坚韧,从而耐受反应物浓度的变化。双稳性是理解一些细胞基本功能的关键,如细胞周期运行的决定、细胞分化和凋亡。双稳性参与肿瘤起始的早期事件——细胞稳态的丧失。

由于多数疾病状态呈现一定程度的治疗对抗作用,所以疾病状态被看成是有一定水平的稳态,即有一种或多种机制构成基因调节网络维持疾病状态,双稳态开关可能属于这类机制。疾病状态下的蛋白-蛋白相互作用和基因调节网络像是被锁定在一个或多个双稳态环状拨动开关中。疾病状态下某些组的基因过表达或受抑制,轮换呈现过表达和低表达状态(见图 2-11、图 2-12)。

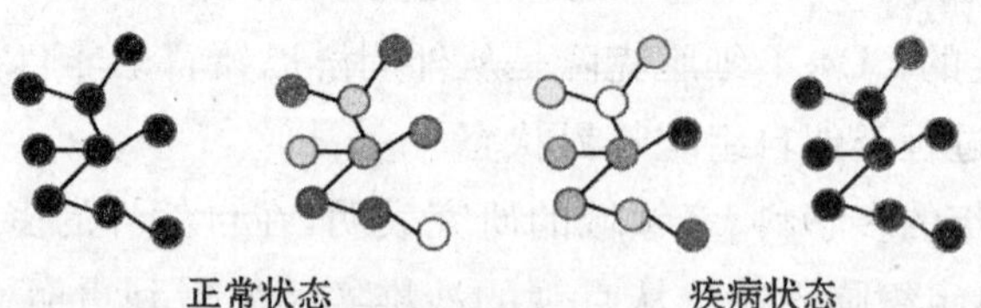

正常状态　　　　疾病状态

图 2-11　疾病进展和网络动力学的状态转变

健康状态的网络是健壮的,能抵御各种摄动。疾病状态下网络转换成新的状态,导致持续病态。这些状态的转换可以由双稳态开关网络衍生。图中点代表基因,连线代表双稳定拨动开关。(引自 Shiraishi,2010)

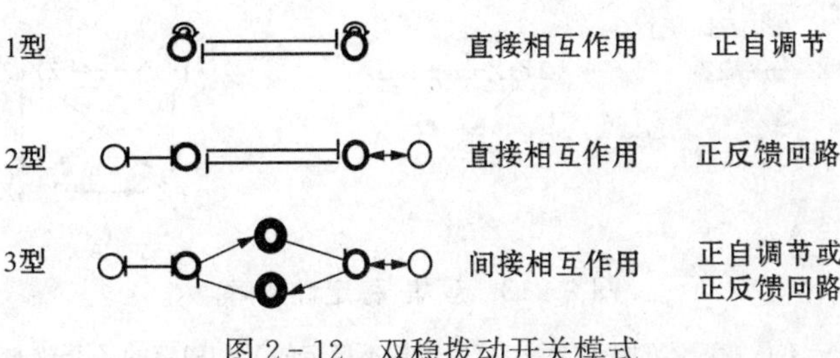

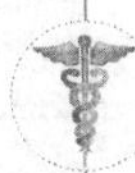

图 2-12　双稳拨动开关模式

1 型双稳拨动开关(BTS)有两个带有正自调节机制的基因组成，每个基因相互抑制对方的表达。2 型 BTS 中的两个基因也互相抑制表达，每个基因又与其他基因有正或负反馈调节。3 型 BTS 是遗传开关的理论研究模型。(引自 Shiraishi，2010)

Shiraishi 等构建了双稳开关网络比较患者和健康人的标本，发现疾病进展和不同患者间的差别。大多数疾病状态呈现对治疗措施的对抗，推测是某种程度的自稳作用，提示网络的健壮性能使网络保持某种状态，双稳开关是维持稳态的机制之一。

二、凋亡的双稳机制控制

凋亡是多细胞生物的程序性细胞死亡机制，在生长发育、维持组织平衡、细胞终末分化和免疫反应中起关键性作用；凋亡机制的紊乱与多种病理状态相关，如发育缺陷、神经变性疾患、自身免疫性疾病和肿瘤等。虽然凋亡机制随着生物进化越来越复杂，研究难度不断增加，由于凋亡的重要生物学作用，凋亡调控机制一直是研究焦点之一，不同领域的研究者用不同方法进行探讨。

凋亡主要有两个途径，即由受体介导的外源途径和线粒体内源途径。近年来，有的研究者用计算机和数学模型研究凋亡外源途径的调控机制取得进展。凋亡调控可视为双稳系统，在生和死两种状态间进行全或无开关调控，这个双稳性是健壮的。Ho 等研究由死亡配体(FasL)结合相应受体(Fas)调控凋亡途径的作用机制。分子生物学研究表明，跨膜死亡受体 Fas 连接一个闭合的 Fas 结构，而开放的 Fas 能够结合 FADD 结构域，通过接头分子连接凋亡信号转导途径。开放的 Fas 通过其杆状螺旋与球状结构相互作用能使自身稳定，在 3 个簇集(cluster)的开放式 Fas 与一个 FasL 配体结合后凋亡信号增强。Ho 等将此簇集-稳定性机制假设如图 2-13 所示的图解模式：簇集用元组(tuple)(L、X、Y、Z)代表，L 代表 FasL，X、Y、Z 分别代表 Fas 的 3 种状态：关闭、开放而不稳定、开放而稳定。

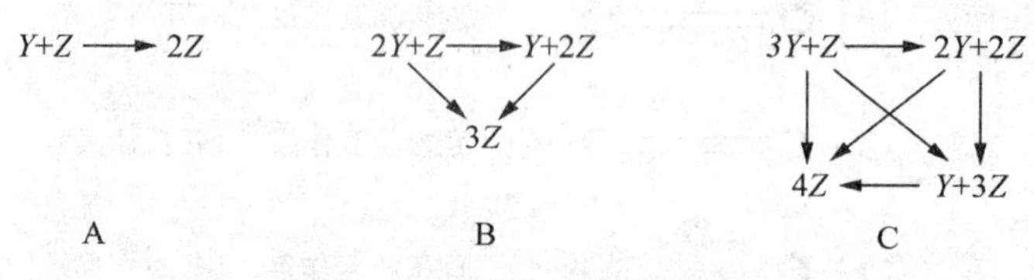

图 2-13　簇集-稳定性图解

不依赖配体的簇集-稳定反应包括不稳定的 Y 和稳定的 Z 开放的 2 个受体(A)、3 个受体(B)和 4 个受体(C)分子。高阶反应按相同模式进行。依赖配体的反应必须加上 FasL(L)。(引自 Ho 等,2010)

Ho 等通过对数学模型的分析显示受体簇集能支持双稳定性和凋亡滞后，这是通过对 Fas 稳定性的生物学模拟的高阶分析取得的。

三、生物学噪声和双稳性

大部分细胞分化是由遗传决定的,有些则是随机的。随机性由生物学噪声(biological noise)对稳定的决定性机制作用产生。体内的生物学噪声有多种来源,可以由单个基因的活性变化产生,或者由细胞—细胞间代谢活性的变化产生,或者由于外部信号的波动产生。例如,一个细胞可以由于对噪声的反应导致基因的内源性转录而进入功能状态。但是仅有噪声不足以在选择细胞命运的机制中建立双向开关。因为噪声波动通常小而短暂,需要有放大和稳定这些波动并选择其中之一的机制。这样的系统称为双稳性的,亦即有两种状态是稳定的,能耐受小的摄动,并持续相当长的时期。双稳系统经常呈现记忆滞后(hysterisis),所以双稳性确保开关关闭后回路仍处于锁定状态。双稳定性可由正反馈调节回路形成(见图 2-14A),或双负自调节回路形成(见图 2-14B),也可以由复杂回路、若干间接回路构成(见图 2-14C)。细菌病毒(噬菌体)λ 的选择性溶解和溶原状态是细胞双稳系统的经典例证,由相互拮抗的抑制物抑制合成而锁定在溶解或溶原状态,当一个抑制物占控制地位或很弱时,系统开关长期处于一个方向(见图 2-14D)。

实际上,并非所有的开关都存在噪声驾驭的稳态,包含能将细胞锁定在二者之一状态回路的超敏性开关是遗传决定性的,当遗传决定信号很弱需要重新确定时,则随机性起作用。线虫的两个神经元(ASE)左右不对称问题是这类问题的例证,神经元的左或右命运由 DIE-1 和 COG-1 特化(见图 2-14C),其开关由噬菌体溶解和溶原状态同类的开关组成(见图 2-14D)。

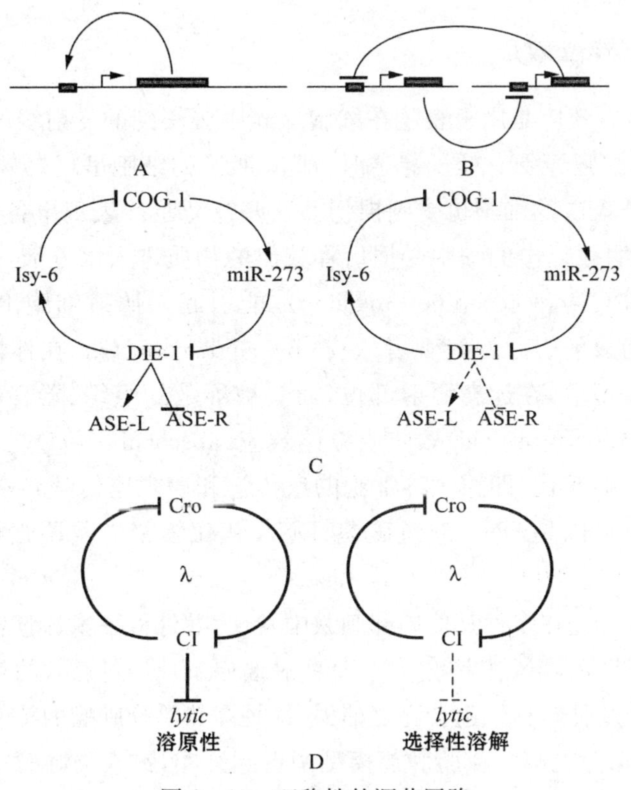

图 2－14　双稳性的调节回路

A. 由一个激活子(例如，感受态 Comk)刺激自身基因转录组成的正反馈回路。当激活子分子与基因启动区结合时呈超敏态；B. 双负调节回路由两个抑制物构成(例如噬菌体 λ 的 CI 和 Cro)，相互拮抗基因转录，当抑制分子合作结合在操纵子区时形成超敏态；C. 秀丽隐杆线虫的神经元 ASE－L 和 ASE－R 选择性分化命运的双负调控回路。两个转录调节物(COG－1 和 DIE－1)通过 micRNA lsy－6 和 miR－273 的间接作用相互拮抗合成；D. 经典的噬菌体 λ 双负调节回路。(引自 Losick，2008)

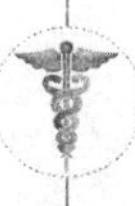

第五节　细胞和分子生物学中的无形网络

生物体内有许多形态各异的有形网络，如血管、神经等形成的网络已由解剖学阐明；也有生理学研究证实的无形网络，如免疫系统和内分泌系统形成的作用网络，以及中医学的经络。半个多世纪来，肿瘤放射治疗和热疗发现的旁观者/异位(bystander/abscopal)效应提示，在细胞和分子水平也存在许多无形网络，它们是生命活动的重要基础。本节以旁观者效应为例，探讨细胞和分子生物学中的无形网络。

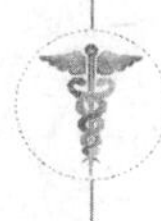

一、旁观者/异位效应

最初旁观者效应是用于表述在细胞培养中观察到的 α 射线的生物学效应，当仅有 1%的细胞经受 α 粒子穿透时，却有 30%的细胞呈现姊妹染色体异常，提示许多未被攻击的细胞也受到损伤。这些"旁观者"表现出各种基因组不稳定性，实验证明被攻击的细胞受损后释放出的物质进入培养液，成为受照射培养细胞的条件培养液(condition medium)，能引起未照射细胞出现各种损伤。这种现象称为放射引起的旁观者效应(bystander effect)。在体内实验研究中也发现类似的现象，在远离照射部位，而且被屏蔽的组织、器官也会出现放射损伤，称为域外(out-of-field)效应或异位效应(abscopal effect)。引人关注的是异位效应能影响后代，即通过种细胞的遗传学和表观遗传学异常影响后代；异位效应的结果可以是 DNA 双链破裂、DNA 氧化簇集以及凋亡机制异常等导致的致癌性。

异位效应已经在多种其他局部刺激中发现，如外科手术、高热和激光免疫治疗等，实质上是"远程旁观者效应"。某些肿瘤原发灶经过有效的热疗后，局部或远处的淋巴结及肺转移灶也会随之消失，这是高热治疗肿瘤的特殊异位效应，在小鼠、仓鼠和家兔的热疗实验肿瘤模型中得到证实，在人类肿瘤中也观察到，尤其是黑色素瘤、淋巴瘤、肾细胞癌已有临床病例报道。近年来，旁观者效应逐渐受到重视，因为它影响到肿瘤和其他慢性病的疾病进程。饶有兴趣的是，肿瘤作为局部刺激也有异位效应，此成为肿瘤生物学中的新课题。

二、肿瘤的异位效应

在肿瘤微环境中肿瘤产生促炎症因子和细胞损伤信号，推测是因为肿瘤细胞能产生反应氧、反应氮(ROS/RNS)和(或)细胞因子。体外培养细胞实验表明，正常细胞经肿瘤细胞条件培养液培养后 DNA 损伤明显增加。小鼠实验表明，皮下接种黑色素瘤、肉瘤、腺癌两周后，十二指肠、结肠、胃、直肠、卵巢和肺等组织的 DNA 损伤水平也明显增高。测定小鼠血液中 56 种细胞因子的水平，发现荷瘤小鼠有 3 种趋化因子(CCL2/MCP－1，CXCL10/IP－10，CCL7/MCP－3)的水平明显升高，该因子都和某些免疫细胞相关，尤其是单核/巨噬细胞，推测它们可能在荷瘤小鼠的异位 DNA 损伤中起重要作用。

CCL2 能募集单核细胞、淋巴细胞、NK 细胞、小胶质细胞、不成熟树突细胞和活化巨噬细胞。CCL2 结合 G-蛋白耦联受体 CCR2，通过 PI3 激酶和蛋白激酶 C 途径增加环氧化酶 2(COX-2)产生和上调 TGF-β 表达，后二者在旁观者信号转导和致癌机制中都起重要作用。CCL2 还与自身免疫病及其他慢性炎症性疾患相关，参与一些癌症的发展。目前，CCL2-CCR2 作为治疗靶标已经成为研究热点。

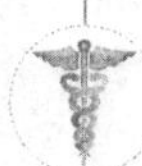

三、放射联合免疫治疗

正常组织和肿瘤组织对电离辐射的效应有直接的和持续的、从适度的炎性改变到细胞凋亡等不同的反应，取决于辐射和组织两方面。近年来的研究结果提示，免疫系统在辐射诱导的肿瘤细胞死亡和启动抗肿瘤细胞反应中的作用，尤其是肿瘤细胞死亡是通过树突细胞递呈肿瘤抗原激活肿瘤特异性 T 细胞作用的结果，亦即电离辐射的杀细胞效应是通过免疫系统实现的。一些放射治疗学家提出辐射的免疫佐剂作用，涉及细胞免疫调节的细胞分子生物学机制的各个方面，成为新的抗肿瘤治疗方向。通常放射治疗用于异基因移植治疗时起免疫抑制作用。近年来，对肿瘤局部照射联合免疫治疗是利用小剂量照射的免疫佐剂作用。最近有些临床报道令人振奋，如 Stamell 等报道 1 例黑色素瘤患者用缓解剂量照射原发病灶后转移灶消失，后来用放射外科结合免疫治疗方案治疗脑内复发获得完全缓解。

临床观察表明，放射治疗诱导的抗肿瘤免疫作用是异位效应。虽然已有多种类型的肿瘤病例报道，异位效应毕竟是少见的，反映出放射治疗与有效免疫反应之间有尚未阐明的障碍和机制。此外，权衡利弊、掌握剂量和放疗方式是治疗研究的重要方面。

国内外许多实验室(包括笔者实验室)报道过多种肿瘤的临床前实验动物的免疫治疗结果令人振奋，但用于临床试验往往无效。影响实验研究与临床试验间差异的因素很多，其中主要差别在于动物实验均选用年轻强壮免疫健全的实验动物，而临床患者则是各年龄组体弱而免疫不健全的随机个体，免疫反应性不同，免疫网络的结构、性状差别很大。因此，在从临床前研究向临床研究转化时必须考虑研究模型网络的相似性和可比性。实际上，实验动物与人类不仅有进化上的差别，也有个体差异，动物实验通常采用近交系动物，但人类可供临床医学研究的同卵双胎或多胎很少。

目前，组织/器官移植已经广泛开展，供体状态对移植效果有决定性意义。

旁观者/异位效应的研究提示，将肿瘤等疾病死亡者的组织或器官移植给他人有引起继发性疾病的危险，应属禁忌。

四、问题和展望

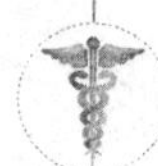

生命网络的研究尚在起步阶段，前景广阔而复杂，应该成为进化医学研究的核心，即用生态学和进化论的观点和方法研究常见病、多发病。由于生态学(ecology)与经济学(economics)词根同源，即为经营管理的科学，而网络科学的精髓亦是动态网络的经营管理。本章仅择网络科学的一些基本概念和一些著名的与生命活动有关的动态案例为例，以引起读者对网络生物学和网络医学的关注。

生物体是多层次的非线性复杂网络，其功能是网络运行的结果，为有序实际上混沌(本书所述的混沌均为确定性混沌(deterministic chaos)，是无固定周期的循环性行为或性状，即非周期的有序性。混沌在各层次的生命现象中广泛存在，混沌控制已在临床医学中得到应用，著名的如心脏起搏器。其实，中医学的"调理"、现代医学的"与癌共舞"及网络科学对混沌的"牵制控制"策略应用了同一个原理，即利用无标度网络结构的非均匀性，针对网络中的少数关键节点施加反馈控制，牵一发而动全身，从而将复杂动态网络稳定到平衡点。混沌是非线性动力学系统特有的一种运动形式，对起始状态特别敏感，但在适当条件下可得之毫厘正之千里。由于该方法适用于离散系统，生物系统亦属此系统，所以能在生命科学中广泛应用。非线性问题的研究是极其困难的，通常依赖经验解决。因此，网络科学的概念和方法提供了解决非线性问题的新思路。

随着科学的发展，专业化越来越细化。混沌现象的发现和网络科学的发展打破了学科界限，填补了决定性与随机性的鸿沟。21 世纪对复杂网络的研究揭示了混沌的发生机制，不同学科的规律有共同或类似的内涵，进化医学正是应用这些规律来研究高度复杂的生命现象的异常和控制。

参考文献

[1] 路易斯(Lewis TG). 网络科学——原理与应用[M]. 陈向阳、巨修练，等译. 北京：机械工业出版社，2011.

[2] 曾宪钊. 网络科学(第三卷)生物网络[M]. 北京：军事科学出版社，2010.

[3] 汪小帆、李翔、陈关荣. 复杂网络——理论及其应用[M]. 北京：清华大学出版社，2004.

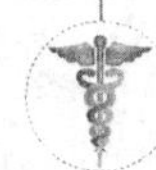

[4] 张建树、管忠、于学文. 混沌生物学[M]. 2版. 北京：科学出版社，2005.
[5] Barabasi AL, Gulbahce N, Loscalzo J. Network medicine: A network-based approach to human disease [J]. Nat Rev Genet, 2011,12(1):56 - 68.
[6] Barabasi AL, Oltvai ZN. Network biology: understanding the cell's functional organization [J]. Nat Rev Genet, 2004, 5(2):101 - 112.
[7] Chavali S, Barrenas F, Kanduri K, et al. Network properties of human disease genes with pleiotropic effects. BMC System Biol, 2010,4: 78 - 89.
[8] Chiorcea-Paquim AM, Santos PV, Eritja R, et al. Self-assembled G-quadruplex nanostructures: AFM and voltammetric characterization [J]. Phys Chem Chem Phys. 2013 May 3. [Epub ahead of print]
[9] Demaria S, Formenti SC. Radiation as an immunological adjuvant: current evidence on dose and fractionation [J]. Front Oncol. 2012,2:153. doi: 10. 3389/fonc. 2012. 00153.
[10] Dvorakova M, Karafiat V, Pajer P, et al. DNA released by leukemic cells contributes to the disruption of the bone marrow microenvironment [J]. Oncogene, 2013,32:5201 - 5209; doi:10. 1038/onc. 2012. 553.
[11] Endoh T, Kawasaki Y, Sugimoto N. Stability of RNA quadruplex in open reading frame determines proteolysis of human estrogen receptor α [J]. Nucleic Acids Res, 2013 Apr 24. [Epub ahead of print].
[12] Ermakov AV, Konkova MS, Kostyuk SV, et al Oxidized extracellular DNA as a stress signal in human cells [J/[OB/EL]]. Oxid Med Cell Longev, 2013,2013:649747. doi: 10. 1155/2013/649747. Epub 2013 Mar 6. Review.
[13] Ferreira R, Artali R, Benoit A, et al. Structure and stability of human telomeric G-quadruplex with preclinical 9-amino acridines [J/[OB/EL]]. PLoS ONE 8(3): e57701. doi:10. 1371/journal. pone. 0057701.
[14] Formenti SC, Demaria S. Combining radiotherapy and cancer immunotherapy: a paradigm shift [J/[OB/EL]]. J Natl Cancer Inst. 2013,105(4):256 - 65. doi: 10. 1093/jnci/djs629. Epub 2013 Jan 4.
[15] Friston K, Breakspear M, Deco G. Perception and self-organized instability [J/[OB/EL]]. Front Comput Neurosci. 2012,6:44. doi: 10. 3389/fncom. 2012,00044. Epub 2012 Jul 6.
[16] Goh K-II, Cusick ME, Valle D, et al. The human disease network [J]. PNAS, 2007, 104(21):8685 - 8690
[17] Gulbahce N, Yan H, Dricot A, et al. Viral perturbations of host networks reflect disease etiology [J/[OB/EL]]. PLoS Comput Biol 2012,8(6): e1002531. doi:10. 1371/journal. pcbi. 1002531.
[18] Ho KL, Harrington HA. Bistability in apoptosis by receptor clustering [J/[OB/EL]]. PLoS Comput Biol, 2010,6(10): e1000956. doi:10. 1371/journal. pcbi. 1000956.
[19] Hodge JW, Sharp HJ, Gameiro SR. Abscopal regression of antigen disparate tumors by antigen cascade after systemic tumor vaccination in combination with local tumor

radiation [J/[OB/EL]]. Cancer Biother Radiopharm. 2012 Feb, 27(1):12 - 22. doi: 10.1089/cbr.2012.1202. Epub 2012 Jan 27.

[20] Lam EY, Beraldi D, Tannahill D, et al. G-quadruplex structures are stable and detectable in human genomic DNA [J/[OB/EL]]. Nat Commun, 2013, 4:1796. doi: 10.1038/ncomms2792.

[21] Loscalzo J, Kohane I, Barabasi AL. Human disease classification in the postgenomic era: A complex systems approach to human pathobiology [J]. Mol Syst Biol, 2007, 3: 124 - 135.

[22] Losick R & Desplan DA. Stochasticity and cell fate. Science 2008; 320(5872):65 - 68.

[23] Lovecchio E, Allegrini P, Geneston E, et al. From self-organized to extended criticality [J]. Front Physiol. 2012,3:98. doi: 10.3389/fphys.2012.00098.

[24] Maizels N, Gray LT. The G4 Genome [J]. PLoS Genet 9(4): e1003468. doi:10.1371/journal. pgen.1003468.

[25] Martin OA , Redon CE , Nakamura AJ, et al. Systermatic DNA damage related to cancer [J]. Cancer Res, 2011,71(10):3437 - 3441.

[26] Miyazaki Y, Tsumiyama K, Yamane T, et al. Self-organized criticality theory and the expansion of PD - 1 - positive effector CD4 T cells: search for autoantibody - inducing CD4 T cells [J]. Front Immunol, 2013,4:87. doi: 10.3389/fimmu.2013.00087.

[27] Need AC, Goldstein DB. Whole genome association studies in complex diseases: where do we stand? [J]. Dialogues Clin Neurosci, 2010,12:37 - 46.

[28] Nivala M , Korge P , Nivala M , Linking Flickering to Waves and Whole-Cell Oscillations in a Mitochondrial Network [J]. Model Biophys J. 2011,101(9):2102 - 2111.

[29] Nowak MA. Five rules for the evolution of cooperation [J]. Science, 2006,314: 1560 - 1563.

[30] Postow MA, Callahan MK, Barker CA, et al. Immunologic correlates of the abscopal effect in a patient with melanoma [J/[EB/OL]]. New Engl J Med, 2012 Mar 8, 366 (10):925 - 31. doi: 10.1056/NEJMoa1112824.

[31] Rozenblatt-Rosen O, Deo RC, Padi M, et al. Interpreting cancer genomes using systematic host network perturbations by tumor virus proteins [J]. Nature, 2012,487: 491 - 495.

[32] Shiraishi T, Matsuyama S, Kitano H. Large-scale analysis of network bistability for human cancers. PLoS Comput Biol [J]. 2010,6(7): e1000851. doc:10.1371/journal. pcbi.1000851.

[33] Silverman EK, Loscalzo J. Network Medicine Approaches to the Genetics of Complex Diseases [J]. Discov Med, 2012,14(75):143 - 152.

[34] Stamell EF, Wolchok JD, Gnjatic S, et al. The abscopal effect associated with a systemic anti-melanoma immune response [J/[EB/OL]]. Int J Radiat Oncol Biol Phys, 2013,85(2):293 - 5. doi: 10.1016/j.ijrobp.2012.03.017.

[35] Straub RH. Evolutionary medicine and chronic inflammatory state-known and new concepts in pathophysiology [J]. J Mol Med (Berl), 2012,90(5):523 - 534.

[36] Thatcher RW, North DM, Biver CJ. Self-organized criticality and the development of EEG phase reset [J]. Hum Brain Mapp. 2009; 30(2):553 - 574.

[37] Vidal M, Cusick ME, Barabasi AL. Interactome networks and human disease [J]. Cell, 2011,144(6):986 - 998.

[38] Wang MH, Zhang GG, Wu KF, et al. Co-immunization of M - CSF and mM - CSF DNA vaccines is better than M - CSFR - mM - CSF fusion DNA vaccine [J]. Haematologica,2002, 87:1087 - 1094.

[39] Wang Y, Zheng GG, Wu KF, et al. Construction of macrophage colony stimulating factor receptor DNA vaccine [J]. Haematologica, 2001,86(11):1219 - 1220.

[40] Yadav G & Babu S. NEXCADE: Perturbation analysis for complex networks [J/[EB/OL]]. PLoS ONE 2012,7(8): e41827. doc:10. 1371/journal. pone. 0041827.

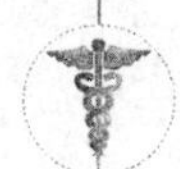

第三章
生物进化的性质和规律

一个半世纪前达尔文的生物进化论（物种起源）以假设的形式提出，震动了学术界，其基本观点得到广泛响应和重视，产生了深远的影响。由于科技发展水平的限制，达尔文的经典进化论有明显的局限性和不足，当时许多生物学家倾向于法国进化论者拉马克的主张，强调获得性可以遗传，称为拉马克主义，延续至今发展为新拉马克主义。20 世纪的研究者对达尔文的进化论进行了较大的修改，将达尔文的自然选择学说与现代遗传学、古生物学以及其他学科的相关成就综合起来，说明生物的进化和发展，逐渐形成了现代综合进化论（Modern Synthetic Theory of Evolution），又称现代达尔文主义，或新达尔文主义，主要以宏观进化研究为主，随着相关科学的发展，现代综合进化论也在逐步修正发展。实际上更多的生命科学工作者从各自所在的学科提供各个层次的证据证实和（或）修正进化理论，尤其是近 20 年来分子生物学和系统生物学研究的迅速发展，提供了阐明生物进化时间和空间微观机制的依据。大量实验资料表明分子水平的变异和进化往往是中性的，称为中性理论。近年来，微生物学和分子遗传学的突破性进展对达尔文的生物进化系统树观点提出质疑，发现了新的进化模式，认为微生物的进化主要是卟根（rhizome）样的嵌合式进化（见图 3－1）。

微生物的基因组显示进化是“超时性生物学改变”，改变的模式不是单向的，不一定是增加适合度的有利变异，而是灾难性随机过程的选择结果；复杂性不一定由发展而来，有的复杂有机体已经灭绝，而许多细胞内寄生的微生物（包括细菌）简化出更高效的基因组。基因组的进化通过大量的基因删除、复制、插入和基因组重排，而不是渐进性适应过程。近年来的大量研究资料表明，基因组是动力学的嵌合实体，由纵向和横向传播获得的重新合成的新基因组成。微生物基因组的嵌合性质排除了单一祖先起源的可能性，不能用进化系统树表述，用生命的树林、网络或卟根表述可能更准确些。

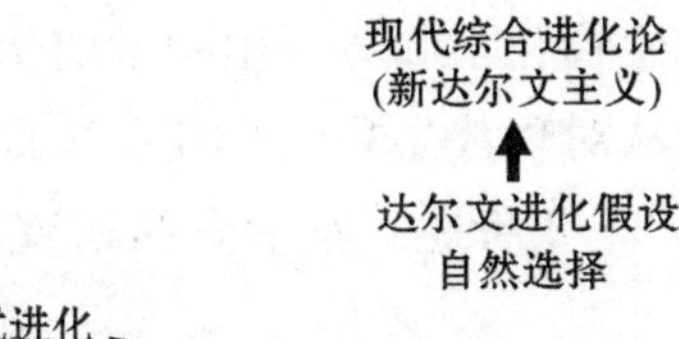
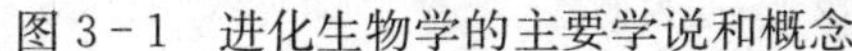

图 3-1　进化生物学的主要学说和概念

近两个世纪来进化生物学领域一直存在不同的学说和观点，它们之间似乎对立或矛盾，但是各有依据，可能是“瞎子摸象”，各反映了进化生物学的某一个侧面。以达尔文进化假设为主轴的进化论一直是进化生物学的主体，是宏观进化的基本规律，但是不一定适合于微进化过程。近年来的微进化研究进展弥补了达尔文进化理论的不足。(HGT：横向基因转移)

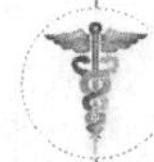

通常将经过长期过程导致新种或亚种形成称为“宏观进化(或宏进化，macroevolution)”，又称种外进化，是产生新 G-函数的进化；在几天或几周内形成的称为“微观进化(或微进化，microevolution)”，又称种内进化，是在 G-函数内的变化，由突变、遗传漂变、基因流和自然选择导致的等位基因频率的改变。从受精卵分裂开始到衰老死亡，机体可视为一个复杂的生态系统，整个生命过程为微观细胞世界的有限进化过程，可视为微进化。微进化不是宏进化的缩影，不仅有进化的共同规律(如或然性和混沌性)，也有微进化的特殊规律和性质(如历史性和终末性，获得性遗传，用进废退)以及机体的细胞社会性等。微进化是生物多样性的来源，宏进化反映物种的纵向演化。宏进化的研究已近 200 年，确立了基本规律和理论体系，是生命科学的理论基础之一。目前，微进化的研究还在起步阶段。本章主要探索微进化(种内进化)在短时间、有限空间中发生的进化历程，用比较分子生物学探索生物微进化的性质和规律。

第一节　生命起源的探索

生命的起源是引人深思的理论问题，有许多假设和理论，但是都没有直接证据或实验证明。生命小分子物质的起源/来源是生命起源的早期事件，近年来宇宙学的发展为其提供了一些线索，实际上是追索生命在宇宙中的起源，目前可供研究的资料尚不充分。对于生命起源的探索，至今研究得较多的是生命组成成分在地球上的起源/来源，此为探索生物化学和分子生物学的研究提供了重要线索。对于生命起源的探索性研究是从对现代生物的研究逐步推论到过去的生命进化史，大体上分为 4 个阶段，如图 3－2 所述。本节介绍研究较多的 RNA－世界和蛋白质及其基因的进化。

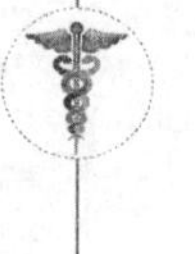

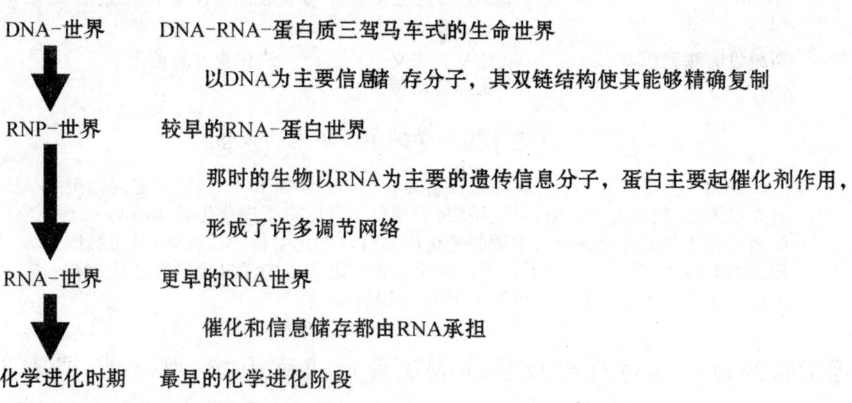

图 3－2　生命起源的 4 阶段假设(推测)

一、RNA 世界

早在 19 世纪，人们就认识到蛋白质与生命现象的密切关系，认为生命是蛋白体的存在形式，因为从分子水平发现生命活动是由一系列的酶(催化剂)调控的化学反应组成。通常把酶作为生物活性的代表，且当时发现的酶都是蛋白质。一个多世纪以来，蛋白质研究引领生命科学的发展。20 世纪中期 DNA 双螺旋模型的建立和遗传密码的破译导致分子生物学的蓬勃发展，“中心法则”的提出初步确立了分子生物学中 DNA－RNA－蛋白质的三驾马车式作用。但随着研究进展“中心法则”受到质疑，即 DNA 是遗传信息的载体转录成 RNA，RNA 经翻译形成蛋白质；同时一些蛋白质(如 DNA 聚合酶、DNA 解旋酶、RNA 聚合酶、肽酰转移酶、转肽酶、氨基酰 tRNA 合成酶等)参与和调控 DNA 复制和转录等形成蛋白质的过程。生命起源时是先有蛋白质，还是先有 DNA？多年来认为只有核酸才是遗传物质，所以应该先有 DNA。但事实上，和核酸分子一样，蛋白质的分子结构规律完全具备遗传物质的条件，能够储藏、复制和传递生命信息。朊病毒就是例证。

20 世纪 80 年代核酶的发现改变了科学家对 RNA 的看法，RNA 的双重性质——同时具有基因型和表型的独特性状，提示生命进化史中 RNA 可能在 40 亿年前先于 DNA 和蛋白质出现。在地球上生命的进化史中，RNA 起过多种作用，进而发展出比较复杂的代谢能力，然后进入细胞结构。认为最早出现的生物分子系统和遗传物质应该是 RNA，而不是 DNA 或蛋白质，称为“RNA 世界”假说。现有的生化资料表明 RNA 有其特殊的性状。例如，RNA 分子比较简单、只有一条链，DNA 分子比较复杂、有两条链等，简单的分子往往先出现；又如 RNA 分子中核糖 C2 位上有羟基，较 DNA 分子上的脱氧核糖的化学性质活跃，使 RNA 链稳定性差，从不稳定向更稳定的方向进化，应该 RNA 先出现。此外，仅由感染性 RNA 分子构成的类病毒的存在，也证明了 RNA 分子在生物学功能上的特殊性。后续的研究在合成实验的基础上发现了化学机制，即 RNA 之所以在现在的生物体内以部分双链的形式存在，是因为其兼具高键合强度和很强的柔韧性，且一旦 RNA 分子中的核糖被更稳定的脱氧核糖取代，即朝着双链 DNA 的方向进化。

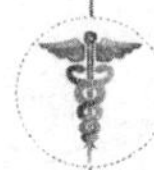

在生命起源的探索中，RNA 先发生的学说能够被科学界更多学者接受的原因是 RNA 功能多样性。近 20 年的诺贝尔奖有 4 项是有关 RNA 的：核酶，催化性 RNA(1989)；RNA 剪切(1993)；RNA 干扰(2006)和核糖体结构(2009)。还有许多未获诺贝尔奖的重要进展，如仅有两个核苷组成的环状双-GMP(cyclic di-GMP)能够激活一个更大的 RNA 结构——核糖开关(riboswitch)。核糖开关能够调控大量的生物学活性，它们位于信使 RNA 的单链上，传输 DNA 的遗传指令，能够决定激活细胞里的相关基因。自 2002 年以来，已经发现了约 20 种天然的核糖开关，通常隐藏在 DNA 的非基因编码区。

除了核酶外，RNA 在进化史中留下更多的是片断，它们起着关键性的作用。如 ATP 和 GTP 是生物学中的“能量货币(energy currency)”，是三磷酸化的 RNA 单体，提供了代谢和信息间的连接。此外，许多重要的辅酶是 RNA 的衍生物，如烟酰胺腺嘌呤双核苷酸(NADH/NADPH)，黄素单核苷酸(FMN)和黄素腺嘌呤双核苷酸(FAD)，这些分子辅助蛋白进行氧化还原反应，将电子从一个底物传递至另一个底物，若没有这些辅酶存在，酶蛋白难以完成氧化还原反应。第二信使环状核苷酸 cAMP、cGMP 和 cADP 在跨膜信息传递和离子通道中的重要作用等都反映了 RNA 在进化过程中与蛋白质嵌合式进化。

但是要证明 RNA 是最早发生的遗传物质，还存在有很多问题，其中最大的问题是:在模拟原始的条件下合成 RNA 非常困难,这即是“RNA 世界”假说的瓶颈。

二、核糖体的起源和进化——核糖体的历史显示现代蛋白质合成的起源

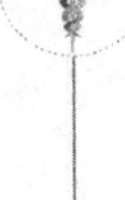

将遗传密码翻译成蛋白质是复杂而高度协调的合成过程,由核糖核蛋白复合体(RNP)介导。核糖核蛋白体简称核糖体(ribosome),是几乎所有细胞都有的无膜细胞器,由两个主要的亚单位构成,小亚单位由一个核糖体 RNA(rRNA)分子和 20 多个核糖体蛋白(r-Protein)组成;大亚单位由 2～3 个 rRNA 和 50 多个 r-蛋白组成。翻译过程始于两个亚单位,通过亚单位间桥连接,小亚单位介导信使 RNA 和转移 RNA 相互作用,解密遗传信息;大亚单位催化肽链合成,肽链合成在大亚单位的肽转移酶中心进行。早期研究就认识到 rRNA 和 r-蛋白二者对于核糖体功能的重要性,除核糖体的组装、稳定性外,r-蛋白还参与翻译的所有过程。真核细胞核糖体亚基在核仁装配,原核细胞核糖体亚基在细胞质装配,其合成和装配过程不同。核糖体的起源和进化是理解细胞功能的核心,有许多核糖体起源的假设。普遍认为核糖体源自 RNA 世界的“最末公共祖先(last universal common ancestor, LUCA)”,其中系统发生的核心问题是大量产生现在所说的 tRNA 和相应的大的核糖体(rRNA)形成多肽转移酶反应区。最近,Harish 等采用一般形态发生学研究常用的系统发生法(phylogenetic method),对数千种 RNA 的分子结构和数百种基因组蛋白质结构的统计资料进行了分析比较,发现核糖体小亚单位结构成分的出现先于肽转移酶中心的出现,遂提出新的假设,即核糖体起源于核糖体大亚单位的多肽转移酶中心。分析比较发现,现代的动、植物和单细胞微生物的 rRNA 十分相似,提示在核糖体形成前 rRNA 就已形成。显然,RNA 和蛋白质是共进化的,可能始于最古老的蛋白(S12 和 S17)与最古老的结构——小亚单位中的核糖体棘齿(ribosomal ratchet)的相互作用,直至多亚单位结构的核糖体出现。推测远古的核糖核蛋白成分与体外实验的 RNA 核酶及蛋白结构的复制机制类似,RNA 与蛋白质的结构逐渐增长。随着生物进化,核糖体功能的重要性日益增加,以及核糖体保守区域的募集,逐步形成由多个亚单位构成的现代核糖体,有待深入研究证明。

虽然 tRNA 是核糖体进化的核心,结构的系统基因组学研究揭示核糖体是

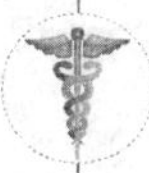

远古时与核糖核蛋白复合体共进化的，现代的有机体中还存在着非核糖体多肽的合成机制，能够生产混合手型和特殊结构的多肽。现代的 rRNA 和 tRNA 是 D-核糖的，在翻译过程中制造 L-氨基酸构成的蛋白。显然，这是混合手型的合成过程，反映出 RNA 世界的历史痕迹。一般认为，tRNA 的形成过程与手性有关，现在的资料表明，RNA 的糖基环倾向于与 L-氨基酸配对，但是并不排斥 D-氨基酸。

现代的核糖体是高度动态的，有 tRNA 的移进和移出，还有信使 RNA 的相关移动。因此，氨基酸是如何按照信使 RNA 的密码移动和分配的，已成为与核糖体起源紧密相关的问题。研究者分析，可能是 mRNA 作为模板控制 tRNA 的结果，亦即 RNA 作为基因组起作用。

核糖核酸酶 P(RNase P)、核糖体和信号识别颗粒(signal recognition particle)是所有细胞生物都有的少数核糖核蛋白体。RNase P 和真核生物的 RNase MRP 复合体进化相关，前者的基本功能是核酸内切酶，而后者复合体的 RNA 亚单位也有催化功能，因此有人将 RNase P 称为分子化石。

三、蛋白质及其基因的进化

蛋白质分子是极其重要的生命组成成分，与 DNA、RNA 一起构成现代生物，与功能性 RNA 一起启动细胞的许多生命活动。蛋白质界定酶的化学性质和代谢途径，调节基因表达和许多别的分子性质，参与信号传递，构成生命的分子和细胞机制。蛋白质呈高度多样性，形成阶梯式多层次分子机构。它们的进化是复杂的，受分子结构、热力学和功能的多方面制约。

20 世纪末就已经知道进化过程中新的蛋白质是由基因复制、序列和结构趋异或基因重组而形成的。基因的重复、歧化和趋异最先是经过肌球蛋白和血红蛋白的序列和结构测定而证明的；后续研究表明各种脱氢酶的结构与其基因重组相关。至今已经完成了 600 多种生物的基因组计划，这些材料提供了新蛋白形成的分析资料。现已有半数蛋白能追踪其在基因组中的起源，通常以蛋白结构域作为进化单位和结构单位，结构域在进化过程中独立而保守，功能特异。典型的结构域由 50～200 个氨基酸残基组成，可更大亦可更小。小蛋白含一个结构域，大蛋白含两个或更多结构域，所有结构域的有序排列形成建筑构型(architecture)。结构域从一个共同的祖先遗传下来，形成家族或超家族。确定超家族成员间的进化关系可以通过测序和(或)比较其三维结构，亦即从两个水

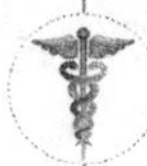

平确定结构域的同源性:序列同源性和结构、功能的同源性。在“蛋白质的结构分类(structural classification of Protein, SCOP)”数据库中,蛋白质的相关结构域按照已知的结构分为家族和超家族。在超家族(SUPERFAMILY)数据库中,隐藏式模式(hidden Markov models, HMMs)构成每个 SCOP 超家族的序号,代表已测基因组的序列。半数至 2/3 的动物、植物、真菌和细菌基因组的序列能找到配型。有些多结构域蛋白的所有结构域都能配型,有些只有部分能配型。从第 1 次基因组计划预测的序列分析表明,通过重复、分歧和重组形成新蛋白的过程是规模宏大而广泛的。现在的基因组计划阐明了全部的或接近全部的 600 多种生物的蛋白质性质,为阐明蛋白的进化历程奠定了基础。大多数基因组中超家族成员网的扩大意味着在进化过程中 90%以上的结构域得到了复制。不同蛋白的序列进化有不同的频率,单一蛋白的相对进化率在进化历程中也是变动的。

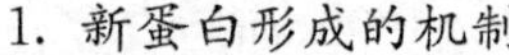

1. 新蛋白形成的机制

1) 基因复制

(1) 已知基因组中的超家族数:现在 SUPERFAMILY HMMs 配型(match)至少涵盖动物蛋白序列的 2/3,源自 800～1 000 个超家族;涵盖植物蛋白序列的 1/2,源自 800～900 个超家族;涵盖真菌的 1/2,源自 650～800 个超家族;涵盖细菌的 1/2～2/3,源自 250～700 个超家族。人类基因组 23 000 个基因位点中有 14 000 个基因可以根据 1 020 个超家族中的 30 065 个结构域进行全部或部分配型,意味着 97%的结构域已经复制成为超家族[(30 065－1 020)/30 065＝97%];动物的结构域复制率为 93%～97%;真菌为 85%～90%;细菌为 50%～90%。

(2) 基因组间超家族的相似和差异:研究发现动物、真菌和植物基因组中的超家族有 95%的结构域属于真核细胞或所属的“界”,而真核细胞有 15%的结构域在细菌或古细菌不存在。

在基因组计划研究开展之前,人们推测生物复杂性与机体的基因数有关。然而,基因组计划的开展否定了这个假设,研究表明生物复杂性和特异性与超家族的扩张相关。表 3－1 列出了已知的人类 9 个最大的结构域超家族,除了一个超家族外,其余的都与生物多样性相关。真菌的九大结构域情况与人类的相似,仅级别有所不同。人类的 5 个超家族在果蝇中也很重要,级别的不同是系列特异性扩展的结果。

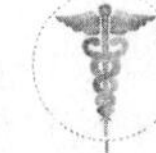

表 3-1 人类九大结构域超家族的演化比较

结构域超家族	人类			真菌			果蝇		
	结构域	序列	级别	结构域	序列	级别	结构域	序列	级别
C2H2 和 C2HC 锌指	3 693	742	1	949	319	4	519	223	2
免疫球蛋白	1 778	796	2	1 379	494	1	490	127	3
P-环三磷酸核苷脱氢酶	1 024	861	3	1 112	958	2	618	499	1
G-蛋白耦联受体:A 族	824	824	4	470	470	9	84	84	38
纤连蛋白Ⅲ型	802	189	5	1 042	225	3	199	57	10
EGF 板层	697	183	6	695	182	6	209	48	8
钙粘素	686	100	7	892	113	5	211	19	7
蛋白激酶	539	526	8	666	651	7	295	290	4
Pleckstrin 同源(PH)	491	410	9	587	501	8	152	135	18

(引自 Chothia & Gough, 2009)

(3) 基因组中超家族的大小和分布:不同超家族中的结构域数相差很大。表 3-1 列出了人类基因组的部分配型:九大超家族,分别有多个成员。这些结构域组成了配型成员的近 20%。低频率出现的约 220 个超家族仅有 1 个成员,总共不足 1%。有两组作者对结构域大小的频率分布进行过深入研究,结果都呈幂律分布,许多家族没有或很少复制,少数家族有许多复制。

2) 基因歧变

(1) 序列分歧:Chothia 等比较了人—小鼠、人—禽类、大肠杆菌—沙门菌的正常蛋白质,它们分别是在 9 000 万年前、3.1 亿年前和 1 亿年前的进化过程中分开的。测定的正常蛋白有 21 738 对,其中有近 200 万个变异。虽然前两组是真核细胞,后一组是原核细胞,但是所得结果十分相似。这 3 组的序列变异频率密度都呈指数分布,高达 10%的歧变率,75%的变异发生在 28 或 29 个变异类型中。随着歧变增加,分布指数变小。变异级别的变化 3 组相似,个别案例差异较大。例如,丝氨酸—脯氨酸突变在"人—鼠"和"人—禽类"属高级别,在"大肠杆菌—沙门菌"则为低级别。3 组结果的高度相似性提示,对于序列歧变有共同的选择过程,选择接受的突变体的组成和分布是歧变性质。

现代的许多蛋白工程实验测定了许多变异蛋白的稳定性和功能,天然同源蛋白的稳定性如何呢? 研究结果表明,在一个蛋白家族中当一个氨基酸残基的位置与其他序列性质不一致时,其突变回归原来的残基时蛋白的稳定性增加。可接受的完全变异发生在内部,仅仅是偶然发生的。

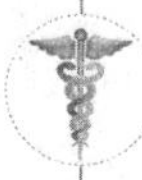

(2) 结构的歧变:结构的变化有两类:周边改变和核心二级结构变化。周边改变包括表面环、小的表面螺旋和β-片层的末端链。周边结构的变异比埋在核心的改变影响明显,可以引起突变、插入和删除,导致局部构造的变化。50%以下的氨基酸残基序列改变引起的局部改变较小,只有小部分残基影响构型;50%以上序列变异将急剧改变局部结构。氨基酸残基变异引起二级结构间接触,改变其相对位置,很少改变局部结构。而在远亲蛋白间变异,引起的螺旋改变很小或仅旋转不足30°。

有些相关蛋白有足够的证据可证明其同源性,但由于它们的片段顺序发生了不同的变化,结构有根本性改变。例如,刀豆球蛋白与黄素是同源的,它们在转录后形成了不同的N-端和C-端;或是全基因复制后产生融合的衔接重复,然后截去两端多余的片段,例如甲基转移酶族。另一种情况是相关蛋白仅有部分结构,从而形成不同的构型。此外,低聚体的进化和形成促进结构域的交换、复制、冗余激活部分的删除以及附属部分的修饰。

(3) 功能的歧变:酶功能的变异往往发生在序列同源性<40%的相关蛋白。同源性是保持酶蛋白催化活性的机制,其催化位点的氨基酸残基可以不同。在检测的31个酶超家族中,有12个活性区产生结构歧变,氨基酸残基重新组合。27对同源酶虽然有不同的功能,但是仍然保存了某些共性,如活性位点的位置、结合催化金属离子的残基以及辅基或反应的某些步骤等。

有些超家族兼有酶和非酶的功能,通常它们的序列同源性少于20%。系统资料表明,2/3的非酶超家族源自酶;1/3则反向进化,从非酶演化为酶。半数的超家族酶和非酶有类似的结合性状,另一半则无此相似性。

真核细胞有许多复杂的过程是原核细胞没有的,包括染色体组织和动力学、RNA加工、囊泡运输、信号系统和凋亡。真核细胞的这些相关蛋白有3类:①在原核细胞中有相关功能的前体;②有功能不同的前体;③真核细胞涌现新的前体。约半数蛋白属第一类,各1/4属于另外两类。

3) 结构域重组

研究表明支原体的2/3蛋白有两个或更多的结构域,推测高等生物的比例更高。多结构域蛋白用结构域建筑(domain achtecture)表述,源自同一超家族的结构域按同样的顺序形成的蛋白有同样的结构域建筑。多结构域蛋白是通过结构域重组形成的,对双结构域蛋白的探讨确立了结构域重组的一些基本机制:①大多数超家族的成员仅与1~2个其他超家族成员重组;少数超家族有多个成

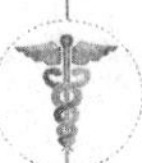

员与许多其他超家族成员重组，这种方式可以用无标度网络表述。②大多数场合结构域重组有其独特的方式。例如，两个结构域以 A 方式重组，则罕见 B 重组方式，反之亦然。③检测的真核细胞、细菌和古细菌双结构域蛋白仅 15%是三者都有的，70%是某一类独有的。④从古细菌-细菌-真核细胞的基因组匹配区域找到的不同重组数在增加，形成更多的多结构域蛋白，比连续重复的结构域多。

(1) 结构域增殖：少数超家族有许多成员，亦即基因组高丰度，可能形成多功能性，亦即能够联合许多不同超家族的结构域。对 SUPERFAMILY 数据库的搜索表明，结构域丰度与结构域多功能性呈高度相关性。选择性剪接比基因重复和基因歧变更影响蛋白结构，似乎是独立的过程。但是，分析基因重复和选择性剪接蛋白家族的结果表明这两种过程是负相关的，原因不明。

(2) 超结构域：大多数 2～3 个结构域的组合发生频率高，形成几个或许多不同的组合结构域，称为“超结构域(supra-domains)”，在配型的多结构域蛋白中超过 1/3。单个结构域在超结构域中协同起作用，在不同的组合中显示其性质，然而结构域的组合成为超结构域则出现特殊功能。例如，由两个成分构成的信号传导蛋白具有不同的小分子结合结构域，决定它们的特异性。

(3) 结构域的插入/删除、重复和交换：为了量度插入/删除、重复和交换在多结构域蛋白形成中的作用，采用“结构域距离(domain distance)”得出相对的排列。在序列数据中查出有 2/3 的多结构域蛋白涉及插入/删除，1/3 涉及重复，只有很少数涉及结构域交换。值得注意的是，几乎所有具有插入结构域的蛋白都是酶。删除发生在末端，往往丢失整个结构域，提示变异源自产生新的初始密码或终止密码。对细菌、果蝇和人类的连续重复结构域已有专文分析，分别占被研究序列的 5%、11%和 17%。对相邻结构域序列相似性的分析表明，重复可以由一个或多个结构域重复，而且往往发生在中间区域，而重组则发生于一端。

(4) 结构域的融合/分裂：研究发现多结构域蛋白的结构域融合频率约为结构域分裂率的 4 倍。分裂发生较早，例如双功能蛋白的功能往往在分开的结构域。在许多情况下，结构域组合仅以一种顺序进行。真核细胞的蛋白往往比原核细胞的同源蛋白有更复杂的功能和结构，称为“结构域增积(domain accretion)”。

比较线虫和果蝇的免疫球蛋白和钙黏蛋白，估计仅有少数共同的结构序列。

人类基因组没有独特的超家族，几乎所有的蛋白成分都源自其他动物的共有超家族，但是人类基因组有 165 个蛋白建筑构型是其他动物没有的，约 60%的蛋白与 90%的动物蛋白有共同的建筑构型，许多独特的蛋白建筑与灵长类的有某些共性。

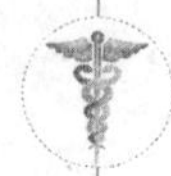

(5) 结构域重组产生的功能改变：通过比较单结构域蛋白与同源多结构域蛋白的功能，探索结构域重组对蛋白功能改变的影响。归纳起来有下述几类变化：

a. 蛋白的功能被另一个结构域改变。附加的结构域可以是：①非酶结构域直接影响底物与酶的结合，反之亦然；②通过形成寡聚体影响底物结合；③本身没有功能，连接起来的结构域有功能；④调节酶功能；⑤调节 DNA/RNA 结合。

b. 形成双功能酶。

c. 将部分功能从一个结构域转移到附加的结构域中，如将催化和识别底物的功能分别由两个结构域承担。

d. 重组使结构域形成新的功能场景，如单结构域电子转移蛋白成为多结构域蛋白电子转移通道的一部分。

e. 单结构域转变功能成为低聚体的一个亚单位，如超氧歧化酶亚单位传递铜。

f. 通过重组获得新的催化活性。如萘 1，2 加双氧酶与转运蛋白同源，其第 2 个结构域与电子转移蛋白同源提供激活位点。

g. 单结构域蛋白的底物、产物及反应与重组后差异很大。

a～d 类多结构域蛋白和单结构域同源物的功能变化常见，不过多结构域蛋白的功能被修改或更特异。

f. 多结构域蛋白的建筑构型：真核细胞中的大部分蛋白是由两个或多个结构域组成。一个种属中某个多结构域蛋白的特殊性状决定代谢和调控过程途径及网络的拓扑性质，在基因融合、裂解产物新的结构域重组时，可直接影响细胞网络的拓扑性质。

大多数真核细胞的结构域种类和大小都相似，但不同机体间的多结构域蛋白中不同结构域重组的数目差异很大，与机体的复杂性和生活方式相关。如前所述，进化到高等生物(如人类)不是形成更多的新结构域，而是涌现更多的特异的蛋白建筑构型。

蛋白的结构域建筑构型可以用结构域的出现顺序表述，也可以用双向列出结构域重组的方式表述。许多结构域能够与不同的结构域重组，形成结构域重组谱，甚至在同一种属中也出现这类情况。涌现具有新的结构域重组是真核细胞基因组进化的主要机制——出现新的结构域重组即出现新的功能。尤其是在通路(pathway)的进化中，多结构域蛋白中的结构域通过物理性接触连接通路中的不同组成成分，涌现出新的结构域重组能重新组合通路。

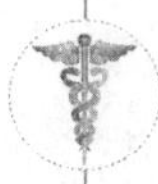

真核细胞蛋白的模块结构提供了促进分化的机制，尽管细胞内只有有限数目的结构域，通过重组可以涌现各种具有新功能的蛋白。原核细胞基因组则通过基因横向传递和基因组成分转位形成可塑性(flexibility/plasticity)。动物的进化，尤其是脊椎动物的进化，与新的结构域重组明显相关，从而提示新的结构域重组提供了功能多样性的基础。

然而，结构域的重新组合过程不仅会涌现完全新的结构域组合，也会出现早已有的组合，甚至是远缘生物已有的组合。这种情况在固有免疫中多次呈现，这些蛋白不是古老蛋白的后代而是重组的产物。这个问题不仅有理论意义，也是免疫和蛋白功能预测的重大课题。

4) 酶进化的趋异性(divergence)和集合性(convergence)

同一超家族的酶具有共同的基序、关键性激活位点和共同的反应机制，激活位点的激发态结构与底物的结合及过渡复合物的形成是酶作用的基础。对各种原核细胞和真核细胞基因组编码的酶的序列进行比较，分析显示各个水平的趋异性和集合性，即同一超家族的蛋白出现不同的功能，不同超家族的蛋白能够催化同一代谢反应。

2. 蛋白质进化的非传统过程

进化过程中蛋白质的种类和复杂性剧烈增加，由于序列相似性或结构特征的保持形成了大的蛋白质家族，这个过程通常历经数百万年。在序列和结构剧烈歧变的场合下，中间型结构丢失使得有些现有成员的共同来源难以阐明。现有资料表明，至少有两个蛋白具有完全不同的结构，但其基因序列提示它们有共同的来源。经深入研究表明，它们由非传统进化方式进化而来。

(1) 一个基因部分复制可以形成具有完全不同序列和结构的新蛋白：两极海洋中的鱼类能够生活在－1.9℃以下温度的水中，由于细胞有防冻糖蛋白(antifreeze glycoprotein, AFGP)保护，AFGP与冰晶结合，防止冰晶长大。研究表明，防冻蛋白家族是通过胰蛋白酶原基因的部分复制形成的。AFGP有重复序列，其基本单位是三肽 Thr－Ala/Pro－Ala。该三肽形成许多不同的串联重复序列，由 Leu－Ile/Asn－Phe 连接。AFGP 的重复序列性质表明，其蛋白序列和结构十分不同于丝氨酸蛋白酶胰蛋白酶原。然而比较它们的基因序列表明，它们的 5′端和 3′端有 95%的同源性。其关键在于 AFGP 编码 Thr－Ala/Pro－Ala 基序的密码子跨越胰蛋白酶原基因内含子-外显子的分界线，形成了新的蛋白。

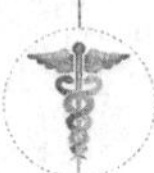

（2）非同源重组：有人提出非同源结构域片段或外显子重组能形成新的蛋白质。至今自然进化过程产生新蛋白的机制尚乏证据，但体外实验表明可用多肽片断重组形成稳定的新蛋白。例如，用冷休克蛋白（cold-shock protein A，CspA）的片段已经成功制出新蛋白质。

最初的蛋白进化必然涉及新蛋白质的从头开始（*ab initio*），但现在生物学尚乏从头开始的例证。由于结构域通过复制、歧变和重组的功能改变，往往足够支持新生物的需要，比形成新蛋白快得多；且现有的修复和蛋白合成也比重头开始产生新蛋白快得多。

第二节　细胞凋亡网络的进化

凋亡是程序性细胞死亡的典型方式，是多细胞生物的主要进化性状之一。目前，哺乳类、昆虫和线虫的细胞凋亡已经深入研究，海绵和腔肠动物的细胞凋亡也已有报道，类似凋亡的过程已经在植物、真菌和一些单细胞真核细胞中观察到。涉及特殊通路的直接或间接相互作用的蛋白质组通常用网络表述，凋亡机制是研究得比较深入的功能性网络。Zmasek 和 Godzik 比较了动物细胞凋亡调节网络的进化。其过程不是简单地增加复杂性，它包括系列的特异性基因丢失和扩展，蛋白结构域的调整和类似蛋白结构的涌现及再涌现。线虫的凋亡机制涉及 4 个蛋白，CED－3、CED－4、CED－9 和 EGL－1，成为第 1 类研究凋亡的模型系统。前 3 个蛋白的同源基因很快就在所有脊椎动物和果蝇中找到，成为研究凋亡的第 2 类模型系统，同时在人类和小鼠的细胞中确定了更大的凋亡网络。凋亡网络的进化是生物进化的一个侧面，近年来对有些动物基因组的测序表明，动物界的系统进化树有更复杂的分枝，不是单纯地从简单到复杂，可以有再次简化。凋亡网络的异常与多种疾病相关，对疾病的防治有实际意义。

一、动物祖先的凋亡网络

比较研究表明，最后一个原生动物的共同祖先已经具有脊椎动物样凋亡通路的大多数成分，至少有一个 TNF 受体、p53、死亡结构域(DD)和死亡效应结构域(DED)；还有 Fas 凋亡抑制分子(FAIM)、Fas－激活丝氨酸/苏氨酸激(FAST)酶、TNF 受体-相关因子(TRAIF)、NK－κB 与 Rel 同源结构域及 TIG 结构域、Bcl－2、Siva、凋亡抑制物(AIP)的 BIR、CARD 结构域、NB－ARC 和胱冬裂酶，又称半胱氨酸天冬氨酸蛋白水解酶。这些结构域接近于组建一个现代动物的简单凋亡网络，仅缺少两个真正后生动物具有的核心成分，即胱冬裂酶激活的 DNA 酶(DNase CAD)和 TNF 配体。

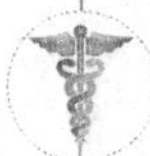

大多数凋亡结构域是经过系统发生演化而来的，但是凋亡网络的复杂性也与多种同源基因间相互作用有关，如各型 Bcl－2 或 CARD 家族成员间相互作用导致的复杂关系，尤其是在较高等的动物出现此类情况。下述特例说明种内同源基因扩展和缩减对凋亡网络的影响：p53 同源体不仅存在于所有动物，也在一些原虫中发现，说明在进化过程中 p53 出现得更早。而人类的 p53 家族有 3 个成员，p53、p63 和 p73。BIR 结构域存在于凋亡蛋白抑制物中，它们的同源物在动物、真菌和各种单细胞真核生物中，但至今还没有在植物基因组中发现 BIR 的报道。包含 BIR 的蛋白质进化史是复杂的，涉及多种结构域的复制和插入，形成许多有不同结构域组合的蛋白质。哺乳类、鸟类、爬行类动物有 BIR 和 NACHT 组合，其他脊椎动物有 BIR 和 CARD 组合。Apaf－1 是一个庞大的侧支家族 AAA＋ATPases 的成员，与其他核苷结合结构域有远缘关系，其系统分析在早期动物进化中是平行同源关系。Apaf－1 家族在不同分支中的功能变异可以用它们的不同结构域组织性解释。Bcl－2 是后生动物祖先早期就存在的一个主要亚族，但是在线虫和昆虫中已消失，在人类疾病中起重要作用。胱冬裂酶的凋亡通路的最后一步是由“效应性”胱冬裂酶对各种靶蛋白引起的蛋白分解，虽然其家族是动物特有的，但是在许多真核细胞中都能够找到相关的半胱氨酸蛋白酶。

二、哺乳类动物中凋亡通路的微细变化

虽然原生动物的最终祖先已经具备关键的凋亡结构域，但是，动物进化过程中的凋亡通路都有明显的变化。脊椎动物的凋亡网络获得了有调节功能的结构域，如扩展的 Bcl－2 家族，出现 BH3 基序，但缺乏 BH1、BH2 和 BH4 基序。哺乳类动物的凋亡网络中增加了 Smac BIABLO，即一种线粒体蛋白，通过限止凋亡蛋白抑制物(IAP)的抑制效应正调节凋亡通路。哺乳类动物的凋亡与固有免

疫形式上有区别，实际上是耦合的功能性网络。例如，多种胱冬裂酶是凋亡的效应和(或)起始物，也有非凋亡功能，如作为炎症体的成分，调节细胞的功能等。对非脊椎动物基因组的分析提示，这两个功能网络可能在进化早期就有联系，从固有免疫系统关键性成分的组成分析表明，它们间的关系密切。固有免疫系统是动物抵抗微生物入侵的一线防御机制，模式识别受体(pattern-recognition receptors, PRR)是该系统的关键成分，细胞内的NOD-样受体(NLR)和跨膜的Toll-样受体(TLR)有重要作用，与多种疾病相关。NLR家族有保守的核苷酸结合结构域NACHT，总的结构域组织包括N-端效应结构域，如胱冬裂酶募集结构域(caspase recruitment domain, CARD)，若干BIR结构域。从建筑结构域分析NLR和TLR，还有DEATH-NACHT-LRR、CARD-NACHT-LRR、PYRIN-NACHT-LRR和Ig-TIR，出现在不同系列的免疫细胞中，说明它们平行进化。

核因子-κB(NF-κB)蛋白组成的结构相关、进化保守的转录因子家族，参与许多重要的细胞和机体的功能过程，如免疫和炎症反应、发育过程、细胞生长和凋亡。哺乳类动物的NF-κB家族有5个成员。IκB抑制蛋白(I-κB)与NF-κB相互作用调节NF-κB的效应，IκB家族有11个成员。IκB蛋白的特征是有5～8个锚蛋白(ankyrin)重复序列，由33个氨基酸残基组成的螺旋—旋转—螺旋蛋白基序。IκB的功能除了抑制NF-κB的活性外还有多种NF-κB的辅助因子的作用，以及更多复杂的基因表达调节作用。一般情况下，单个的IκB与特异的NF-κB二聚体结合调节转录过程。细胞质的IκB结合至少有一个p65/RelA或c-Rel亚单位的NF-κB二聚体，隐蔽其核定位信号，使其滞留在细胞质中。Bcl3有类似的功能激活或抑制NF-κB的活性。

三、真菌、植物和单细胞真核细胞的细胞死亡

业已确定，真菌、植物和单细胞真核生物在各种环境应激下可以发生程序性细胞死亡。它们中有些具有动物细胞凋亡的一些关键性功能结构域，如胱冬裂酶、BIR和NB-ARC，推测它们已经存在于最后的真核细胞祖先中。其他关键性凋亡结构域则是动物特有的，如Bcl-2、死亡效应结构域(DED)和死亡结构域(DD)。真菌、植物和单细胞真核生物缺少的关键性凋亡结构域很多，难以形成凋亡网络，可能其死亡方式遵循不同的分子机制。

看来凋亡的进化过程不是渐进式地由简单到复杂，而是重新改组和重新组

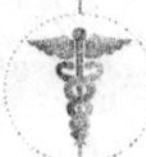

合，有的扩展，有的收缩。

第三节 病毒与原核细胞的进化

早在20年前，病毒和原核细胞进化的实验研究业已开始，先用16SrRNA（核糖体基因的小亚单位片段）PCR检测法发现了大量不能用体外培养法分离的原核细胞生物。深入研究表明，地球表面、海洋和地壳中广泛存在种类繁多的原核细胞生物，绝大多数是未知的。由于病毒没有共同基因，16SrRNA检测法不能用于检测病毒。宏基因组法是既不依赖组织培养也不依赖序列特性的新病毒探测方法。近10年来用宏基因组法的研究表明，从环境中测出的病毒，约99%是未知的，且与已知病毒的序列无关。

病毒是细胞内寄生的生物，至今尚未确定病毒的起源。从病毒种类的广泛分布推测，病毒应该是原始的生物，不同的病毒可能有不同的起源。但是，病毒一直参与各类宿主生物的进化，有的通过共进化博弈成为宿主的一部分，有的成为纵向传播的内源性病毒。近年来发现了50多种新的双链DNA病毒，其基因组达到380 kb～1.25 Mb，比最小的双链DNA病毒（基因组<5 kb）大数百倍，编码上千种蛋白，组装在微米级的二十面体颗粒中，甚至用光学显微镜也能观察到，称为巨病毒（giant virus），为病毒学展开了新的篇章。至今这些巨型病毒和比它们小些的感染单个真核细胞的病毒都是在水环境中发现，它们属于不同的生物“门”。除了基因组巨大，它们还有些共同的性状，如有MutS7-型DNA修复酶，对噬毒体（virophage）敏感，即还有更小的病毒寄生在它们体内。病毒堪称分子生物，病毒的进化不仅有理论意义，而且有重大的实际意义，是研究微进化的适宜模型。

一、病毒与原核细胞生物的关系

从现有资料来看，难以确定病毒与原核细胞生物在进化过程中的先后。国内有些学校授课时加上“化学进化”时期，即原核细胞生物出现前从有机化合物→核酸、蛋白质→？→原核细胞生物的进化历程。这个时期可能是漫长而异质性的。病毒和原核细胞生物的起源和进化很可能是圤根式的，而不是树式的。现在的原核细胞生物有相应的噬菌体，也有游离的病毒，在自然界广泛存在。病毒和原核细胞生物也是多细胞生物的组成成分，估计成人的身体含有

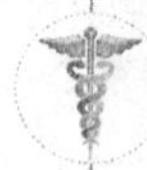

10^{13}个人类细胞，10^{14}个细菌和10^{15}个病毒。胚胎早期或新生儿时期感染病毒，1周龄的婴儿粪便中出现噬菌体。

近年来用落射荧光显微镜和透射电子显微镜直接计数法进行的研究表明，在大部分外界环境中存在大量的病毒，1 L海水含有10^{10}个病毒样颗粒，比原核细胞生物多10倍；1 g土壤可含10^{9}个病毒样颗粒。病毒是地球上数量和种类最多的生物，比细菌和古菌的数量多千倍至百万倍，它们之间进行着持续的生存竞争。

细菌和古菌有不同的抗病毒防御系统，在基因组中占据很大的份额，按两个原理组成。一是区别自我和非我的DNA，特异地破坏外来者尤其是病毒的基因组，而自身的基因组受到保护；另一是感染引起的程序性细胞自杀或休眠（见图3-3）。除了病毒基因组外免疫系统也涉及其他冲突元件，如质粒和限制性修饰系统（RM），而自杀系统可以阻止病毒在感染细胞内增殖保护其他细胞。限制性内切酶是分子生物学的重要实验工具，目前对限制性修饰系统的研究已很深入。

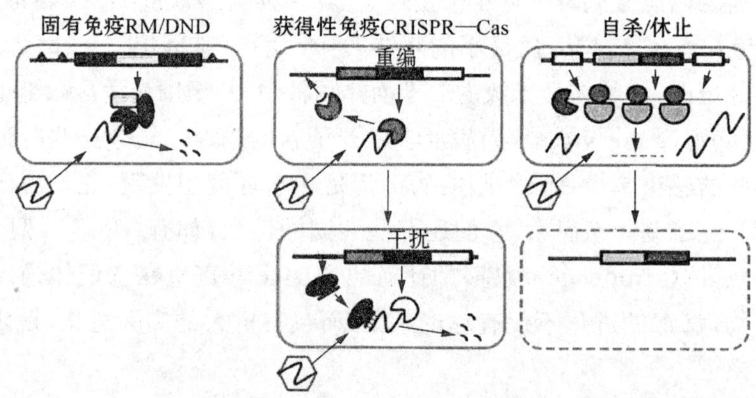

图3-3　原核细的防御系统，固有免疫、获得性免疫、程序性自杀/休止

近年来确定了另一个类似系统——DNA磷酸硫代系统（DND），RM和DND二者是细菌和古菌的固有免疫系统，因为它们的作用是非特异性地保护自身的DNA，摧毁非我的DNA（见图3-2）。细菌和古菌中广泛存在成簇的规律间隔的短回文重复序列（clustered regularly interspaced short palindromic repeats，CRISPR）及其相关蛋白是针对噬菌体、质粒等外源DNA的获得性和可遗传的免疫系统。CRISPR位点由重复序列和间隔序列组成，当crRNA间隔

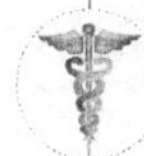

序列与互补性的入侵 DNA 成对时便被清除。这种类型的差异互补性可能是很多自我/非自我识别和所有免疫系统的关键性机制。

二、C-值悖论的启示

C值(C value)是指单倍体基因组 DNA 的量,用百万核苷对数目(Mb)或质量(pg)进行衡量。C可能是指表示基因组在种内的持续性(constancy),因为同一机体的每个细胞 DNA 含量是恒定的。大量系统研究表明,物种的C值与进化复杂性之间不存在严格的相关性,如哺乳类动物的C值低于两栖类动物的C值,两栖类动物的C值不但高,且亲缘的两栖类动物间的C值可以相差近100倍。不同动物的基因组大小相差约 3 300 倍,不同植物相差约 1 000 倍,不同原生生物相差约 300 000 倍。C值与进化的复杂性无关,称为C值悖论。有的研究者换用G值为指标,G值是指单倍基因组的基因数。用G值作同样的比较研究结果表明,G值与进化复杂性之间也无相关性,称为G值悖论。I值指基因组蕴藏的信息量,围绕着选择性剪接、翻译后修饰、多结构域蛋白和基因冗余性加上基因表达和基因相互作用估算基因的有效数,初步研究表明基因值大小与生物进化也无严格的相关性(见表 3-2),验证了C-值悖论。

表 3-2 基因组大小与生物进化无严格的相应关系

↓	
40 亿年前	地球上只有微生物
20 亿年前	化石表明出现 12 cm 大的生物(多细胞生物? 已灭绝)
10 亿年前	出现真核细胞,细菌+原核生物或古细菌:内共生起源
5.4~5.8 亿年前	多细胞真核生物出现(寒武纪大爆炸,许多生物已灭绝)

	小基因组生物(kb)				大基因组生物(Mb)					
现存生物	类病毒	细菌	古细菌	原虫	巨病毒	古细菌	细菌	人类	*Paris japonica*	*Amoeba dubia*
基因组	0.2~0.5	28	490	551	1.25	5.75	13	3 080	150 000	700 000

从发现的化石和许多物种的灭绝推断出阶段性进化。有的复杂生物消失有的至今尚存,有大基因组的复杂生物包括巨型病毒和大型真核生物与简单小基因组生物共存,而机体复杂性与基因组大小无关,验证了C-值悖论。(引自 Merhej, 2012)

由于生命的复杂性和网络性,生物学中存在许多悖论。C-值悖论提示生物进化机制和历程的复杂性和网络性,现有的进化理论还不足以阐明事件的全部精髓,有待深入探讨进化机制。

三、减毒活疫苗病毒株在人群中的循环

目前，病毒学的发展迅猛，虽然抗病毒药物还不多，但减毒活疫苗的大规模使用已产生了明显的效果，不仅有社会效益，也为进化生物学研究提供了新的研究模型。

减毒活疫苗和活菌苗是人类与烈性传染病斗争中创造的有效防治措施，应用诱导病原体毒力退化但保持抗原性的原理，用非致病性生物制剂提高个体和人群的免疫力。这种方法已经使用了数百年，如牛痘苗的全球使用消灭了天花，卡介苗的使用降低了儿童危重结核病的发病率。Sabin 的口服减毒活疫苗是根除脊髓灰质炎的有力工具，能够控制野毒株传播。虽然有疫苗相关的麻痹病例和循环疫苗病毒爆发的可能性，但至今仍然使用着。循环疫苗病毒的涌现和爆发的研究为全球根除脊髓灰质炎提供线索，并提出了微进化研究的新课题。

尽管 Sabin 疫苗有许多优点，遗传稳定性仍是主要的瓶颈。神经毒力与免疫原性和遗传稳定性间脆弱的平衡为减毒活疫苗的研制提出了必须解决的难题。著者曾经从云南省景谷县脊髓灰质炎患儿中分离出两株Ⅲ型脊髓灰质炎病毒野毒株，经过猪肾细胞培养盲目传代，获得毒力降低 100 万倍的减毒株。但经猴肾细胞大量培养后毒力很快回升，虽然体外指标没有明显变化，猴体中枢神经系统接种出现中、轻度病变。脊髓灰质炎病毒的遗传不稳定性是根除脊髓灰质炎的主要难点。生物制品生产规程规定：作为毒种，传 3 代后必须重新检定，确定病毒性状没有变异才能继续使用。但是作为口服活疫苗，服用后在肠道内繁殖并排出体外，如何确定其在人群中循环的遗传稳定性呢？早期研究缺乏有效的监测方法，调查结果作为“偶合病例”报道。近十多年来由于聚合酶联反应(PCR)和测序技术的普遍应用，肯定了循环疫苗病毒衍生的 polio 病毒(cVDVP)脊髓灰质炎的存在(见表 3－3)，为合理应用和(或)改进疫苗提供依据。

表 3－3　循环疫苗病毒衍生的 polio 病毒(cVDVP)脊髓灰质炎流行

cVDVP 型别	分离年限	病例数	地区
2	1988～1993	30	埃及
1	2000～2001	21	Hispaniola(加勒比海地区)
1	2001	3	菲律宾
2	2001～2002	5	马达加斯加

cVDVP 最重要的生物学性质是能够引起人类麻痹疾病以及增强在人群中的传播能力。体外指标也显示其神经毒力增强与野毒株类似。与疫苗病毒株相比,cVDVP 已经发生了广泛的序列变化,通常变化超过 1%就意味着疫苗病毒已经复制 1 年。所有的 cVDVP 都有可能与肠道病毒重组,出现与肠道病毒重组的 cVDVP 是疫苗病毒在人群中循环的指标,其表型的可塑性尚不清楚。有些免疫力低下的慢性 cVDVP 排毒者可以常年排毒。RNA 病毒的两个关键特点是填实的基因组和高变异性(突变率 $10^{-3}\sim10^{-5}$)。常见删除性变异对病毒的适度有很大的影响。RNA 病毒在多细胞宿主体内通过基因组的冗余性,包括基因复制、二倍体化、选择性代谢途经和生化缓冲机制提高遗传稳定性,在病毒进化过程中可以选择不同的稳定机制,影响病毒在人群中的效应。因此,免疫力低下和免疫损伤者应该是口服脊髓灰质炎疫苗的重要禁忌证。

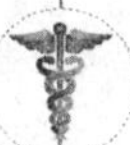

四、新型呼吸道病毒感染的启示

半个多世纪以来由于抗感染药物及疫苗的普遍使用,许多传染病的发病率明显下降,有人认为感染性疾病将被消灭。但是,随着全球气候的变化、环境被破坏、人口快速增长和流动,感染性疾病并没有减少,还出现了新型感染性疾病,以及结核病等老的传染病发生新变化,一些原属区域性的流行病有扩散的趋势,感染性疾病仍然是当前人类的两类主要疾病之一。由于病原生物也在进化且种类繁多,旧的病原生物被消灭、新的涌现,与感染性疾病斗争必须研究它们的演化规律。近十多年来,由于 PCR 技术的发展发现了许多新的病毒,为研究微进化规律提供了宝贵资料。

1. 新型呼吸道病毒感染的发现

呼吸道病毒感染的诊断始于 1933 年甲型流感病毒的发现,主要的呼吸道病毒是在第二次世界大战后用组织培养技术发现的,Coxsakie 病毒(1948)、肠道呼吸道孤儿病毒(ECHO, 1951)、腺病毒(1953)、呼吸道合胞体病毒(RSV, 1956)、鼻病毒(1956)、副流感病毒(1956)和冠状病毒(CoV, 1965),随后发现鼻病毒和肠道病毒许多新的型别。PCR 技术的发展开创了病毒诊断的新纪元,不仅提高了病毒感染的诊断水平,还发现了从未在人类疾病中出现的猪的(torque teno virus, TTV)病毒。2001 年,用恒河猴的细胞系培养发现了属于副流感病毒的人类副肺炎病毒(human metapneumoviruse, HMPV);2003～2005 年,发现了新的冠状病毒 SARA - Cov 以及 CoV - NL63 和 CoV - HKU1;2005 年,用 PCR

法克隆了可引起呼吸道和肠道感染的人类博卡病毒(human bocavirus, HBoV);2007～2009年间,发现了人类鼻病毒C和D组(HRV-C, HRV-D),以及多瘤病毒的卡罗琳斯卡研究所株(Karolinska Institute, KIPyVs)和华盛顿大学株(Washington University, WUPyVs)。这些新病毒都能感染人类呼吸系统,引起感冒、气管炎、支气管炎、哮喘发作和慢性阻塞性肺病以及肺炎,甚至急性呼吸衰竭。这些病毒是全球分布的,可感染各年龄组的人群。现在儿童的病毒性呼吸道感染病原已经基本上能够查明,老年人的呼吸道病毒感染病原检出率不足40%。

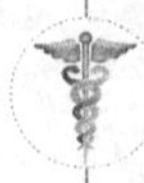

2. 人类副肺炎病毒(HMPV)

副肺炎病毒(metapneumoviruse, MPV)是单股负链有包膜的RNA病毒,属副黏液病毒,可能源自禽类病毒。HMPV的基因组包括8个基因,编码9个蛋白,其基因同源性、细胞病理及临床相与RSV最相近。电子显微镜下观察到的HMPV病毒颗粒呈多态性,直径150～600 nm。由于在组织培养中生长困难,HMPV感染的检测主要采用反转录酶-聚合酶联反应(RT-PCR)法,可以用免疫荧光法辅佐。HMPV有两个基因型A和B以及若干亚型,彼此没有交叉免疫。因此与RSV感染类似,每年的HMPV流行株不同。主要通过空气传播,在温带地区冬末和春季流行,热带地区春末和夏季流行。HMPV还可以感染黑猩猩。

HMPV是2001年从呼吸道感染患儿的标本分离的,然而血清流行病学调查结果表明该病毒在人群中已经流行数十年。各年龄组都有HMPV感染,主要存在于儿童中,大部分儿童在5～10岁感染,2岁以下的感染症状较重。儿童期感染后,成人期可再感染,尤其在免疫低下或出现新型HMPV时。成人的HMPV感染率为0～2%,长期住院患者的感染率可达4%～7%。儿童重症病例包括细支气管炎、哮喘发作和慢性阻塞性肺病、呼吸困难及肺炎。成人感染HMPV后通常只有鼻炎、咳嗽、咽炎等较轻的症状。但免疫系统损伤的患者和年老体弱者可以引起下呼吸道症状,如气喘、呼吸困难,罹患细支气管炎、肺炎,感染率和死亡率较高,是院内交叉感染的常见病原之一。有报道在一次重症监护病房流行HMPV感染,72%的老年患者被感染,31%发展为肺炎,死亡率达50%。总的比较,HMPV感染的严重性比RSV感染和流感要轻些;影响HMPV感染严重性的因素除了年龄和住院外,主要是免疫抑制和慢性心肺疾患。

HMPV已经成为儿童急性呼吸道感染的主要病原之一,引起临床和研究者的关注。一些研究组分别从灭活病毒疫苗、减毒活疫苗、亚单位(重组蛋白)疫苗或 DNA(DNA 编码病毒蛋白)疫苗等不同策略探索,其疫苗正在研制中。由于 HMPV 感染的主要高危人群是早产儿和免疫损伤者,主要问题在于疫苗难以产生足够强而持续的免疫反应。现在临床上使用的主要抗 HMPV 病毒治疗的药物是三氮唑核苷(ribavirin)以及特异或非特异的丙种免疫球蛋白制剂,其他治疗方法如融合抑制剂、RNA 干扰等都在研制过程中,尚无临床试验报道。

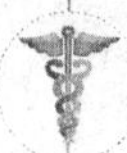

3. 冠状病毒

1965 年发现了能够引起感冒的两种人类冠状病毒,HCoV - 229E 和 HCo V - OC43;2003 年重症急性呼吸道综合征(SARS)流行期间分离出能引起 SARS 的 SARS - CoV;2004 年和 2005 年分别报道了 HCoV - NL63 和 HCoV - HKU1。近年来的研究表明,只有 SARS - CoV 是最近进入人群的,HCoV - NL63 和 HCoV - HKU1 是早已在人群中流行的呼吸道冠状病毒,在上呼吸道和下呼吸道常见,全球分布,冬季多见,这些性状与“老冠状病毒”HCoV - 229E 和 HCoV - OC43 并无多大区别,只有 SARS - CoV 可引发 SARS。

根据我国学者最近在北京地区的研究报道,所有 4 个非相关的人类冠状病毒在我国成人上呼吸道感染中均常见,用 RT - PCR 试验能够测出。在小儿急性呼吸道感染患者中有约 10%的标本测出 HCoV - NL63 或 HCoV - HKU。

2002 年 11 月,在我国广东省首先出现 SARS 病例,开始诊断为“非典型性肺炎”,简称“非典”。后来迅速传播成为全球性的呼吸道传染病,感染约 8 000 人,死亡 774 人,老年患者死亡率约 50%。SARS 的起始症状类似流感,即发烧、肌痛、不适和发冷,咳嗽是普遍的,只有到晚期才出现呼吸困难。死亡原因通常是呼吸衰竭或脓毒症相关综合征,老年和并发症可增加疾病的严重性。SARS 的化验诊断主要靠 PCR 技术和血清学方法,尚无有效治疗策略。临床使用干扰素和利巴韦林(ribavirin)似乎能抑制病毒增殖,但过强的免疫反应导致间质损伤,因此可采用糖皮质激素与抗病毒治疗联合应用。一些研究者正在研制新的抗病毒药和针对 SARS - CoV 的疫苗。

后来追查 SARS 的起因可能与首例患者接触果子狸(学名花面狸,masked palm civets)有关。在 1940～2004 年间确定的 335 种传染病中,54. 3%由细菌或立克次体引起的,60. 3%是动物源性的,其中后者的 71. 8%源自野生动物。冠状病毒在鸟.兽中引起多种疾病,在人类能引起多种呼吸道.胃肠道及其他疾病,有的可能引起重症急性呼吸道综合征(SARS)。冠状病毒的种间传播和适

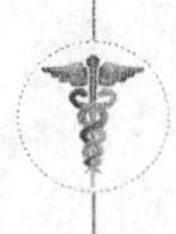

应能力在实验研究中早已观察到，近年来在自然界得到证实。从而推测，HCoV-OC43 大约在 20 世纪初从牛的冠状病毒演变而来；HCoV-229E 在 19 世纪初从非洲蝙蝠的冠状病毒演变而来（见图 3-4）。

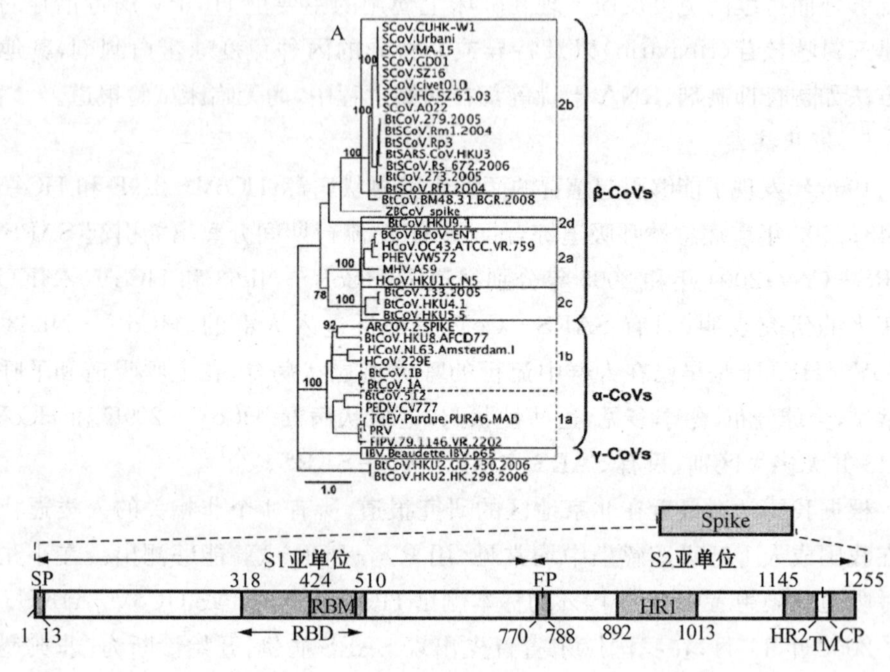

图 3-4　冠状病毒的进化

A 根据冠状病毒钉状（spike）糖蛋白的序列可分为 3 组：α-CoVs；β-CoVs；γ-CoVs。经典分型以 1a，1b，2a，……表示。（引自 Bolles 等，2011）

冠状病毒与其受体间的相互作用在组织亲和性、种间传播和宿主范围中起决定性作用。各种冠状病毒证明其受体和辅助受体的范围广泛，如传播性胃肠炎病毒、犬冠状病毒、猫传染性腹膜炎病毒和 HCoV-229E 用氨肽酶为受体，小鼠肝炎病毒（MHV）用细胞黏附分子 CEACAM1a 为受体，有些冠状病毒用糖作为辅助受体。使用不同受体直接影响宿主范围和组织嗜性。晶体结构研究表明，MHV 受体的结合结构域可能是从宿主糖结合蛋白半乳凝素（galectin）衍生的，改变为能与小鼠细胞黏附分子 CEACAM1a 结合，增强与宿主细胞的亲和力，增加了冠状病毒 Spike 糖蛋白的可塑性和多样性。研究表明，Spike 糖蛋白是 SARS-CoV 宿主特异性的关键决定因素。Spike 糖蛋白是有包膜的蛋白三聚体，可结合人类血管紧张素转化酶 2（ACE2），是病毒锚定和进入的基础受体。

SARS－CoV 糖蛋白也接合 C－型凝集素作为辅助受体。重要的是 SARS－CoV 的锚定和进入高度依赖跨膜蛋白酶/丝氨酸亚族成员 2 和 ACE2 的裂解，尤其是在气相和肺泡中。Spike 糖蛋白在 SARS 流行过程中快速演化，在人类和花面狸的分离物中呈现高度可塑性及易变性，在蝙蝠、花面狸、小鼠等体内适应。

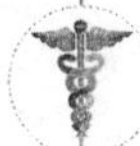

蝙蝠是唯一飞行的哺乳类动物，全球分布、群居，保存了许多能感染人类的病毒。已报道的蝙蝠所带的 60 种病毒中有 59 种病毒对蝙蝠不致病，蝙蝠是自然带毒者，如狂犬病毒、Hendra 狂犬病毒、Nipah 病毒、Menangle 病毒、Ebola 病毒、Marburg 病毒等多种动物源疾病的病毒。2005 年就发现中国的马蹄蝙蝠(*Rhinolophidae*)是 SARS－CoV 样病毒(同源性 87%～92%)的自然储存者。近年来，中东地区发生的致死性呼吸道疾病与 β－CoV 有关，但尚未从自然状态的蝙蝠分离出蝙蝠的病毒。最近 Huynh 等用分子时钟分析(molecular clock analysis)发现，北美三色蝙蝠(*Perimyotis subflavus*)的冠状病毒 α－CoV 的序列与人类的同源，推测它们在 563～822 年前分开。他们建立了蝙蝠的肺细胞系进行深入研究，结果 SARS－CoV 的小鼠适应株 SARS－CoV(MA15)和带有早期 SARS－CoVs spike 基因的嵌合病毒株不能在此蝙蝠的肺细胞系中有效增殖，而 HCoV－NL63 经过多次传代后能够增殖。最近，Anthony 等对蝙蝠携带的 CoV 病毒研究表明，宿主体内、外的生态环境在冠状病毒进化中起重要作用。蝙蝠携带的病毒能与其他动物交叉感染，而蝙蝠起储存或中间宿主的作用，还可能在其体内出现某些变化，甚至涌现出新的病毒(见图 3－5)。

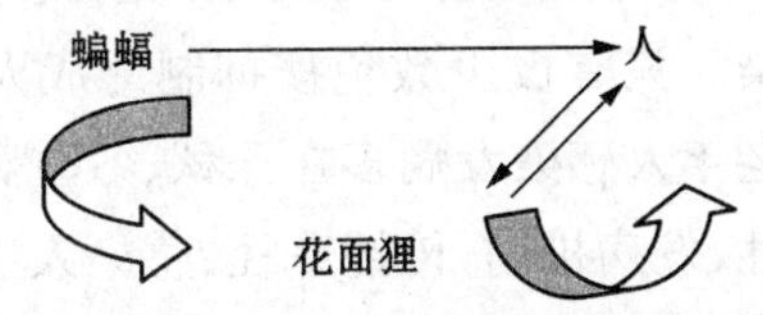

图 3－5　SARS－CoV 涌现的竞争模型

早期资料提示，SARS－CoV 初始是动物间传播的，由蝙蝠传给花面狸，然后由花面狸传给人类。近期的系统遗传和受体分析表明，其也可以由蝙蝠直接传给人类，后来在人类和花面狸间交叉传播。(引自 Bolles 等，2011)

4. *流感病毒和禽流感*

最严重的流感流行是 1918～1919 年甲型流感病毒 H1N1 引起的洲际大流行，导致近亿人死亡，死者主要是年轻人。最近的流感洲际大流行是由 H1N1 和 H3N2 引起的。2009 年，H1N1 引起的流行死亡率为 12/100 000，65 岁以上的老年人仅占 9%。H5N1 禽流感病毒从 1997 年以来感染人类，至 2011 年 3 月确诊 528 例，死亡 311 例，其中 89%是 15 岁以下儿童。

禽流感由于候鸟迁移而易扩散传播。由于 RNA 病毒的易变性，禽流感病

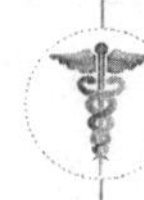

毒容易在哺乳类动物和人类间交叉感染，甚至大流行。掌握这些病毒的微进化规律有重大的实际意义和理论意义，是现代生物医学的重大课题之一。

5. 人类博卡病毒(HBoV)

2005年，Allander等从小儿呼吸道感染标本中检出一种新病毒，基因序列与细小病毒科的牛(bovine)和犬(canine)细小病毒相近，故命名为人类博(bo)卡(ca)病毒(human bocavirus, HBoV)。Kesebir等对96份无症状儿童呼吸道标本进行HBoV检测，呈阴性，而有症状患儿阳性检出率为5.2%，其伴有发热、流涕、咽痛、咳嗽、气喘等症状，部分患儿胸片检查异常，少数病情较重者可出现呼吸窘迫。这些患者多为2岁以下小儿，临床诊断包括支气管炎、细支气管炎、肺炎等。后续研究表明，呼吸道标本中HBoV的检出率为1.5%~1.9%，全球全年都有HBoV感染，与儿童的呼吸道感染有关，初次感染的年龄为半岁至两岁，而成人感染的报道还不多。虽然在1%~9%的有胃肠道或呼吸道症状的小儿粪便中测出HBoV，河水和污水中亦可测出，但尚未确定HBoV是否真正的肠道病原体。

连续的咽拭子检测表明，HBoV DNA可以在咽部存在数月。血清学测定表明94%的被测成人有抗体，说明感染过HBoV，其抗体水平高提示HBoV普遍感染。只有极少数免疫抑制的成人呈HBoV DNA阳性，免疫功能低下的成人和老年人感染发病多在深秋、冬季和早春天气较冷的季节。要确认HBoV的致病性、发病机制、传播途径、感染人群、机体的免疫反应等，尚需进行更多的研究。

6. 人类鼻病毒C和D组

人类鼻病毒(HRV)即感冒病毒是所有年龄组最常见的呼吸道病原体。原认为只有A、B两个组99个血清型，PCR检测技术普遍开展后确定还有C、D两组，共超过150型，HRV感染的检出率明显提高。

HRV感染最常见的是感冒，占60%~70%。还可伴随其他肺部感染，在各年龄组都可引发哮喘，成人和老年人引发慢性阻塞性肺病，长期监护病房的发病率和病死率较高。

HRV可引起特殊的慢性肺部感染，甚至长达12个月。例如，在肺移植的免疫抑制或低免疫球蛋白血症患者。近年来的资料表明，C组HRV有较高的发病率，住院患儿尤多。

7. 人类多瘤病毒KI和WU

除了已知的多瘤病毒BK和JC外，2007~2011年间又确定了7个新型人类多瘤病毒，2个由呼吸道标本发现，分别以发现的单位卡罗琳斯卡研究所和华盛

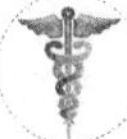

顿大学命名(KIPyV和WUPyV);2个以发现的疾病命名,MCPyV源自皮肤的Markel-细胞腺癌,TSPyV源自皮肤病;其他3个也源自皮肤标本,以序号命名为PyV6,PyV7,PyV9。KIPyV和WUPyV在有呼吸道症状的患者检出率为2%~7%,大部分存在于上呼吸道。小儿感染的症状主要为流鼻涕和咳嗽,症状严重者有支气管炎甚至肺炎。血清学研究表明,50%~80%的健康儿童和成人曾经感染过KIPyV和WUPyV。目前,尚无这些病毒在老年人感染的资料。但值得注意的是,多瘤病毒有致癌性,而且能够持续存在于人类组织中。与BK和JC病毒类似,KIPyV和WUPyV在免疫抑制的情况下也能被激活。其临床意义及在人群中的微进化规律有待深入研究。

8. 细环病毒

细环病毒(Torque teno virus, TTV)是单股负链环状DNA病毒,约3.8 kb,属于*Circoviridae*族。TTV在动物中广泛存在,尤其是在猪群中流行,可能与猪的疾病相关。人类的TTV是1997年从一例输血后肝炎病人的血清中发现的,以患者的名字命名。因为与输血传播相关,有人称其为输血传播病毒(transfusion transmitted virus, TTV),与原名的简称恰巧一致。TTV极其多样性、多变种,尚无适宜的培养体系。虽然90%以上的成人都有TTV,至今未能确定其病因学意义。临床上观察到特发性重症炎症性肌病、肿瘤和狼疮患者呈TTV增高,有急性呼吸道感染的婴儿TTV增殖活跃。已经在多种组织和分泌物中测出TTV的DNA,TTV可能在气道组织、肝、骨髓中繁殖。气道可能是TTV的初始传播途径,血液中常可测出TTV的DNA,健康成人血液的阳性率达70%~90%。单次感染可持续数年,有慢性病毒血症。可以同时感染TTV的不同变种,TTV也能加重其他呼吸道病毒感染的症状。鼻腔分泌物或血浆的TTV浓度可以作为疾病过程的指标,与过敏性炎症呈正相关,与哮喘时的肺功能呈负相关,高浓度意味着细支气管炎和特发性肺纤维化的严重性。

9. 肥胖对呼吸道病毒感染的影响

2009年,H1N1流感大流行发现,肥胖是影响流感疾病预后的独立因素,引起研究者的关注。初步研究发现,肥胖者感染呼吸道病毒后产生干扰素的能力明显下降。实验证明,饮食致肥的肥胖小鼠实验感染流感病毒后产生干扰素的能力低于普通小鼠(对照组),死亡率明显高于对照组。近年来,用人类支气管上皮细胞和哮喘患者的巨噬细胞感染鼻病毒的研究表明,肥胖症患者的干扰素产生能力低下。同组作者报道,在慢性阻塞性肺病和囊性纤维化患者也有干扰素

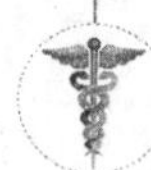

产生缺陷。

肥胖属于慢性炎症状态。脂肪组织除了储藏能量外还有内分泌功能，产生脂肪激素（adipokines），有免疫调节效应。其中在肺组织表达最多的是瘦素（leptin，一种相对分子质量为 16 000 的促炎脂肪激素），主要由白色脂肪组织产生，存在于血清和支气管肺泡灌洗液中，与整体脂肪量成比例，初始功能是通过丘脑下部控制食欲。瘦素结合 Ob - Rb 受体，刺激 Janus 激酶-信号转导和激活转录途径（JAK - STAT），导致 STAT 蛋白磷酸化，转移入核后进行基因转录。瘦素参与呼吸系统的生理学功能（肺发育成熟、呼吸调控等）和病理状态（哮喘、慢性阻塞性肺病、睡眠呼吸暂停等）。肥胖者的循环瘦素水平升高，提示出现“瘦素耐受”状态，可能是由细胞因子信号抑制物-3（SOCS - 3）介导。由于干扰素的信号转导使用同一条 JAK - STAT 途径，由 SOCS - 3 负调节，从而提示肥胖者对呼吸道感染病毒的干扰素反应可能减弱。

10. 小结

地球上最早的微生物是 30 多亿年前出现的，人类的起源始于 150 万年前，因此能引起人类疾病的微生物是晚近才出现的病原微生物。宏进化和微进化二者都需要基因的横向传递，微进化在病原微生物的发生中尤为重要。质粒、噬菌体和致病岛（pathogenicity island，PAI）在微进化中引起病原微生物的基因组发生变化，产生新的表型，在急性传染病的发生中起重要作用。PAI 参与宏进化过程，尤其是在新的表型或新物种形成过程中起重要作用。由于微生物检测技术的突破，较之前相比，用 PCR 技术发现了大量不能在实验室内培养分离的微生物，扩大了人类的研究视野，对于微生物与人类关系的认识有了根本性的改变。按照超有机体（superorganism）的观点，人体是由人类细胞和共生及寄生的病毒、细菌、真菌、寄生虫等构成的微生态系统，形成全基因组（hologenome）。从受精卵胚胎发育到个体成长直至死亡，其整个一生是一个微进化过程，人类细胞和共生、寄生生物是地球上生物宏进化的产物，因此人体构成、运行受宏进化和微进化规律的约束和控制。这种观点对于今后疾病的防治策略将有深远的影响。

第四节　微进化规律的探讨

近十年来，微生物进化生物学和基因组进化的研究进展揭示了达尔文和新达尔文主义学派未曾见过、没有考虑到的微观生物学世界，与以宏观生物学研究为主的达尔文进化论发生了一些冲突和分歧(见表 3-4)。其真正的原因并不是二者的研究范围不同,而是不同范畴有不同的规律;它们之间也可能互补,不同的时空有不同的规律,有待深入研究和探讨。本节侧重探讨微进化的规律。

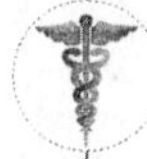

表 3-4 基因组进化与达尔文进化论的主要冲突和分歧

达尔文进化论的观点	基因组进化研究的发现
进化的总趋势:向着有益的方向	自然选择是进化因素之一,灾难性随机过程产生大量随机选择,不一定向着有利的方向
最佳适度生存原则,向最佳状态进化	基因组含有许多不增加适度的基因,也不是现有生态系统生存所需的基因
总的进化趋势是形成复杂的适应性机体	复杂生物仅是现存物种的很小部分,若干复杂物种已灭绝
机体进化通过自然选择逐渐固定微小变异	基因组进化通过大量的基因删除、复制、插入和基因组重排。很少渐进的适应过程
机体进化通过祖先性状的纵向遗传	基因性状是纵向、横向传递及创造新基因的结果
所有细胞生命源自一个共同的祖先	基因组的嵌合性状排除了共同祖先的可能性
生命的进化能用单棵树表述	基因组汇集的基因有不同的进化史不能用一棵树表述

(引自 Merhej, 2012)

一、基因组和分子表型组进化的规律

达尔文的进化假设纯粹是定性的。20 世纪上半叶 Fisher、Wright 和 Haldane 对于群体进化进行了定量分析,到 50 年代以群体遗传理论的形式整合到现代综合进化论中。20 世纪末至 21 世纪初由于大量新数据的获得,进行了定量分析。这些资料包括大量全基因组序列、转录组(全基因组基因表达信息)、蛋白质组(机体蛋白丰度信息)、相互作用组(机体水平蛋白或基因物理或遗传的相互作用信息)、调节组(基因表达调节的扩展资料)等。

Koonin 等总结的基因组进化最明显的定量规律包括纵向同源基因进化率的正态对数分布(见图 3-6);平行同源基因族关系和节度在生物学无标度网络中的幂律样分布(见图 3-7);基因序列进化率和表达水平(或蛋白丰度)的负相关(见图 3-8);基因功能分类与基因组大小间的差分比例(differential scaling)

(见图 3-9)。图 3-6～图 3-9 显示了规律依赖性和分布的理想表述。

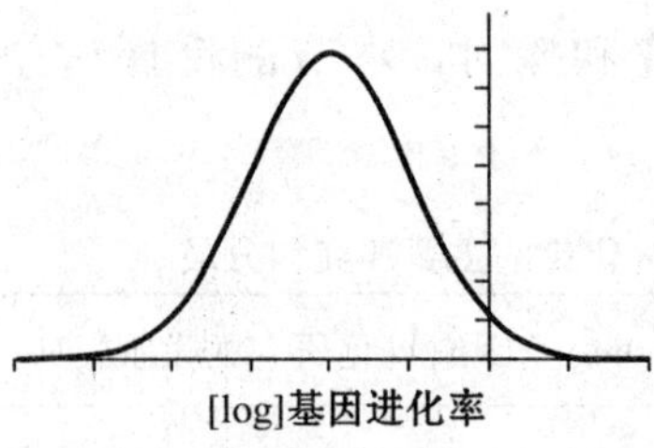

图 3-6 直系同源基因进化率的正态对数分布(引自 Koonin，2011)

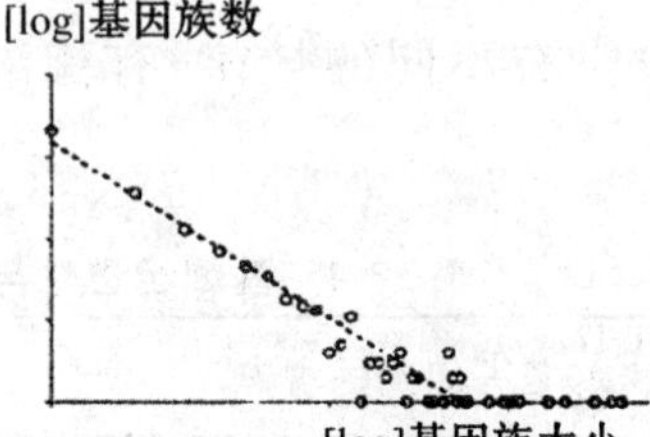

图 3-7 横向同源基因族大小的幂律样分布(引自 Koonin，2011)

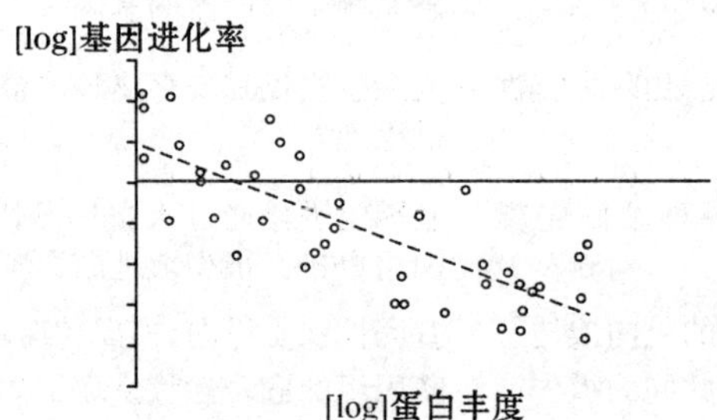

图 3-8 基因表达水平(蛋白丰度)与序列进化率的负相关(引自 Koonin，2011)

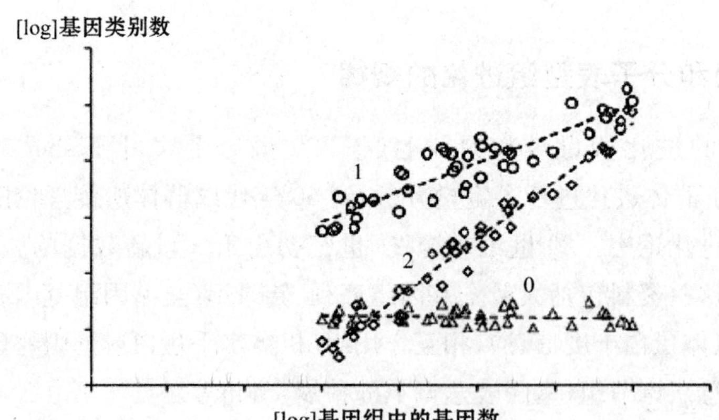

图 3-9 基因功能分类与基因组大小间的差分比例(differential scaling)

可以有 3 种情况：0-没有依赖性，典型的以翻译系统组分为例；1-线性关系，如代谢酶；2-二次方关系，调控和信号转导系统成分的性质。(引自 Koonin，2011)

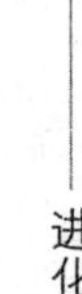

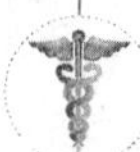

直系同源基因(orthologous gene),或译为“垂直同源基因”、“正同源基因”、“定向进化同源基因”,是指由同一祖先进化来的基因。通常编码必需的酶、辅酶或关键的调控蛋白基因,功能保守,进化缓慢,变化速度覆盖整个进化历程,有序列变化速度与进化距离相当等特征。大多数直系同源基因的功能相同或相近,调节机制相似。

横向同源基因(paralogous gene),或译为“旁系同源基因”、“并系同源基因”、“平行进化同源基因”,是指由于基因重复而产生的同源基因。重复后,进化选择压减小、一条基因丢失或沉默促使横向同源基因分化,产生新的特性或功能。虽然横向同源基因转录区序列相似度不高,但操纵子仍然有较高的保守性。横向同源基因并不限于同一物种,不同物种由于始祖基因复制而分化的基因也属于横向同源基因,如鼠的 α-珠蛋白、鸡的 β-珠蛋白基因。

异源同源基因(xenologous gene)是由于基因在不同物种间的横向转移而产生的,其在原核生物中的研究较多。最近研究表明,异源同源基因的原位取代是细菌进化的重要原因。在比较真核基因组和原核生物基因组时发现,少数脊椎动物基因在细菌中有同源序列,而在其他真核生物中没有发现同源序列,推测可能其他的真核生物丢失了这些基因,也可能这些基因从细菌直接横向转移到脊椎动物祖先的基因组中,即异源同源基因。

生物进化过程与统计物理学之间有明显的相似性。统计物理学的状态变量(自由度)如气体分子的位置和速度,与核酸或蛋白质的序列、基因组中基因的状态类似;进化率或基因性质相当于气体分子速率;进化过程中有效群体的大小类似于温度在统计物理学中的作用;生物进化中的适度相当于统计物理学的自由能。我国物理学家敖平在 21 世纪初就用统计力学和热力学的方法将达尔文的进化动力学作了数学物理表述,近年来,Koonin 等进化生物学家总结出了上述微生物和基因组的进化规律。这些规律令人惊讶,地球上的生物经历了数十亿年的进化保持了基本的关系和规律,分不出哪些直系同源基因是源自细菌、古菌或真核细胞。这些规律的性质或意义如何?是真正反映了基因组进化的本质或仅仅是统计学现象?目前有多个物理/数学模型正在应用这些规律进行研究(见图 3-10)。

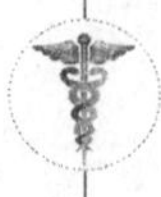

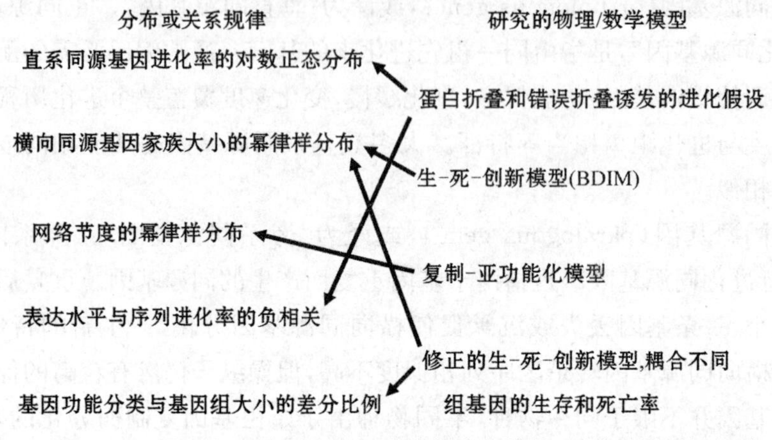

图 3-10　基因组和分子表型组进化规律与其物理/数学模型的关系

生-死-创新模型(birth-death-innovation model, BDIM)仅有 3 个基本过程:基因产生(复制)、基因死亡(消除)和创新即获得新家族,如通过横向基因转移获得新基因。(引自 Koonin, 2011)

二、朊病毒和中心法则

由于生命活动是在统计物理学范畴中演化而来,在生物学中很少有完美无缺的法则,分子生物学的中心法则就是其中一例(见图 3-11)。1957 年,Francis Crick 最初提出的中心法则,即 DNA→RNA→蛋白质。后来反转录酶的发现,提出 RNA 可以将信息反转录给 DNA。中心法则说明遗传信息的主要流向,是经验性的,没有任何物理学基础,主要依据当时的研究资料。

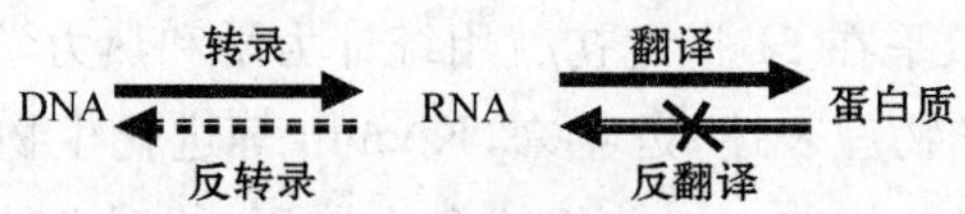

图 3-11　分子生物学的中心法则

至今尚未发现反向翻译,但不等于蛋白质向核酸逆向传递信息的可能性不存在。朊病毒(prion)的发现和深入研究就提出了这种可能性。朊病毒是没有核酸而能够传播疾病或特性的感染性蛋白,是疯牛病、羊瘙痒症、海绵状脑病、库鲁病等慢性传染病的病原体。朊病毒主要由 PrP^{SC}(scrapie prion protein)致病性异构体组成,是宿主蛋白 PrP^{C}(cellular prion protein)的构象同分异构体的聚集体。朊病毒有许多不同的毒株,它们都有相同的 PrP^{C} 序列,但是构象不同。

朊病毒的种间传播效率很低，在新宿主系列传代后传播效率可以提高，提示经历了变异和选择过程，即使在同种宿主中不同类型细胞间的传递也有选择更适宜的“亚株”过程。体外实验证实了朊病毒的这种变异和选择过程(见图 3－12)。

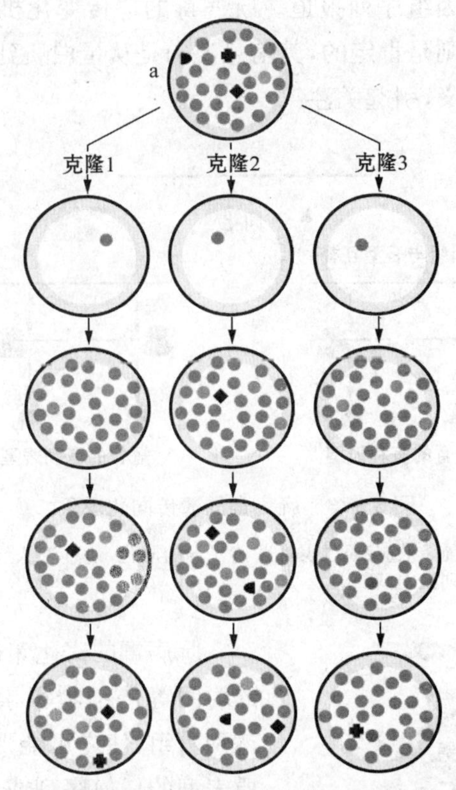

图 3－12　朊病毒在体外培养细胞中的变异和选择

不同深浅和形状代表不同的异构体。通常朊病毒群体是不同异构体的混合体，克隆后由于微环境的差异又成混合体。(引自 Weissmann 等，2011)

研究表明，PrP^{SC}通过转变 PrP^{C} 复制自己，PrP^{C} 可以混合形式存在称为相似株(quasispecies)，有些 PrP^{C} 在临界状态下加速 PrP^{SC} 的“播种”作用。这个假设得到蛋白质错误折叠周期性扩增(PMCA)反应的支持，感染性朊病毒颗粒在 PMCA 后增多。

蛋白成分的感染因子的发现和表观遗传学的发展促进了朊病毒研究的深入。后续研究表明，朊病毒不仅存在于动物中，真菌中也有发现，可引起遗传变化，成为研究朊病毒和遗传规律的新模型。值得注意的是，朊病毒介导的表观遗

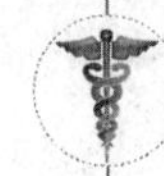

传变化可以转换为不依赖朊病毒的遗传变化，尤其是通过表观遗传学遗传特征的遗传同化现象（见图 3 - 13）。可简单地由过去存在的遗传变异通过减数分裂后再分离达到吸收同化，不过同化出现的频率较低，可能需要较多的变异积累，目前尚无同化株的基因组序列报道。朊病毒的遗传变化机制有待深入研究，然而朊病毒挑战中心法则是肯定的，其信息流向是从蛋白质到基因组，在获得性遗传研究方面有重要意义，引起关注。

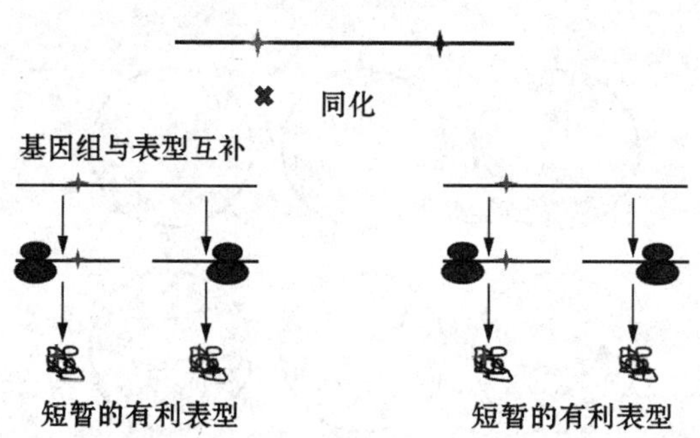

图 3 - 13　朊病毒的遗传同化现象

前瞻效应：通过表观遗传变异的同化，信息流从蛋白质序列流向基因组。

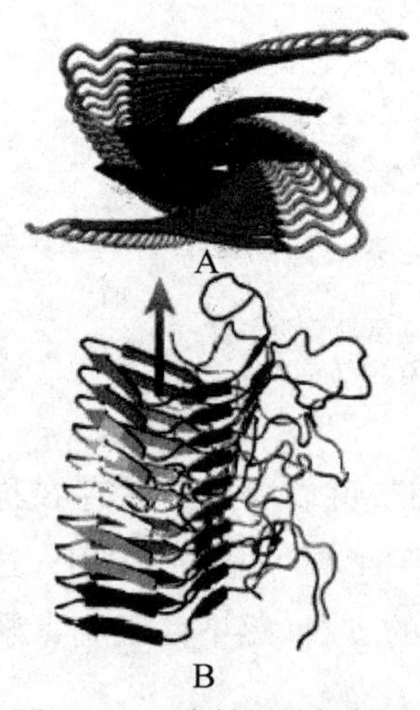

图 3 - 14　淀粉样结构模型

A. β^{1-40}结构是由发卡状结构单体平行堆积而成；B. HET 朊蛋白结构域（218～289）形成两个旋转的 β-螺旋，部分重复序列形成了 β-链。（引自 Wickner 等，2011）

朊病毒的寄生策略很简单，即用足够的时间等待细胞积累足够多的有利变异达到重组，使之可能形成新的变种。蛋白质表型的任何序列或结构变化，如自发的转录、剪接、RNA 编辑或翻译错误或折叠错误都可能成为潜在的遗传“前瞻效应（look-ahead effect）”，亦即表型的和基因型的变异互补产生暂时的有利表型（见图 3 - 13）。表型变异的前瞻性效应尚无直接的实验研究，但真菌朊病毒的研究进展为开展朊病毒实验研究奠定了基础。大多数酵母和真菌的朊病毒是淀粉样的，呈交叉 β-板状的二级结构（见图 3 - 14）。

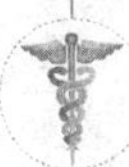

三、树式进化与卜根式进化

达尔文时代的生物学家依据当时存在的生物和古生物化石推测出生物的树式进化(tree of life),这一伟大的科学假设对科学发展做出了重大贡献。但是,现代生物学研究表明微生物的进化不是简单的树式进化,而是卜根式进化。图3-15是微生物的三大界域,即细胞生物的树式进化表述,阐明了三者的主要关系。

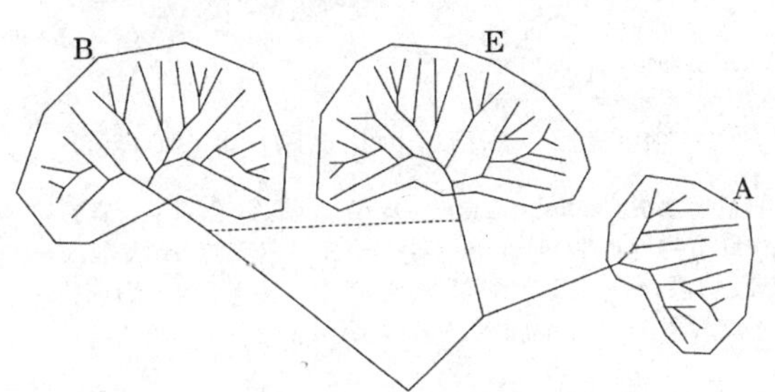

图3-15　细胞生物的三大界域的进化树

A. 古菌;B. 细菌;E. 真核细胞

图3-16是三者的卜根式进化表述,增加了基因横向传播的关系,比图3-14更接近实际。

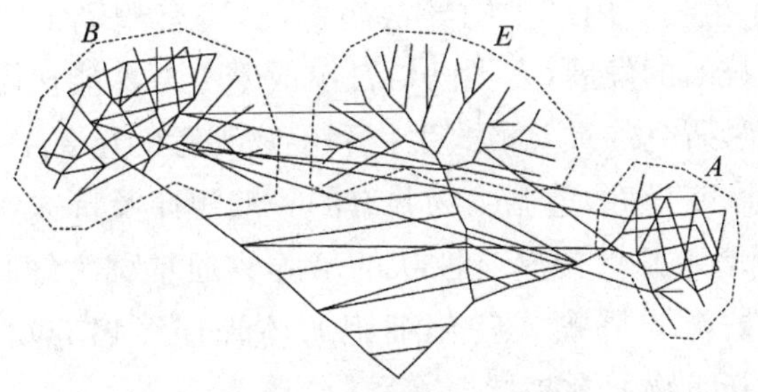

图3-16　3个界域细胞生物进化的网络表述

进化网络包括细胞生物的3个界域,包含广泛的横向遗传信息。

近年来的研究表明,微生物中数量和种类最多的是病毒,它们不仅寄生于多细胞生物中,与单细胞生物也有复杂的网络关系,不仅是细胞内寄生物,也是宿主进化的重要介导(见图3-17)。

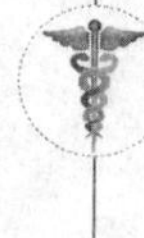

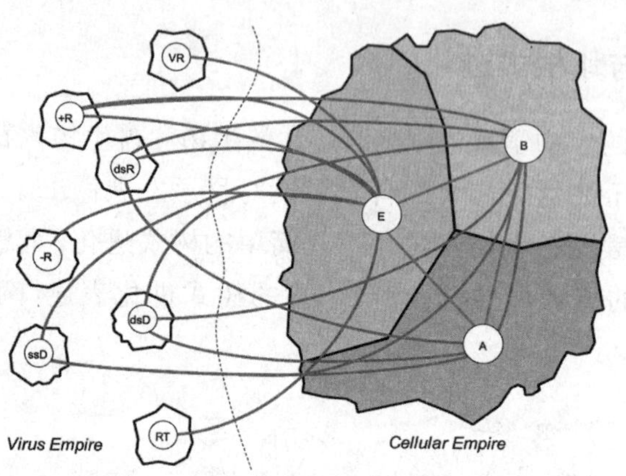

图 3-17　病毒生物和细胞生物的关系

细胞生物界(Cellular Empire):A. 古菌;B. 细菌;E. 真核细胞。

病毒生物界(Virus Empire):(+)R-正链 RNA 病毒;(-)R-负链 RNA 病毒;dsR-双链 RNA 病毒;dsD-双链 DNA 病毒;ssD-单链 DNA 病毒;RT-反转录病毒;VR-类病毒。

人体内正常细胞的微进化是树式进化,如造血细胞的阶梯式增殖、分化呈严格的树枝分叉式。实际上各种正常组织的发育和细胞分化都呈阶梯式,在炎症和创伤修复时可出现局部的嵌合式演化,肿瘤组织以嵌合式演化为主。

四、细胞系的演化

肿瘤是多细胞生物体内产生的异常病变,已经有数亿年历史。近半个世纪来,随着组织培养技术的发展,人类已培育出成千上万株能在体外连续培养的细胞系,成为生命科学研究的重要模式生物和生物工程的重要工具。与肿瘤类似,细胞系也有多样性、变异性,遵循生物共有的一般规律及特殊规律。源自正常组织,能在体外有限增殖并保持原有性状的培养物通常称为细胞株(cell strain),如人二倍体细胞株;源自肿瘤或转化细胞的体外连续培养物称为细胞系(cell line),体外培养的新生物通常是指细胞系。

应用细胞系进行的大量研究发现,细胞系有遗传漂变的特征。有人总结了1 000 多篇应用人白血病细胞系 HL60 进行医学生物学研究的论文,发现传代5 次后细胞系的性状均已变化,这种变化是无目的、非定向的,所以称为“漂变”。长期使用细胞系做实验的研究者都有类似经验。笔者在建立人白血病细胞系 J6-1、J6-2 和 J6-3 的过程中系统观察了细胞系的演变过程,成系前培养物延续了体内细胞的分化潜能,向某一系列分化;成系后分化潜能丧失,不再定向分化，但出现不断地非定向漂变。

细胞系培养物中常见细胞融合、多核细胞、无丝分裂、细胞凋亡等现象，提示自发性的细胞杂交可能在细胞系的漂变中起一定的作用。因此，用细胞系作为模式生物和生物工程工具时，必须考虑漂变的影响。

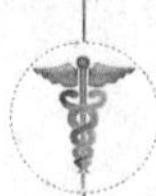

五、问题和展望

达尔文的进化论是生物进化研究的开始，绝不是生物进化机制的全部。虽然经过一个半世纪的研究，进化生物学取得了很大进展，但仍然有许多问题正在或有待深入研究解决。简要概述如下：

1. 进化模式的多样性

现代生命科学的研究表明，微生物世界和纳米生物学的生命规律与经典的生物学规律有明显的差异。近年来，微生物学和分子生物学的发现初见端倪，有待深入研究掌握生命进化规律的全貌。随着后生动物中横向基因传递的报道逐渐增多，渐渐地充实了后生动物系统树的内容（见图 3－18），提出了前人未考虑到的新问题，开拓了研究和应用领域。如果按照系统生物学和网络生物学的观点和方法阐明人体的结构和功能，其复杂程度和难度不亚于宇宙学家对宇宙起源的探索。

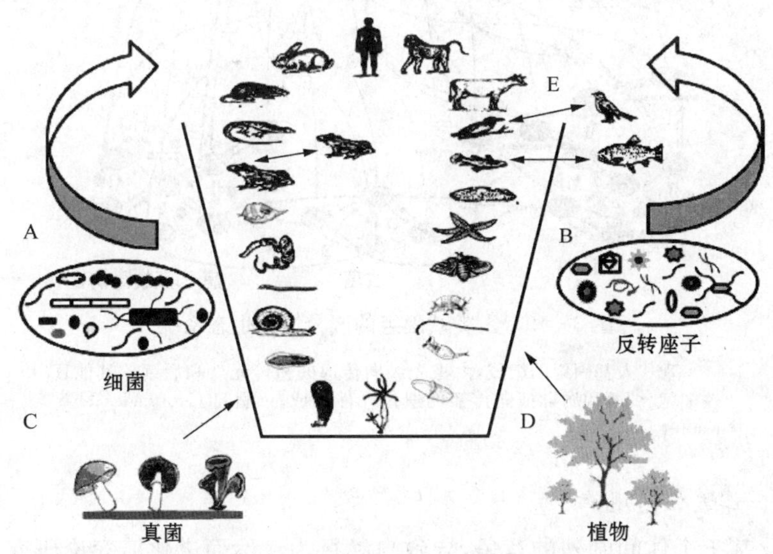

图 3－18　原生动物的嵌合式进化

此图表述后生动物基因组与横向基因传递，反向转座子和杂交事件的嵌合性质。A. 细菌；B. 反转座子；C. 真菌；D. 植物；E. 相近物种间杂交。（引自 Ramulu 等，2012）

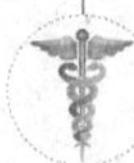

2. 进化医学的临床意义

进化医学在临床医学中的指导意义是多方面的。基层医生的基础工作是采取病史和体检。病史是临床诊疗的重要依据，是人体超有机体细胞社会进化的历程，是系统发育进化基础上的微进化过程。随着科技的进步，化验检查的技术水平有很大提高，但收集病史、分析病史、准确的体格检查乃是临床医师的基本功。哮喘病病因和发病机制的“卫生假设”是英国临床医师提出的，从大量哮喘病患者的个人史中查找线索，从婴幼儿期的生活特征——城市生活提出“卫生假设”。进化医学给临床医学提供了理解疾病发生、发展和预防、治疗的方向和基础。现代的进化概念从经典的树式进化扩展为嵌合式进化（见图 3－19），对于新型感染性疾病的发生和防治、代谢病的防治、肿瘤的防治都将有新的观念和方法，如何在临床医师中建立进化医学的概念和思考方法是医学教育的重要课题。

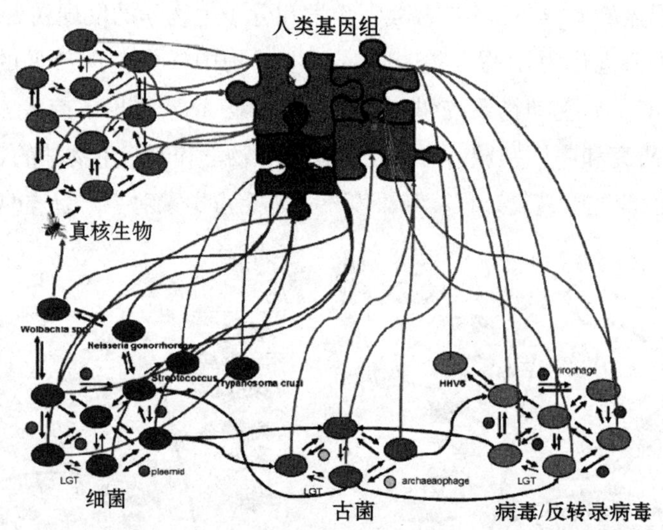

图 3－19 人类基因组的嵌合性和生态系统

现代人基因组的组成，由祖先纵向传递的遗传元件和后续从其他真核细胞、细菌和病毒横向传播的遗传元件构成。（引自 Georgiades K & Raoult D，2012）

3. 合作进化的规律

进化基于个体间剧烈的竞争，导致自私行为。然而进化博弈论研究发现，合作(cooperation)为进化到新的组织结构所需，基因组、细胞、多细胞有机体、社会昆虫和人类社会都以合作为生存的基础。合作意味着放弃部分利己行为，互相帮助，互相依存。然而，自然选择意味着竞争有悖于合作，除非有特殊机制。Nowak 提出了合作进化的 5 个机制，即家族选择、直接互惠、间接互惠、网络互利和群选择。每个机制都能在自然选择中导致合作进化。自然合作可能是继变异和自然选择后进化的第 3 个基本原理。自然合作的机制、意义和作用有待深入研究。

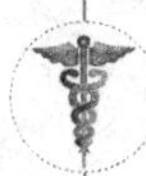

4. 进化的混沌性

混沌(chaos)是指发生在确定性系统中的貌似随机的不规则运动，不可重复、不可预测，但不是纯粹的随机性和偶然性，其特点是对初始事件的极其敏感性，长期效应呈规律性。生物体内的许多生理、生化功能呈混沌性，近年来分子遗传学的研究进展表明生物进化也呈现混沌性。Huang 等提出用肿瘤吸引子(cancer attractors)的概念研究肿瘤受到关注，一些研究者在抗癌治疗中应用吸引子的概念探讨耐药机制。混沌学是 20 世纪物理学建立的三大学说之一，在气象学中的应用受到关注，进化的混沌性研究可能有重要意义。

5. 传染病流行的预测

传染病流行的预测是生命科学研究的重大课题之一。基于多学科的长期基础研究，不仅要掌握病原的进化和突变规律，同时要掌握人群的免疫状态，还有其他生态和社会状况，核心问题是病原和人群的微进化规律。

参考文献

[1] 敖平，吴克复. 进化论的现代观[M]. 北京：科学出版社. 北京，2012.

[2] 吴克复. 肿瘤微环境与细胞生态学导论[M]. 北京：科学出版社，2009.

[3] 吴克复，郑国光，马小彤，等. 膜结合细胞因子与前馈调节[J]. 中国实验血液学杂志，2013，21(5)：1091-1094.

[4] 吴克复，郑国光，马小彤，等. 嵌合式进化及其医学意义[J]. 医学研究杂志，2013，42(12)：5-7.

[5] Allander T, Tammi MT, Eriksson M, et al. Cloning of a human parvovirus by molecular screening of respiratory tract samples [J]. Proc Natl Acad Sci USA, 2005, 102：12891-12896.

[6] Almond MH, Edwards MR, Barclay WS, et al. Obesity and susceptibility to severe outcomes following respiratory viral infection [J]. Thorax, 2013 Feb 22. doi: 10.1136/thoraxjnl-2012-203009.

[7] Anthony S, Ojeda-Flores R, Rico-Chávez O, Coronaviruses in bats from Mexico [J]. J Gen Virol, 2013, Epub ahead of print.

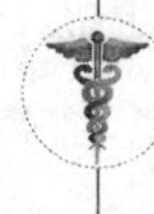

[8] Ao P. Laws in Darwinian evolutionary theory [J]. Phys Life Rev, 2005,2:117-156.

[9] Ao P. Emerging of stochastic dynamic equalities and steady state thermodynamis from Darwinian dynamics [J]. Commun Theor Phys, 2008,49:1073-1090.

[10] Arnold JC, Singh KK, Spector SA, et al. Human bocavirus: prevalence and clinical spectrum at a children's hospital [J]. Clin Infect Dis, 2006,43:283-288.

[11] Basith S, Manavalan B, Gosu V, et al. Evolutionary, structural and functional interplay of the I κB family members [J/[EB/OL]]. PLoS ONE, 2013,8(1): e54178. doi:10.1371/journal.pone.0054178

[12] Bolles M, DonaldsonE, Baric R. SARA-CoV and emergent coronaviruses: viral determinats of interspecies transmission [J]. Curr Opin Virol, 2011,1(6):624-634

[13] Caetano-Anolles G, Seufferheld MJ. The coevolutionary roots of biochemistry and cellular organization challenge the RNA world paradigm [J]. J Mol Microbiol Biotechnol, 2013,23:152-177.

[14] Cheng W-Y, Ou Yang T-H, Anastassiou D. Biomolecular events in cancer revealed by attractor metagenes [J/[EB/OL]]. PLoS Comput Biol, 2013,9(2): e1002920. doi: 10.1371/journal.pcbi.1002920

[15] Chothia C, Gough J. Genomic and structural aspects of protein evolution [J]. Biochem J, 2009,419:15-28

[16] Claverie JM, Abergel C. Open questions about giant viruses [J/[EB/OL]]. Adv Virus Res, 2013,85:25-56. doi: 10.1016/B978-0-12-408116-1.00002-1.

[17] Cui LJ, Zhang C, Zhang T, et al. Human coronaviruses HCoV-NL63 and HCoV-HKU1 in hospitalized children with acute respiratory infections in Beijing China [J/[EB/OL]]. Adv Virol Vol, 2011, article ID 129134, 6 pages DOI:10.1155/2011/129134.

[18] Daly T, Chen XS, Penny D. How old are RNA networks? [J]. Adv Exp Med Biol, 2011,722:255-273.

[19] Elena SF, Carrasco P, Daros JA, et al. Mechanisms of genetic robustness in RNA viruses [J]. EMBO reports, 2006,7: 168-173.

[20] Galperin MY, Koonin EV. Divergence and convergence in enzyme evolution [J]. J Biol Chem, 2012,287(1):21-28.

[21] Gandon S, Hochberg ME, Holt RD. What limits the evolutionary emergence of pathogens? Philos Trans R Soc Lond B Biol Sci [J/[EB/OL]]. 2013, 368(1610): 20120086. doi: 10.1098/rstb.2012.0086.

[22] Geller C, Varbanov M, Duval RE. Human coronaviruses: insights into environmental resistance and its influence on the development of new antiseptic strategies [J]. Viruses, 2012,4:3044-3068.

[23] Georgiades K, Raoult D. How microbiology helps define the rhizome of life [J/[EB/OL]]. Front Cell Infect Microbiol, 2012,2:60. doi: 10.3389/fcimb.2012.00060. Fox GE. Origin and evolution of the ribosome. Cold Spring Harb Perspect Biol 2010, 2: a003483.

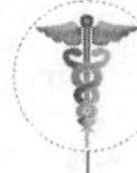

[24] Haas LE, Thijsen SF, van Elden L, et al. Human metapneumovirus in adults [J]. Viruses, 2013,8,5(1):87 - 110.

[25] Harish A, Caetano-Anolles G. Ribosomal history reveals origins of modern protein synthesis [J/[EB/OL]]. PLos ONE 2012, 7 (3): e32776. doi: 10. 1371/journal pone 0032776

[26] Hernander-Cid A, Aguirre-Sampiere S, Diaz-Vilchis A, et al. Ribonucleases P/MRP and the expanding ribonucleprotein world [J]. IUBMB Life, 2012,64(6):521 - 528.

[27] Hino S, Miyata H. Torque teno virus (TTV): current status [J]. Rev Med Virol, 2007,17(1):45 - 57.

[28] Holmes EC. What can we predict about viral evolution and emergence? [J]. Curr Opin Virol,2013,3(2):180 - 184.

[29] Huang S, Ernberg I, Kauffman S. Cancer attractors: A systems view of tumors from a gene network dynamics and developmental perspective [J]. Semin Cell Dev Biol, 2009, 20(7):869 - 876.

[30] Huynh J, Li S, Yount B, et al. Evidence supporting a zoonotic origin of human coronavirus strain NL63 [J]. J Virol, 2012,86(23):12816 - 12825.

[31] Feuillet F, Lina B, Rosa-Calatrava M, et al. Ten years of human metapneumovirus research [J]. J Clin Virol, 2012,53(2):97 - 105

[32] Koonin EV. Are there laws of genome evolution? [J]. PLoS Comput Biol, 2011,7(8): e1002173. doi:10. 1371/journal. pcbi. 1002173

[33] Koonin EV, Raoult D. Microbial genomics challenge Darwin [J]. Front Cell Infect Microbiol, 2012,2:127.

[34] Koonin EV. Does the central dogma still stand? [J]. Biol Diret, 2012;7:27 - 34

[35] Koonin EV, Wolf YI. Evolution of microbes and viruses: a paradigm shift in evolutionary biology? [J]. Front Cell Infect Microbiol, 2012,2:119.

[36] Lehman N. RNA in evolution [J]. Wiley Interdiscip Rev RNA, 2010, Sep - Oct; 1(2): 202 - 213.

[37] Lu R, Yu X, Wang W, et al. Characterization of human coronaviruse etiology in Chinese adults with acute upper respiratory tract infection by real-time RT-PCR assays [J]. PLoS ONE7(6): e38638. doi:10. 1371/journal. pone. 0038638

[38] Makarova KS, Anantharaman V, Aravind L, et al. Live virus-free or die: coupling of antivirus immunity and programmed suicide or dormancy in prokaryotes [J]. Biology Cirect,2012,7:40.

[39] Merhej V, Raoult D. Rhizome of life, catastrophes, sequence exchanges, gene creations, and giant viruses: how microbial genomics challenges Darwin [J]. Front Cell Infect Microbiol, 2012,2:113. doi: 10. 3389/fcimb. 2012. 00113.

[40] Mokili JL, Rohwer F, Dutilh BE. Metagenomics and future perspectives in virus discovery [J]. Curr Opin Virol, 2012,2:63 - 77.

[41] Oelschlegel AM, Weissmann C. Acquisition of durg resistance and dependence by prions

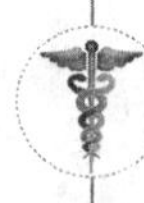

[J]. PLoS Pathog 9(2): e1003158. doi:10.1371/journal.ppat.1003158

[42] Ramulu HG, Raoult D, Pontarotti P. The rhizome of life: what about metazoa? [J/[EB/OL]] Front Cell Infect Microbiol, 2012,2:50. doi: 10.3389/fcimb.2012.00050.

[43] Shi Z, Hu Z. A review of studies on animal reservoirs of the SARS coronavirus [J]. Virus Res, 2008,133(1):74 - 87.

[44] Smith EC, Denison MR. Implications of altered replication fidelity on the evolution and pathogenesis of coronaviruses [J]. Curr Opin Virol, 2012,2:519 - 524

[45] Tebbens RJ, Pallansch MA, Kim JH, et al. Oral Poliovirus Vaccine Evolution and Insights Relevant to Modeling the Risks of Circulating Vaccine-Derived Polioviruses (cVDPVs) [J/[EB/OL]]. Risk Anal. 2013, Mar 7. doi: 10.1111/risa.12022. [Epub ahead of print]

[46] Tuomas J, Laura J, Olli R, et al. New respiratory viral infections [J]. Curr Opin Pulmon Med, 2012,18(3):271 - 278.

[47] van der Hoek L. Human coronaviruses: what do they cause? [J] Antivir Ther. 2007,12 (4 Pt B):651 - 658.

[48] Weissmann C. Mutation and selection of prions [J/[EB/OL]]. PLoS Pathog, 2012,8 (3): e1002582. doi:10.1371/journal.ppat.1002582

[49] Weissmann C, Li J, Mahal SP, et al. Prions on the move [J]. EMBO Rep, 2011,12 (11):1109 - 1117.

[50] Wickner RB, Edskes HK, Kryndushkin D, et al. Prion diseases of yeast: amyloid structure and biology [J]. Semin Cell Dev Biol, 2011,22(5):469 - 475.

[51] Williams JV, Edwards KM, Weinberg GA, et al. Population-based incidence of human metapneumovirus in hospitalized children [J]. J Infect Dis, 2010,201(12):1890 - 1898.

[52] Wong S, Lau S, Woo P, et al. Bats as a continuing source of emerging infections in humans [J]. Rev Med Virol, 2007,17(2):67 - 91.

[53] Zhang Q, Zmasek CM, Godzik A. Domain architecture evolution of pattern-recognition receptors [J]. Immunogenetics, 2010,62:263 - 272.

[54] Zmasek CM, Godzik A. This Déjà vu Feeling-analysis of multidomain protein evolution in eukaryotic genomes [J/[EB/OL]]. PLoS Comput Biol, 2012,8(11): e1002701. doi: 10.1371/journal.pcbi.1002701

[55] Zmasek CM, Godzik A. Evolution of the animal apoptosis network [J/[EB/OL]]. Cold Spring Harb Perspect Biol. 2013 Mar 1,5(3). pii: a008649. doi: 10.1101/cshperspect.a008649.

第四章 炎症与进化

生物进化是环境改变和生物变异自然选择的结果。地球不停地变化，生物不断地进化，大量物种灭绝，新的物种不断形成，这就是地球上30多亿年的生物发展史。新的物种适应已改变环境得以繁衍生存，旧的物种被淘汰。但是，新物种涌现的新的进化特征与原有的性状不一定和谐，因此将付出一定代价，甚至成为弊端，是产生某些疾病的基础。不同的生物有不同的进化特征，存在不同的易患疾病。人类疾病的实验动物模型有参考价值，但不等同于人体试验。人类是现代生物进化的顶端，经历了从生命起源到顶尖生物的漫长历程，积累了浩瀚的进化信息，进化特征必定有得有失。表4-1罗列了人类进化特征的收益、代价和弊端。本章讨论的内容即为，生物学家研究不多，但有重大医学意义的课题——炎症。

表4-1 人类进化特征的主要适应收益、代价和弊端

特性	适应性收益	代价	弊端(相关疾患)
上皮再生	经常性的替换保证功能；组织修复	连续再生的代谢支出	突变积累导致肿瘤
氧代谢	提供能量	产生反应氧族(ROS)	易致神经退化性疾病；细胞衰老
抗氧化(尿酸)	抗ROS引起的损伤	维持血清尿酸盐浓度	痛风或急性肾衰竭
内骨骼	提供强有力的运动支持；体型得以增大	丧失外骨骼的保护作用	脂质栓塞；骨质疏松症；骨质石化症；骨折
滑液关节	增加移动的自由度	磨损撕裂引起骨关节炎	炎症性关节炎
止血	防止创伤引起大出血	增加血浆黏度，增加心脏负担	异常激活导致组织缺血，如心脑缺血
炎症	恢复稳态；清除病原体	产生ROS导致免疫病理和局部组织损伤	过度或强烈激活引起全身免疫反应，休克

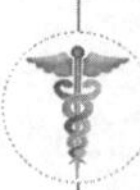

（续表）

特性	适应性收益	代价	弊端（相关疾患）
获得性免疫	特异性抗原方式抗病原对过去的感染有记忆	维持初始和记忆淋巴细胞群体	异常激活可抗自身抗原导致自身免疫
微生物区	增加从环境摄取能量；提供人类不能产生的特殊微量营养物	增加防御系统的能量消耗；妨碍消化系统的营养吸收	炎症性结肠炎感染复发
黏膜上皮	防感染的特种方式	降低扩散和功能	哮喘和变态反应
能量储存	应对短期食物缺乏	运动受限易被捕食	糖尿病，肥胖症
直立行走	形成双手；拓宽视野	移动距离减少，腹压增加	疝，难产
体毛退化	皮肤成为免疫和体温调节器官	消耗大量能量	皮肤病和肿瘤
大脑高度发达	语言和思维的基础	耗费大量能量和营养	精神神经疾病

（引自 Okin & Medzhitov，2012，稍加修改、补充）

第一节　炎症的生物学基础

炎症（inflammation）是指组织损伤的局部反应。表现为免疫细胞浸润和局部释放细胞因子和趋化因子，有时伴有组织功能或结构损伤。炎症本身不是疾病，而是疾病的表现。炎症可以防止感染扩散或促进再生，也可以由于炎症介质、反应氧族和补体成分引起的组织破坏而使疾病加重。

炎症是机体对有害刺激的防御反应。炎症经历多种生理和病理过程，有不同类型，许多类型炎症的病理方面已经基本清楚，但其生理功能尚待阐明。感染和组织损伤引起的炎症启动免疫反应募集白细胞和血浆蛋白到受损组织局部，组织应激或功能异常则诱导适应性反应，这种现象在近期文献上称为“副炎症（para-inflammation）”，主要由组织巨噬细胞引起，介于基础稳态和经典的炎症反应之间，即慢性炎症状态。

一、炎症概念的扩展

炎症整合不同的机制，不仅与病理状态（如感染、心血管病、2 型糖尿病、肥胖症、神经变性病和肿瘤）相关，也与生理过程（如生殖-卵子发生、胚胎发生和衰老）相关。炎症反应可能概要重复了系统发育过程，高度保守的炎症机制在不同动物的进化发展中起重要作用。炎症也可能代表机体对环境状况改变的调整和变化，是一类适应反应。现代工业化社会的各种慢性炎症性疾病是对人类生活方式改变的适应。

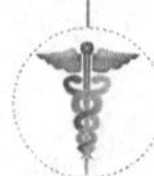

炎症反应被不同的有害刺激激发，包括感染和损伤。由于介导的细胞类型和分子介质不同，炎症反应是高度异质性的。炎症可有不同的表现方式，即急性或慢性，局部或全身。尽管炎症反应表现复杂，所有的炎症反应都由 4 部分组成，炎症诱导、感受、介导和靶组织。炎症诱导者可以是外源信号，如病原体和毒素，也可以是组织应激、损伤或功能失调产生的内源信号，如 ATP 或尿酸盐结晶。感受细胞如组织中的巨噬细胞和肥大细胞，有特殊的受体检出炎症诱导者，并产生炎症介导物。随着诱导物的不同，感受细胞产生不同数量和不同组合的介导物，形成相应的独特的介导信号。炎症介导物作用于靶组织改变其功能状态，尽力消除炎症诱导物，适应不利状态，恢复组织稳态。靶组织功能状态的变化通常发生在正常功能耗尽时，堪称炎症的第 5 个主要特征——功能紊乱。这种炎症介质引起的改变有致病性质，包括在 TNF - α 和 IL - 1β 作用下内皮的黏附性和通透性增加，形成渗出物；在 IL - 13 作用下杯状细胞增加黏液的产生，加强上皮的屏障防御功能；在 IL - 6 作用下肝细胞合成和分泌急性相蛋白，这些效应可增强对感染的防御功能，代价是降低靶组织的正常功能。例如，增加内皮通透性和黏附性会破坏稳态；增加黏液产生可能导致黏栓形成，在呼吸道降低气体交换；急性相蛋白合成增加会降低人血白蛋白和其他血清蛋白的合成。这些都是炎症反应时组织和器官功能状态改变的病理趋势(见图 4 - 1)。

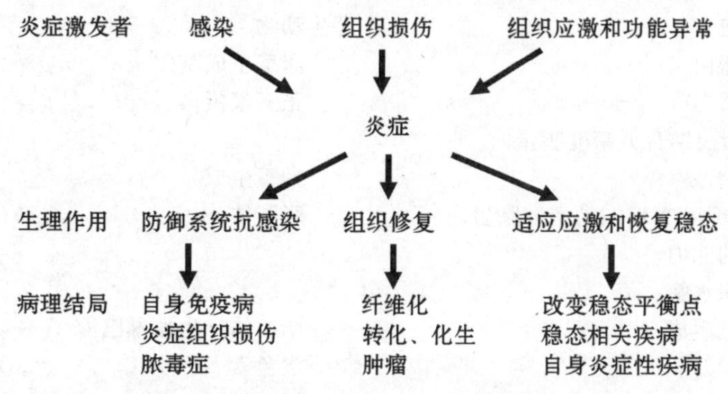

图 4 - 1　炎症的病因、生理和病理转归

炎症反应的生理作用和病理结局取决于起始病因，3 个引起炎症的原因中只有感染引起的炎症可与免疫反应耦合，应激和功能异常均能够间接引起免疫反应。

综上所述，现代的炎症概念已经由经典的急性炎症的“红、肿、热、痛”扩展为机体对有害刺激的防御反应。有害刺激可以是外来的，也可以是内源性的。

二、炎症的进化发育生物学观

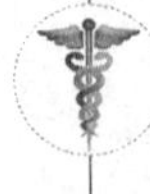

近年来，一些学者提出炎症概念应该再扩大，包括其他类型的有害状态。例如，动脉粥样硬化、哮喘、2 型糖尿病和神经退行性变等都是低度的炎症，属于副炎症范畴。人类的衰老也能用副炎症产生的炎性老化解释，尤其是年龄相关的疾病，即动脉粥样硬化、老年痴呆、骨质疏松症和癌症等。然而，炎症的关键性特征是产生组织、器官甚至机体的变构。从这方面考察，炎症反应与组织发育有共性之处，要求原有组织成分退化。组织的退化或去分化意味着返回到早期胚胎发育阶段，是损伤后逃逸凋亡的防御机制，是损伤修复的基础。胚胎时期的许多通路在成体时关闭，损伤修复时暂时恢复启用，从而改建组织以适应新的环境。

最近，Aller 等提出炎症是概要重演系统发育的过程。炎症病理学与进化发育生物学（evolutionary development biology, evo-devo）有共同的基本机制，这些机制参与胚胎发育、系统发育、生理过程和病理过程。不论何种原因引起的炎症反应都有共同的基本机制。成体的许多重要途径在胚胎发育中起关键性作用，在生命的后期退化，但是在成体炎症或创伤修复过程中又能短期表达。从比较免疫反应和胚胎发育的相关因子可以获得证明（见表 4-2）。

表 4-2　参与免疫反应和发育的相关因子

免疫反应	发育
固有免疫反应	**卵生动物**
急性相蛋白	卵黄生成基因
正五聚蛋白（pentraxins）	正五聚蛋白
C 反应蛋白结合低密度脂蛋白	
纤维蛋白原	卵黄生成
血清 amiloid A 增加高密度脂蛋白结合胆固醇的能力	脂肪体
脂肪组织水解	
增加淋巴生成	脂肪体产生血淋巴液
凝固	黑色素
XIIIa 因子	转谷氨酰胺酶
IL-6 诱导的脂蛋白变化	糖脂蛋白

（续表）

免疫反应	发育
肥大细胞激活	粒细胞/血细胞激活
含载脂蛋白-B的颗粒LDL、VLDL	载脂蛋白-B
类皮质激素-醛固酮:氧化应激	产生类固醇的滤泡细胞
纤维化	脂肪滴的绿色细胞堆积
动脉粥样硬化异常血脂症	**哺乳类胚胎:**
肝脂肪变	胆固醇积蓄
胰岛素耐受	卵黄囊脂质积蓄
	胚胎环境富含谷氨酰胺和葡萄糖:
肥胖	脂质合成;细胞生长和分裂
代谢综合征	

（引自 Aller & Arias，2012）

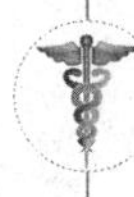

三、炎症的作用

炎症是由有害刺激和状态触发的适应性反应。对于感染和组织损伤引起的急性炎症反应过程，其细胞和分子机制已有比较深入的了解；对于局部慢性炎症，尤其是慢性感染和自身免疫病的局部炎症，也有部分了解；但对心血管病和糖尿病等系统慢性炎症的发生原因和机制知之尚少。因此推判这些慢性炎症状态不是由经典的炎症病因（感染和损伤）引起，而是与组织功能异常相关，亦即与一个或多个生理系统的稳态失调有关，并非直接与宿主的防御或组织修复相关。

一般认为受控的炎症反应对机体是有益的，例如抗感染反应。若一旦炎症反应失调则成为有害的，例如过度的炎症反应可导致感染性休克。因此，有人假设病理性炎症状态有相应的生理状态，推测炎症参与恢复到稳态的适应反应。损伤机体的系统性炎症反应由3个连续重叠的时相组成。第一相即水电解质紊乱，出现水肿；第二相即缺血-再灌注现象；第三相即代谢反应，伴有免疫反应和内分泌反应的高代谢和酶应激，不能妥善利用氧，不能通过呼吸链取得能量，由酵解等其他代谢途径代偿。

1. 炎症体

炎症体（inflammasome）的概念是2002年由Tschopp首次提出的。炎症体是由多种蛋白质组成的复合体，相对分子质量约700 000，是细胞感染或应激时

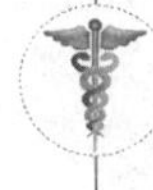

激活的分子平台，引发促炎症因子（如 IL－1β、IL－18）的成熟，启动固有免疫系统。现在研究得比较多的炎症体有 NLRP1、NLRP3、IPAF、AIM2 等 4 类，其中 NLRP3 炎症体研究得最为清楚，即由 NLRP3 框架、ASC 接头和胱冬裂酶 1 组成。NLRP3 被病原（DAMP 和 PAMP 以及环境刺激物如硅、石棉、紫外线、硝基氯苯、二硝基氟苯等）活化，除了细菌、病毒外，NLRP3 炎症体还能被机体衍生的分子激活，即细胞应激或“细胞危险”产物，包括细胞外 ATP 和透明质酸、尿酸以及高水平的葡萄糖等，后来发现淀粉样蛋白也能激活 NLRP3 炎症体。因此，NLRP3 炎症体的活化不仅与感染、硅肺、石棉沉滞症（asbestosis）、接触性过敏症的发病有关，还是自身炎症性疾病的重要发病机制。

局部或系统的 IL－1β 水平升高与多种人类的遗传性或获得性疾病相关，用 IL－1β 或其受体的拮抗剂治疗有效，其中最常见的是 2 型糖尿病和痛风。

炎症体还能调节胱冬裂酶（caspase）－1 依赖的程序性炎性细胞死亡——炎性坏死（pyroptosis），诱导细胞在炎性和应激的病理条件下死亡。

2. 细胞死亡的异质性和细胞的程序化坏死

近年来的研究表明，细胞群体中的细胞死亡是异质性的，在形态学上分 3 类，即凋亡（Ⅰ型）、自噬（Ⅱ型）和坏死（Ⅲ型）。凋亡是遗传基因决定的程序化机制，由蛋白酶调控；自噬是细胞质的蛋白和细胞器降解，形成自噬体后由溶酶体降解，从而维持生存或者死亡。过去认为坏死就是意外死亡，现在认为坏死也涉及特殊的转化机制称为程序性坏死（necroptosis）。凋亡是生理性细胞死亡的主要方式，在病理状态下坏死也很普遍。现已确定，程序性坏死介导神经细胞的兴奋毒素引起的细胞死亡。兴奋毒素参与神经退化性疾患（如阿尔茨海默症和帕金森病），也参与急性神经退行性病理过程（如脑卒中）。现有的资料表明，程序性坏死参与神经系统和免疫系统的生理学活动。凋亡对免疫的调节已经研究了 20 年，目前发现自噬和程序性坏死也参与免疫调节。自噬对于抗原递呈、抗微生物作用、淋巴细胞发育和淋巴组织稳态起重要作用；程序性坏死在免疫功能和维持稳态中的作用已引起关注。近年的研究表明，自噬、凋亡和坏死信号间的复杂相互作用可维持 T 细胞的稳态，涉及细胞代谢的重新编程和调节其他信号转导机制。

死亡受体家族在调节细胞数量和消除损伤或感染病毒的细胞中起关键性作用。死亡受体的不同刺激可导致两种不同的细胞命运，激活 NF－κB 促进细胞生存，或者诱导细胞凋亡或程序性坏死。死亡结构域含有的激酶-受体相互作用蛋白 1（receptor interacting protein 1，RIP1）参与这三个途径，其激酶活性可特异性调节程序性坏死；抑坏素-1(necrostatin-1)是RIP1激酶的特异性抑制物，能够分解RIP1的不同功能的结构域。程序性坏死和抑坏素的研究开拓了治疗炎症和坏死性疾病的新途径。

在抗肿瘤治疗诱导凋亡出现耐药时，可以考虑更换治疗靶标，从而诱导肿瘤细胞程序性坏死。最近的研究进展表明程序性坏死也有多个执行途径，烷基化细胞毒药物高度激活多聚ADP-核糖多聚酶(PARP)，导致细胞NAD和ATP耗竭、线粒体功能失调，产生ROS导致细胞死亡，该途径和肿瘤坏死因子介导的坏死样凋亡(necroptosis)途径不同；人类ALKBH7基因编码的蛋白在DNA损伤引起的程序性坏死中起关键性作用，导致线粒体膜的膜电位下降、功能丧失、能量耗竭细胞死亡，不同于以上途径。在设计治疗方案时应予考虑。

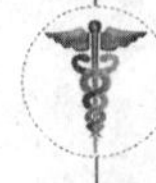

经典的细胞死亡概念指出，凋亡是程序化的或受调控的细胞死亡；坏死是非程序化、不受调控的细胞死亡。近年来的资料表明，这两种模式的界线在有些情况下是模糊的。经过对细胞凋亡30多年的研究，认识到细胞凋亡是组织撤除某些细胞的生理过程，整个过程是在尽量不影响邻近细胞的原则下进行的(类似于城市中拆除旧建筑尽量不影响周围建筑、交通等社会活动)。凋亡细胞的一系列形态和生化改变都是为了将细胞成分包装，便于被吞噬消除。由于没有细胞成分泄漏，不引起炎症反应，不损伤周围细胞，不干扰组织稳态。细胞坏死则是突然损伤细胞膜，细胞成分外泄，激活免疫系统引起炎症的意外事件，是不受调控的。坏死样凋亡是坏死的一种形式，是特殊分子活性失调的结果，正在深入研究中。TNF超家族“死亡受体”亚群的特定成员，尤其是TNF受体本身即为典型，在没有RIPK3的细胞中，当胱冬裂酶活性受到抑制时，完全阻断了TNF诱导的细胞死亡途径，而表达RIPK3的细胞则出现坏死样的细胞死亡。新的细胞死亡模式常有报道，如炎症体激活引起的炎性坏死(pyroptosis)，其发生机制和生理学、病理学生理意义有待研究，其细胞死亡的异质性可能与异倍体形成等基因组混沌有关。

第二节　感染引起的炎症

生物进化是从简单到复杂、低等到高等、阶梯似地发展，其相互斗争又相互依赖，形成了错综复杂的生态网络。其中低等生物侵入高等生物体内，从内部噬食机体是“小生物吃大生物”的古老形式。由于这些生物小到肉眼难以发现，只有在显微镜和微生物学发展后人们才逐步认识，微生物和寄生虫侵入机体可称之为“感染”。然而，生物进化过程中随着“感染”的发生，机体相应发展了抵御外来生物的防御系统——免疫系统。随着生物进化感染和免疫的相应进化，不同生物有不同的感染，亦有不同的传染病。对于疾病的表型，即机体感染后发病或不发病，发病的轻、重、转归，由机体的免疫机制起决定性作用。

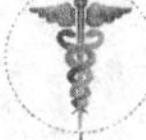

一、抗感染效应机制

固有防御途径由微生物感受器、信号转导通路及其效应机制组成。近十年来识别机制的研究有很大进展，确定了几组模式识别受体，包括 Toll-样受体(TLR)族、核苷酸寡聚结构域(NOD)蛋白族、C-型植物凝集素(Lectin)受体(CLR)和 RIG-I 样受体(RLR)，它们的性质和分布还在深入研究。另外，有些微生物感受器不是感受模式识别受体，但没有普遍意义。目前已经确认了若干机体防御信号通路，它们间相互协同、互补和代偿，其效应机制分为炎症介质、抗微生物效应物和诱导获得性免疫反应的信号三大类。

大多数病原体能被多个微生物感受器发现，致病性细菌可由 TLR、NOD、吞噬细胞受体、补体系统、炎症体和细胞内 DNA 感受器检出；致病性真菌可由 TLR、Dectin、补体和炎症体检出；病毒可被 TLR、细胞内 RNA 和 DNA 感受器检出，有些还能被炎症体检出。模式识别受体被微生物的配体激活后可活化信号转导途径、相互交叉作用的转录因子，再活化不同种类的细胞因子和趋化因子，从而构成炎症和免疫反应。由于他们之间往往功能重叠，因此固有免疫系统检出病原体有很大的冗余性和代偿功能(见表 4-3)。

表 4-3 机体免疫的效应机制

防御策略	效应器类别	病原体类型
阻碍病原进入机体	上皮和屏障，IgA，AMPs，黏液，纤毛	大多数病原体
阻碍病原进入宿主细胞	中和抗体	细菌，病毒
阻碍病原播散	凝结、血管收缩、中和抗体	大多数病原体
直接杀伤病原	AMPs、BPI、溶菌酶、蛋白酶、酸性 pH、(溶酶体和胃液)、补体、ROS、RNS	大多数病原体

（续表）

防御策略	效应器类别	病原体类型
直接杀伤感染的宿主细胞	IFN－α/β、NK 细胞、CTLs、ADCC	病毒、细胞内的细菌、原虫
排除病原体	产生 IgE，释放可溶性介质（白三烯、前列腺素和组胺）分泌黏液，平滑肌收缩，纤维介导的排除	寄生虫
撤除营养	NRAMP、乳铁蛋白、脂质运载蛋白、钙网蛋白（铁和锌）、IDO（色氨酸）	细菌、原虫

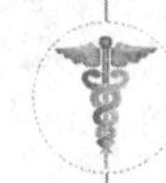

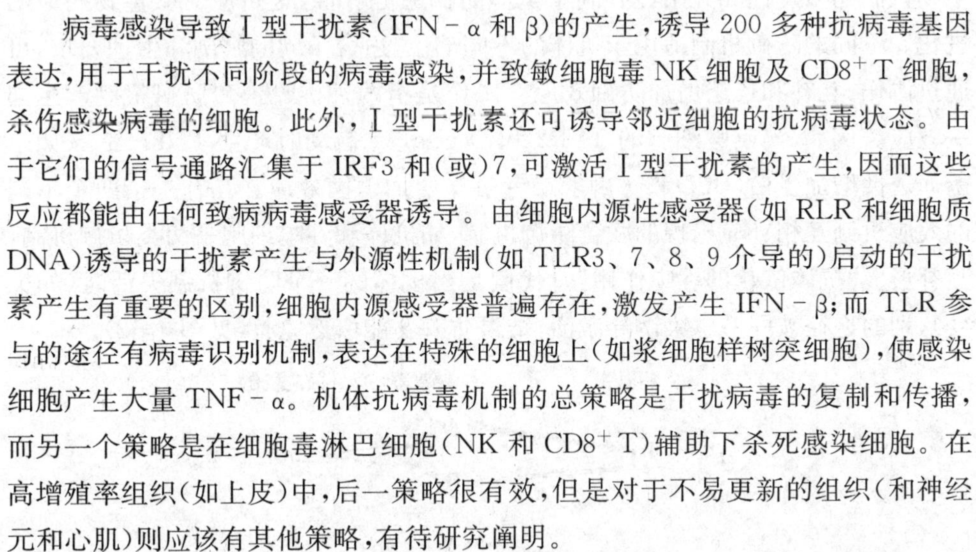

病毒感染导致Ⅰ型干扰素（IFN－α 和 β）的产生，诱导 200 多种抗病毒基因表达，用于干扰不同阶段的病毒感染，并致敏细胞毒 NK 细胞及 $CD8^+$ T 细胞，杀伤感染病毒的细胞。此外，Ⅰ型干扰素还可诱导邻近细胞的抗病毒状态。由于它们的信号通路汇集于 IRF3 和（或）7，可激活Ⅰ型干扰素的产生，因而这些反应都能由任何致病病毒感受器诱导。由细胞内源性感受器（如 RLR 和细胞质 DNA）诱导的干扰素产生与外源性机制（如 TLR3、7、8、9 介导的）启动的干扰素产生有重要的区别，细胞内源感受器普遍存在，激发产生 IFN－β；而 TLR 参与的途径有病毒识别机制，表达在特殊的细胞上（如浆细胞样树突细胞），使感染细胞产生大量 TNF－α。机体抗病毒机制的总策略是干扰病毒的复制和传播，而另一个策略是在细胞毒淋巴细胞（NK 和 $CD8^+$ T）辅助下杀死感染细胞。在高增殖率组织（如上皮）中，后一策略很有效，但是对于不易更新的组织（和神经元和心肌）则应该有其他策略，有待研究阐明。

多种受体能检出细菌、真菌和原虫，诱导产生抗微生物多肽[如防御素和抗微生物肽（cathelicidin）]、酶（如 iNOS、NAPDH 氧化酶、溶菌酶、蛋白酶）以及剥夺铁离子的蛋白（NRAMP、乳铁蛋白、脂质运载蛋白）和色氨酸。巨噬细胞和中性粒细胞、急性相蛋白、补体系统以及上皮细胞产生的黏液和抗菌肽都参与抗细菌、抗真菌和抗原虫机制。这些效应机制能被多种微生物感受器（TLR、NOD、Dectin）通过 NF－κB 和 MAP 激酶信号通路或细胞因子诱导通路的下游激活。这是抗御大部分细菌、真菌和原虫病原体的普遍策略，用以直接杀伤病原体和产生不利于病原体的微环境（如低营养或营养缺陷）。

识别多细胞生物—寄生虫的固有免疫机制尚未阐明，模式识别仅限于少数寄生虫产物（如几丁质），主要机制可能依赖检出寄生虫产生的酶活性（如寄生蠕

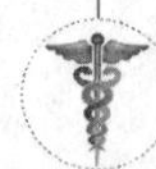

虫分泌半胱氨酸蛋白酶)。抗多细胞寄生虫机制随生活期而异,咽喉炎阶段用嗜酸性粒细胞的毒性产物(和主要的碱性蛋白)杀灭,成虫阶段(限于小虫)的组织损伤难以避免。所以其主要的防御机制在于减少寄生虫进入机体,增强黏膜上皮的屏障功能,减少寄生虫在机体内播散(通过管道收缩、凝集)和增强排出功能(蠕动、产生黏液、呕吐、腹泻、上皮纤毛运动等)。免疫反应的主要靶标是成虫,尤其是黏膜上皮、平滑肌和内皮等组织被寄生虫感染引起的炎症介质致敏,包括IL-13、组织胺和缓激肽(bradykinin)在变态反应原作用下引起变态反应。

大多数病原体能被多个微生物感受器识别,引发多种抗微生物机制。抗微生物机制的多样性和冗余性有利于机体防御的健壮性,也可应对微生物病原的进化。不同的防御机制适用于机体的不同部位,适合不同的解剖和生理要求,可通过协作、互补和代偿增加防御效应。协作是指两种(或更多)防御机制产生同一效应。例如,当巨噬细胞的TLR2和Dectin-1启动时产生TNF-α,又如杀菌通透性增加蛋白(BPI)和防御素二者协作增加杀菌效应。互补是指两个不同的效应机制互相补充出现的联合防御机制,如抗体和吞噬细胞是两类防御机制,互补形成“抗体依赖的吞噬作用”。代偿是当机体的一个防御机制失活时(如突变),别的途径被同一感染诱导激活,结果防御功能依然完整(见图4-2)。

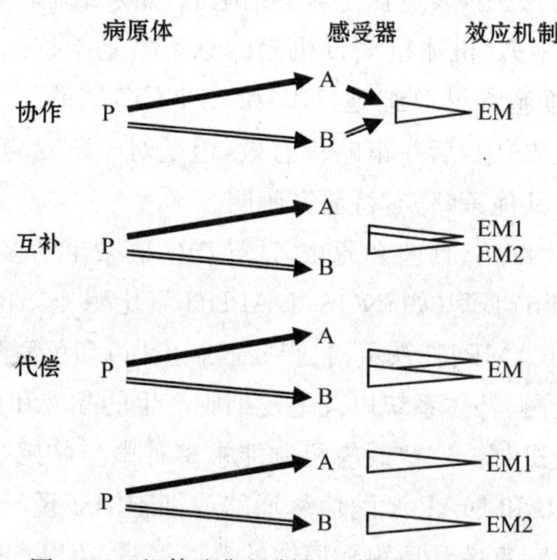

图4-2 机体防御机制相互作用的不同类型

3类相互作用,协作机制诱导同一效应,比单独作用更为有效;互补机制诱导不同的效应机制,互补形成相同效应的机制。

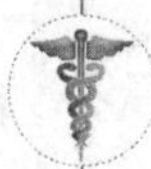

二、固有淋巴细胞在感染和炎症中的作用

固有免疫与获得性免疫的协作是抵御各种入侵微生物的关键。不同类型的效应 T 细胞在获得性免疫反应中有不同的功能。Th1 细胞在控制细胞内细菌感染中起重要作用，通过产生 IFN－γ 激活巨噬细胞；通过产生 IFN－γ 和激活细胞毒 T 淋巴细胞抗病毒。Th2 细胞产生的细胞因子激活肥大细胞、嗜酸性粒细胞和杯状细胞用以抗寄生虫感染。Th17 细胞在中性粒细胞介导的炎症反应中起核心作用，用于抗细胞外细菌感染。固有免疫反应限制入侵微生物的生长和繁殖，直至建立抗原特异性的获得性免疫反应。近年来的研究已经鉴定出多组固有免疫反应的淋巴细胞与 Th 亚组相关，经典的自然杀伤细胞（NK）、RORγ＋淋巴组织诱导相关细胞和 Th2 型固有淋巴细胞在固有免疫反应中分别产生 Th1、Th17 和 Th2 的细胞因子。固有淋巴细胞与抗原特异性 T 和 B 淋巴细胞间的协作在抗各种入侵的微生物免疫反应中起重要作用。最近鉴定的固有淋巴细胞亚群，即 RORγ 不依赖的 Lin^{-} Thy－1^{+} IL－$7R^{+}$ $GATA3^{+}$ 细胞是依赖 id2 和 IL－7 的自然辅助细胞（NH）（见表 4－4），这些细胞产生 Th2 细胞因子，尤其是 IL－5 和 IL－13，在抗寄生虫免疫的固有免疫反应中起主要作用，并参与有些类型的变态反应性疾患的病理生理学机制。

表 4－4　NK 和 LTi 相关细胞性质的比较

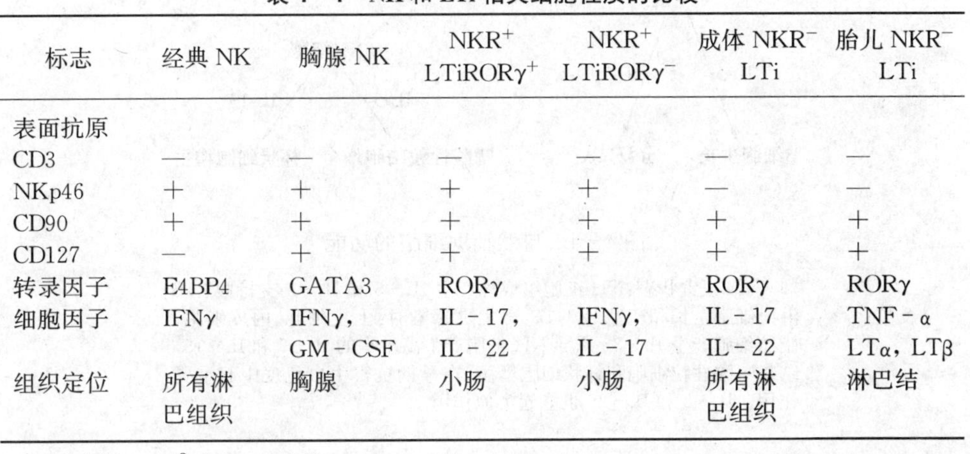

标志	经典 NK	胸腺 NK	NKR^{+} LTiRORγ^{+}	NKR^{+} LTiRORγ^{-}	成体 NKR^{-} LTi	胎儿 NKR^{-} LTi
表面抗原						
CD3	—	—	—	—	—	—
NKp46	＋	＋	＋	＋	—	—
CD90	＋	＋	＋	＋	＋	＋
CD127	—	＋	＋	＋	＋	＋
转录因子	E4BP4	GATA3	RORγ		RORγ	RORγ
细胞因子	IFNγ	IFNγ，GM－CSF	IL－17，IL－22	IFNγ，IL－17	IL－17 IL－22	TNF－α LTα，LTβ
组织定位	所有淋巴组织	胸腺	小肠	小肠	所有淋巴组织	淋巴结

（引自 Koyasu & Moro，2012）

自然杀伤细胞（NK）和淋巴组织诱导细胞（LTi）是两类经典的固有淋巴细胞，具有多种效应功能，如限止病毒、细菌、寄生虫的增殖（见表 4－4）。

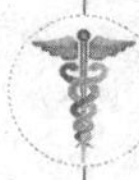

固有淋巴细胞与T和B淋巴细胞不同，没有抗原特异性受体。近十年来已鉴定出多型固有免疫细胞，包括胸腺的NK细胞、NK受体阳性的LTi细胞、产生IL-17和IL-22的LTi细胞以及2型固有免疫淋巴细胞（如自然辅助细胞NH和Nuocyte）。与获得性免疫中的辅助T细胞亚群类似，NK细胞、LTi细胞和Th2型固有淋巴细胞按照它们产生的不同细胞因子起不同的固有免疫反应（见图4-3、图4-4）。

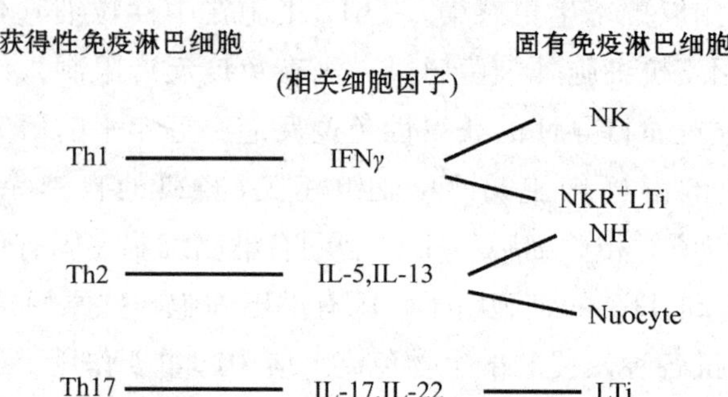

图4-3　免疫反应中淋巴细胞的作用

固有淋巴细胞与抗原特异性淋巴细胞间的协作在抗微生物免疫中起重要作用。

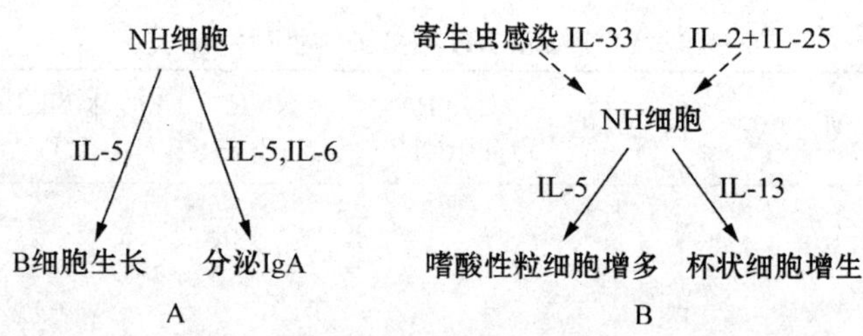

图4-4　自然辅助细胞的功能

A. 正常状态：NH细胞组成性产生IL-5和IL-6支持腹腔B淋巴细胞生长和产生IgA；B. 寄生虫感染时：上皮细胞、内皮细胞、脂肪细胞产生IL-33诱导NH细胞产生高水平的IL-5和IL-13，结果嗜酸性粒细胞和杯状细胞增生，在早期抗寄生虫免疫中起重要作用。IL-2和IL-25也能起类似作用。

小鼠实验证明，感染甲型流感病毒后肺脏的NH细胞明显增加，诱导IL-33表达，致使气道对流感病毒高度敏感。

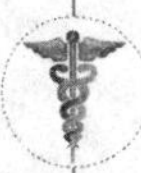

三、炎症刺激反应的选择性转录

在固有免疫系统的细胞中对微生物刺激的转录反应受刺激和细胞类型两方面的影响，有高度复杂的调控机制。早期研究发现反应的特异性由分化诱导的转录因子群决定，它们协同激活结合位点的靶基因。近期研究揭示了内部相关的调节机制，不同的翻译后修饰和对不同靶基因的辅助调节需要特殊的转录因子，即存在选择性调节。在细胞分化早期，定向阶段反应就已程序化，每个启动子的空间结构和染色质结构在转录特异性中起关键性作用。

固有免疫系统的细胞是程序化地进行快速和活跃的转录反应。反应通常由细胞表面或细胞内的模式识别受体(PRR)遭遇病原相关分子模式(PAMP)后，在 PRR－PAMP 相互作用下启动若干信号转导途径，激活转录因子和其他参与调节基因表达的蛋白进行，称为转录级联反应。

四、寄生物的免疫逃逸策略

机体的免疫系统与寄生生物在进化过程中是共进化博弈的关系，即“道高一尺，魔高一丈或魔高一尺，道高一丈”。寄生生物的免疫逃逸机制是致病机制的重要因素，近年来受到关注，应用进化生态学分析取得了较大的进展。

五、免疫逃逸机制的多样性

寄生物能以各种方式逃逸免疫系统的作用。寄生物免疫逃逸机制可分 4 类：①被动逃逸。如侵入免疫赦免部位（中枢神经系统、眼球等）；有的寄生虫产卵于脂肪组织，该处免疫监控作用弱。②通过伪装或者改变抗原结构使免疫系统不能识别。如疟原虫的变形体通过改变表面成分成为免疫系统误以为已经调理化的(opsonized)。疟原虫有数十种抗原变形体；锥虫有数百种；细菌、丝虫、人类免疫缺陷病毒也有这类机制。③暂时失活，蒙混过关。如细菌可进入无代谢、无分裂的静止期逃避抗生素作用；单纯疱疹病毒也能进入蛋白合成代谢下降的隐匿期。④主动调制和干扰免疫机制。主要的免疫逃逸机制是主动干扰免疫反应，尤其是干扰策划免疫防御各个方面的调控网络；寄生物也干扰宿主细胞的基本功能。寄生物产生或(病毒)编码的分子可阻滞或调制免疫反应的某些步骤，或者防御有基础性作用的细胞功能，如细胞运动。例如，细菌的黏着素和侵袭素操纵细胞促进细菌进入胞内；有些细菌直接将调制蛋白注入宿主细胞。在共进化过程中，有的寄生物(尤其是病毒)捕俘宿主基因，编码伪基因产物，削弱机体免疫反应。例如，用病毒的病毒因子(virokine)替代细胞因子(cytokine)，用病毒编码受体(viroceptor)替代细胞因子受体(cytokine receptor)。

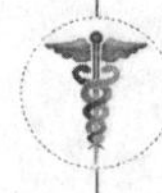

寄生物在进化过程中涌现出针对免疫反应每一步的各种机制。上述机制逃逸免疫识别，除被动逃逸识别外，也有产生C-型凝集素隔离识别靶，或形成能结合MHC Ⅰ类分子的产物阻止免疫识别，或阻止募集辅助细胞和杀伤细胞。

脊椎动物免疫系统在识别感染后第1个反应是激活补体。补体是固有免疫系统的一部分，也是血清蛋白的一部分，与细胞膜受体一起杀伤入侵者。全过程由3个级联的生化反应组成。例如，利什曼原虫感染降解宿主蛋白或释放信号分子抑制补体激活的级联反应；丙型肝炎病毒的产物与补体结合使细胞无能；链球菌和金黄色葡萄球菌能干扰补体攻击复合体，阻止结合细菌膜。

脊椎动物的中性粒细胞能吞噬和杀死入侵者，病原体也有干扰策略，如金黄色葡萄球菌抑制蛋白CHIPS能与中性粒细胞的受体结合，阻止吞噬作用。肺炎双球菌逃逸中性粒细胞释放的细胞外基质网的作用是通过表面的内切酶，降解该网的DNA支架，从而能在组织内和血流中播散。许多病原菌通过干扰信号(如减少TNF-α的产生)阻止中性粒细胞募集。

脊椎动物的巨噬细胞属于吞噬性白细胞，是固有免疫和获得性免疫系统的一部分，还激活防御系统的其他细胞。寄生物进化涌现出多种机制逃逸巨噬细胞和其他免疫细胞，例如调制宿主细胞的细胞骨架阻止吞噬。许多病毒通过干扰宿主细胞的凋亡机制破坏机体的防御机制。寄生物还能通过截留关键性宿主信号和细胞空泡内部的组织特异性步骤阻止免疫细胞触合。例如，结核菌能阻止吞噬体的发展从而逃逸其抗微生物效应，干扰抗原递呈机制，得以在细胞内生存。沙门菌能防止毒性氧化酶进入菌体的空泡中，阻止免疫防御机制的作用。结核菌、衣原体等还能干扰宿主细胞空泡成熟；弓浆虫用自身的蛋白改变宿主细胞的空泡膜阻止免疫反应。利什曼虫和弓浆虫产生同源蛋白下调凋亡机制，延长细胞生命以利于自身发育。

免疫反应由各种细胞产生的细胞因子、趋化因子和干扰素组成的信号网络调控，寄生物通过多种途径干扰该信号网络。例如，耶尔森菌下调TNF-α表达阻止炎症过程；利什曼虫抑制树突细胞和巨噬细胞产生IL-12，诱导IL-10表达逃逸清除机制；病毒、细菌、线虫等寄生物产生TNF受体等家族同源物调制自然杀伤细胞的细胞因子通路，干扰固有免疫反应。

由于出现了获得性免疫反应，脊椎动物的免疫效果明显提高，即是有了特异性的抗感染靶，而不是泛泛的免疫反应。树突细胞在此起重要作用，刺激恰当细胞并释放趋化因子和细胞因子募集防御细胞。这些细胞都是靶向寄生物的，但有些寄生物有针对树突细胞的逃逸免疫机制。例如 *Francisella tularensis* 和 *Coxiella burnetii* 是两种危险的病菌，能抑制树突细胞成熟、释放细胞因子，使树突细胞丧失功能；耶尔森菌则感染树突细胞减少细胞因子产生。然而，细菌还能阻止Ⅱ型 MHC 表达（正常情况下Ⅱ型 MHC 对感染细胞表面呈现的抗原作出反应）；病毒能破坏细胞通路阻滞Ⅰ型 MHC 分子于胞内，下调 CD4 活性抑制细胞因子的作用；许多寄生物还能生活在吞噬细胞内部。

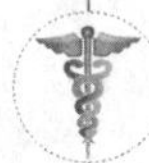

任何免疫反应部署的机制都是为了控制、包容或杀灭入侵者，各种杀伤细胞、吞噬细胞、反应氧族或抗微生物肽都是杀伤寄生物的效应器；而寄生物则部署各种机制和效应机制中。例如，结核菌用降解的策略对抗各种毒性分子；假单孢菌产生蛋白酶和脂酶裂解免疫球蛋白；许多细菌能用不同的机制降解抗微生物肽或降低其效应，如链球菌通过降低膜的负电荷；沙门菌通过改变黏附的表面分子；金黄色葡萄球菌产生超抗原引起系统反应等。

比较不同寄生物的免疫逃逸机制不难发现进化的相似性。例如，锥虫和真菌使用同样的宿主信号途径靶，用类似的途径递送调制因子；不同的细菌寄生物用宿主调控级联反应的同一靶点（如蛋白）影响炎症反应；不同的寄生物还会仿造宿主的同一蛋白酶。

六、病原体的毒力和致病性

致病机制往往会追溯到抑制或操纵宿主免疫防御的分子，即操纵逃逸免疫机制与致病机制重叠。例如，主要的细菌感染致病状态与感染性休克相关，是细菌将宿主的细胞因子、补体成分和凝血级联反应误导的结果。致病性大肠杆菌引起的婴幼儿致死性腹泻与细菌黏附于肠壁有关，由细菌黏附因素调制。假单孢菌分泌一种酶（也是毒素）分解细胞外基质促进病菌侵入导致组织坏死。许多病菌产生毒素在宿主细胞膜上打孔以利于细菌进入胞内，往往导致细胞解体、死亡。有的寄生物有特殊的生存因素，如幽门螺杆菌由于能够产生脲酶，因此能在胃酸环境下生存，可以引起溃疡病和肿瘤，其致病性与产生脲酶的能力相关。免疫逃逸并非总是增加致病性。例如，蠕虫的免疫逃逸导致免疫反应下调，是低毒力的寄生虫。这类毒力下调在持续性感染中普遍存在。

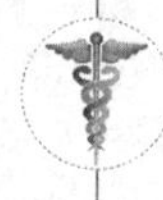

寄生物的"免疫逃逸"包括逃避、破坏、篡改、避开或超载宿主的免疫系统，并非所有的免疫逃逸都产生致病性，也并非所有的致病性都由免疫逃逸而来。但是免疫逃逸始于寄生物，宿主是相应部分，在寄生物与宿主共进化博弈过程中是不对称的。寄生物在机体的清除是越界过程（threshold），即清除或未被清除。受寄生物免疫逃逸能力的影响，免疫逃逸也有临界性。实际上，机体对感染的控制是逐步进行的，感染往往持续一段时间，是慢性过程。此时病原体的数量往往处于引起组织损伤的数量之下，这个过程涉及机体的疾病"耐受性"。

第三节　机体的疾病耐受性

发现和清除入侵的病原体是机体免疫系统防御机制的基本策略，然而在进化过程中形成了另一个策略，即提高机体对疾病的耐受性。这一策略的演化导致了微生物与机体的关系，即寄生→共栖→共生→融为一体。疾病耐受性是尽量减少感染对机体的负面影响，最初从植物病敏感性的研究开始，现在已经在动物和人类疾病的研究中逐渐形成专门的领域。

一、机体耐受的策略

原则上机体保护自身防御传染病可以有 3 个不同的策略，即逃避、抵抗和耐受。逃避，减少暴露于感染因子的危险；抵抗，减少感染后病原体的数量；耐受，减少感染后对机体的负面影响。逃避策略通过机体行为实施，要求机体在感染前发现病原体。通常通过嗅觉和味觉系统发现病原体，有些也能通过视觉发现。不同动物逃避病原体的行为方式不同，是生物进化的结果。抵抗机制是免疫系统的功能，即发现、中和及摧毁或排除病原体。固有免疫和获得性免疫系统都参与对感染的抵抗。如上节所述，抵抗是付出代价的，有的代价高昂，因此生物进化过程中逐步出现了耐受策略。

耐受策略并不直接影响病原体，而是降低宿主对组织损伤的敏感性，即将生态学的概念应用于免疫学。初步研究表明，耐受性作为机体防御策略是遗传决定的，耐受性和抵抗性有病原体种属特异性。至今动物对疾病的耐受机制和耐受谱知之甚少，由于病原体和免疫病理能影响几乎所有的生理过程，而耐受机制并不限于单一的防卫途经，涉及多种能降低机体损伤的多种途径。

感染过程中机体经受两类组织损伤，即病原体直接引起的损伤和免疫病理损伤；机体有两类耐受机制(见图 4－5)，即降低病原体引起的损伤到最小，减少免疫病理损伤到最少。

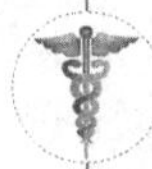

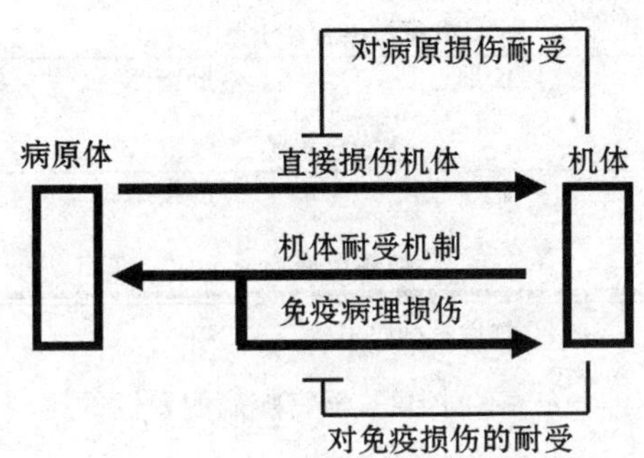

图 4－5　机体对感染引起的两类损伤的耐受(引自 Medzhitov 等，2012)

虽然病原体或免疫反应引起的组织损伤是感染性疾病最显著的负面影响，显现的组织损伤仅是感染导致机体损害的一部分，因此病原体和免疫及炎症反应能够负面影响几乎任何生理学过程。虽然特异性耐受机制尚未阐明，推测这些机制能够防止、减轻或对抗感染引起的病理学改变，所以维持各种生理系统稳态的机制应该参与机体对感染的耐受机制。例如，机体维持代谢和电解质平衡、调控血压、肠道吸收和呼吸道上皮修复、组织修复等机制都参与疾病耐受机制，当这些机制正常时感染往往是无症状的。感染的病理转归取决于耐受能力。

不同个体对疾病的耐受性不同。传染病流行期间，同样环境下有的发病、有的不发病，究其原因发现，不同层次有不同的耐受机制，免疫力也是重要机制，还受其他因素影响，其中个体的疾病耐受力是重要因素之一。不同的组织和生理学过程有不同的耐受能力，耐受能力是内源性损伤、修复能力、功能自主性和各种组织器官损伤后遗症的函数，而这 4 种性状相互间不一定相关。例如，脑对内源性损伤的敏感性很低，神经元的更新和修复能力较低，功能自主性也低，但脑的损伤后遗症严重，所以总的评价为脑的疾病耐受性不高。皮肤对内源性损伤的敏感性很高，人类皮肤病中有许多奇痒难忍的内源性皮肤损伤，但皮肤损伤的后遗症相对内脏器官的后遗症轻微得多，对整体的影响较小，因此认为皮肤的疾病耐受性比内脏的耐受性高(见图 4－6)。

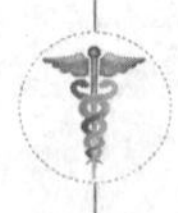

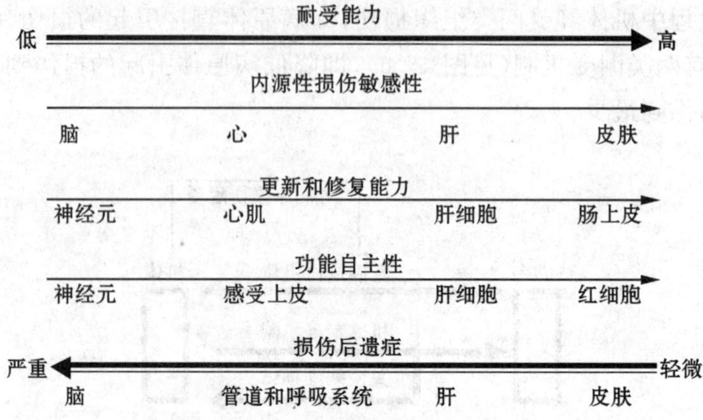

图 4-6　不同组织、器官疾病耐受性的比较

不同组织和生理学过程的耐受能力不同,有 4 个因素决定耐受水平:①内源性损伤敏感性:如神经元和心肌依赖有氧代谢,对乏氧敏感;高增殖组织对 DNA 损伤引起的凋亡敏感;②更新和修复能力:上皮和粒细胞快速增殖;心肌、神经元再生能力很低;③功能自主性:提供代偿。如肝细胞和红细胞丢失,残留细胞可以功能补偿;反之,神经元整合于神经网络,不能代偿;④损伤后遗症的严重程度。(引自 Medzhitov 等,2012)

有些起保护功能的组织,它们的耐受力特别低。例如,血-脑屏障、头骨、肋骨,这些保护关键性脏器的组织对损伤耐受性低可能是进化的结果。另一极端例子是免疫赦免区,包括脑、眼球、胎盘和性腺,它们的组织破坏不产生免疫反应,但是从免疫病理学中得益比其他组织多,因此这也成为一些特殊病原体的攻击靶点。

每种组织对于某种程度的应激、损伤或功能异常都有一定的耐受性,称为基础耐受,由组成性活化细胞保护机制构成。不同组织、器官的基础耐受性不同。例如,角化上皮的基础耐受比黏膜上皮的基础耐受强。调控正常组织耐受的机制是可诱导的,有些细胞防御基因组成性低表达,大多数仅在组织应激和损伤时诱导表达。有些组织的防御和修复机制只有在损伤后启动,另一些组织的修复和更新机制则在基础状态下组成性表达。值得注意的是,免疫反应失调可以致病,耐受失调亦然,如纤维化就是组织修复过度。

细胞的应激反应是对不利状态诱导性的适应,如对于温度升高、ROS、渗透压改变、内质网过载、乏氧或外源性抗生素的作用等。每种不利状态由刺激应激反应途径(dedicated stress response pathway)感受,活化转录操纵调节物导致系列应激反应基因表达。例如,热休克活化 HSF-1 调控折叠错误蛋白,使其重新

折叠或降解，防止毒性的发生；氧化应激导致转录因子 Nrf2 活化，激活十多个蛋白基因表达，清除游离基，消除损伤的蛋白，将氧化的膜脂质代谢去除，修复损伤的 DNA。内质网应激活化 3 个应激反应途径，即 ATF6、PERK 和 IRE1 减少新蛋白合成，从内质网清除错误折叠的蛋白，恢复钙离子和 ROS 的稳态。上述每种状态都要求对应激耐受，没有应激反应途径的细胞和组织变得对不利状态超敏。另一方面，每个应激反应途径的执行都以损失正常细胞和组织的功能为代价，所以这些基因不能组成性表达，只有在必需时诱导表达。

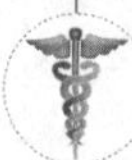

当细胞应激反应途径被轻度应激活化后，这些细胞对更严重的有害应激更为耐受，这种现象称为促状态性（preconditioning）或毒物兴奋效应（Hormesis，即毒物的剂量效应：小剂量兴奋，大剂量抑制）。类似的现象也存在于炎症组织损伤，即在不利因素刺激下，组织对炎症和其他类型损伤的耐受性增加。例如，小剂量细菌脂多糖（LPS）刺激能够防止大剂量 LPS 的致死作用。“脱敏”可能也是基于这类作用。

二、总体耐受和特殊耐受

组织防御性耐受机制可以是总的、普遍性的，能抗御大多数或所有类型的组织应激和损伤，也有针对特殊状态的特殊耐受性。例如，降低 ROS 的毒性水平对所有类型的应激都有细胞防护功能，因为在多数应激状态下 ROS 水平升高，高水平的 ROS 使细胞对多数类型应激的损伤效应更敏感。由于能够减少细胞死亡，有些情况下抗凋亡和抗坏死基因有普遍的耐受增强效应。当然，组织修复机制能够作为任何组织损伤的耐受机制。特殊耐受性是指只耐受某一种应激和损伤，如电解质平衡机制仅能防止腹泻，红细胞造血增强主要是针对溶血性贫血。

总体耐受机制的活化结果是增强促状态化，诱导耐受机制的一种病原体能够增加对无关病原体的耐受。特殊耐受性活化也能增强促状态化，对病原体 A 的反应能够耐受病原体 B 的攻击，但是也能削弱对病原体 B 攻击的防御。例如，流感后合并细菌感染病情加重，病死率高。

三、症状的生物学意义——抵抗还是耐受？

感染可引起行为改变，疲倦、食欲缺乏、少动、发热、睡眠改变等。虽然普遍认为这些行为变化都是适应性的，但尚不清楚是否都有利于机体。例如，疲倦节省能量以利于限制感染的“战斗”，但是伴随疲倦往往是食欲缺乏，也影响能量的摄入。发热被认为是增强免疫功能的，但是升高体温对免疫防御正面效应的证据很少。有人认为发热对病原体不利，不同病原体繁衍的最适温度不同，而且发热是感染引起的全身反应。虽然有些疾病行为有利于抵抗病原体，有些则有利于对感染耐受。例如，发热可以通过诱导 HSF-1 介导细胞的热休克反应对组织起保护作用；还能短期耐受 TNF 介导的细胞杀伤。食欲缺乏和疲倦也有保护作用，增加多种组织的应激耐受。实验表明，疾病行为有无保护效应及其机制是病原体特异性的。

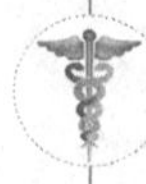

四、病原体毒力与机体耐受性

毒力是病原体的关键特性，即对机体的致病能力，可直接引起组织损伤或激发免疫病理效应。毒力是复杂的功能概念，至少包含两方面，即研究较多的为病原体成分、表达的其他因子（如毒素和其他毒力因子）；研究较少的为对组织的亲嗜性和繁殖率。对毒素的研究已有百余年，除病原体成分和代谢产物外，还发现了许多病原体基因编码的机体免疫机制的替代物，如病毒编码的伪细胞因子病毒因子（virokine）、伪细胞因子受体病毒编码受体（viroceptor）。近年来，对非编码 RNA 的研究发现，有些病毒编码的 miRNA 可模拟机体的 miRNA 功能，从而延长感染细胞的生存期，逃逸免疫反应或调节溶细胞型感染，在病毒的持续性感染中起重要作用。

机体的固有性质是对病原的敏感性或耐受性，病原和机体的固有性质影响疾病的发生、发展。例如，禽流感病毒对人类和禽类的亲嗜性是毒力的关键性因素。毒力强的流感病毒可导致“细胞因子风暴”——过度反应，有时发生致命性的炎症反应。

毒力的进化可以是病原体改变或宿主改变，病原体在新的宿主体内变得毒力增强。如有些病毒体在天然宿主蝙蝠体内不致病，在人体内可呈强毒性。另一方面，病原体在新宿主体内也可能引起宿主对损伤的耐受和病原毒力减弱，极端情况下病原体可能成为共栖微生物，甚至进化成共生菌丛的一部分。

传染病的严重程度在不同年龄组不同，年幼与年迈者往往对传染病敏感，由于免疫系统不成熟或免疫衰退，导致抵抗力低下；还有更复杂的原因，可能是耐受性低下，即婴儿的耐受性受生长、发育的影响，老年人的耐受性受修复能力和组织维护能力低下的影响，确切机制有待研究。

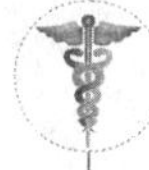

耐受力和抵抗力是机体防御系统的两个不同而互补的机制，阐明这两个机制对于选择治疗措施有重要意义。健康带菌/毒者对人群是潜在的危险因素，所以耐受机制的研究也有重要的流行病学意义。耐受的概念不仅用于感染，也适用于大多数疾病，如自身免疫病、肿瘤等与组织损伤、应激、功能异常或稳态异常相关的疾病，有深远的理论意义和应用前景。研究表明，有些动物对应激和组织损伤的耐受性受环境因素的影响，如在缺乏食物和水、温度和湿度不合适等不利环境下，有些动物对于组织损伤高度耐受，对感染的敏感性明显降低；有的动物在低温条件下对缺血-再灌注损伤有防护作用。蠕虫和蝇类的胰岛素样生长因子-1(IGF-1)-FOX途径与环境信号相连控制生存期。这些耐受性的分子机制阐明将有助于人类对疾病耐受性的机制研究，为人类疾病的治疗提供新的线索。

耐受性的机制是高度复杂而多样的，个体化而且有时相性，要从不同视角分析考虑。例如，脑组织对内源性损伤的敏感性很低，神经元更新和修复能力低，功能自主性低，对于损伤的耐受低。但是，科学伟人巴斯德生前没有任何残疾表现，死后尸检发现一侧大脑萎缩，回顾病史发现其婴幼儿期曾患脑疾，在后续发育过程中健侧大脑完全代偿了全部功能，甚至强于常人。由此看来，神经网络的代偿能力十分强大。从网络科学考察耐受性是正在研究的重要方面。

五、机体耐受性的网络医学探讨

随着网络和网络概念的普遍应用，网络科学的一些术语已经进入现代生活，甚至成为日常用语，电脑、手机的“鲁棒性”则是其中一例。鲁棒性是 robustness 的音译，可意译为健壮性或坚韧性，指控制系统在一定（结构、大小）的参数摄动下，维持某些性能的特性。鲁棒性原是统计学术语，20 世纪 70 年代初开始用于控制理论的研究，表述控制系统对特性或参数摄动的不敏感性，即控制系统在特性或参数发生摄动时仍可保持品质指标不变的性能。现实生活中，系统特性或参数的摄动是不可避免的，因此系统的鲁棒性有很大的实际意义。

“鲁棒性”在生物学中可以用来表明整个生物系统在外界或内部环境出现不利因素时仍然维持稳态的一种性质，是生物系统的基本性质之一。

鲁棒系统的性质可以分为 3 类：①适应性，表示系统应对环境变化的适应能力；②参数不敏感性，表示系统对特定动力学参数变化的相对不敏感性；③缓慢(graceful)退化性，表示系统在损伤（非灾难性失效）作用下系统功能特性的缓慢衰减。

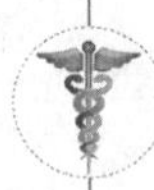

早在1972年文献中就出现鲁棒控制的论述，但至今尚无公认的精确定义。主要分歧在于对摄动的定义，摄动有很多种，是否每种摄动都要包括在鲁棒性研究中呢？一个天体围绕另一个天体沿轨道运行时因受其他天体的吸引或其他因素的影响，运动偏离原来轨道的现象称为摄动。摄动理论不仅是研究天体运动的主要手段，而且在理论物理和工程技术领域也已经广泛应用，称为微扰理论。现在，国外生命科学的文献中也广泛应用摄动概念。尽管存在分歧，但是鲁棒性的研究没有受到阻碍，发展势头有增无减。实际上，鲁棒性概念早已进入生命科学领域，亦即生物学家所说的"耐受性"或"坚韧性"，用于表述整个生物系统在环境(外界或内部)不利时，依然维持稳态的性质，也可以用它的反义词易损性、脆弱性、易患病性(vulnerability)等。

近十年来对各种生物学网络(代谢反应、蛋白质相互作用，转录调节等)进行了拓扑分析，表明细胞网络也是由普遍规律支配的，发现了一些共同属性，如节点度的幂次分布、无标度网络和小世界现象。这些性质使生物学网络具有功能优越性，尤其是对环境变化的坚韧性和随机突变的耐受性。网络分析提供了理解生物学功能和进化的有力工具，使之能够恰当地表述，聚焦于较小的功能模块，建立拓扑性质与动力学行为间的联系。基因型的差别极大地影响机体对于疾病的敏感性和耐受性。理解基因型-表型的关系时应将表型视为网络性质的表现，而不是简单的个体基因组变异的结果。人体含有约25 000个蛋白编码基因，1 000个代谢物，以及若干功能未知的蛋白质和RNA分子，它们通过相互作用行使功能。这些组分有的在同一个细胞内部，有的在邻近细胞中，有的在其他器官中，它们在功能上相互联系形成了复杂的网络。这些复杂网络与组织和器官系统连接形成多层次的更复杂的网络。疾病通常是由细胞内外复杂网络的紊乱引起的，仅仅单个基因的异常很少能导致疾病的产生，即使已经克隆了的疾病基因能否发病也与其在网络中的拓扑位置和网络状态有关(详参第二章第一节，第二节)。

复杂疾病是由生物网络的摄动引起的。遗传分析聚焦于单个基因的异常不能说明复杂疾病的网络性质，网络医学应用系统生物学和网络科学研究人类疾病复杂的分子网络变化，集中在形成发病机制的基因和蛋白的相互作用中。从基因变异到形成复杂疾病经历漫长的过程，包含了广泛的生化过程及编码和非编码的RNA、蛋白质和代谢物的衍变。转录组学、蛋白质组学、代谢组学和其他组学技术提供了复杂疾病发病机制的线索，但是需要应用网络生物学框架。

生命是高度随机性的，处于外环境和内环境的随机变化中。即使在严格控制的实验中，局部和邻近的营养物、毒素浓度都是波动的。每个细胞中的信息分子(DNA、mRNA)数量很少，基因产物的浓度也随机波动。遗传信息中复制和读框错误即使概率很低，还是不可避免，DNA 复制、转录和翻译容易出现随机错误。机体是如何进化出能够耐受不可避免的随机错误的性质而生存的呢？尽管有环境变化和遗传摄动，许多细胞过程和发育过程是高保真(high-fidelity)控制的。对于体内、体外因素变化的不敏感性即坚韧性(耐受性)，可以是单个不变的表型或由多个表型塑造而成，即在不同的环境条件下形成不同的表型。进化生物学探讨取得坚韧性的调节机制，如反馈回路(feedback loop)和更复杂的网络模块(network motif)。有些机体应付环境变化不是通过坚韧性反应，而是由随机性，可逆的命运决定(reversible fate decisions)。它们的低坚韧性产生异质性的个体，在群体中形成了"两面下注"(bet-hedging)的机制。Levy 和 Siegal 将"高保真"和"两面下注"过程统一考虑，称为"坚韧性统一体"。

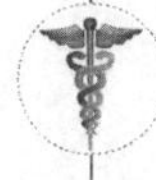

进化生物学也研究能改变坚韧性调节系统的进化力，生物学系统的摄动本身就是一种进化力，过度坚韧的机体在新环境内不能适应。许多机体显示出表型的可塑性而不是不变性。在多细胞机体中细胞坚韧性的丧失是病理性的，与恶性变相关。先天畸形是减少坚韧性的遗传变异，但可增加肿瘤发生率。

许多复杂网络有坚韧性，即对于外界状况或内部组织变化有系统反应维持相对正常运行的能力，这种坚韧性在生物学网络中通常称为耐受性(tolerance)。

直觉告诉我们如果一个网络有相当数量的节点无能，则网络失去完整性。对于随机网络确实如此，但是从细胞到互联网的复杂网络能惊人地对抗某些成分的衰竭，甚至承受许多内部成分和外界状态的变化，称之为拓扑坚韧性。无标度网络往往具有拓扑坚韧性(网络中有少数节点连接数超乎异常无法用标度来度量，服从幂次分布的现象称为无标度现象)，生物学网络主要是无标度网络。无标度网络没有丧失整体性的临界域值，有惊人的抗意外事件的坚韧性，甚至高达 80%的随机节点衰败时，残存的 20%节点仍能将任意两个节点连接上，因为随机损坏的主要是小度节点并不破坏整体性。反之，如果损坏了少数集点(hub)，则系统就分割成若干节点丛构成的小块。

六、疾病耐受性的临床意义

尽管有复杂精细的免疫防御机制，宿主往往失败而罹患感染性疾病，防御失败往往是由于抵抗机制不足，或是入侵病原过强，也可以是抵抗力虽强但耐受力

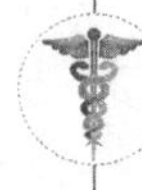

不足，大多数是由于病原体繁衍超越机体防御机制而导致发病和死亡。区别抵抗力弱和耐受力差对于选择治疗措施有重要意义。对于耐受力不足的患者，增加免疫力杀灭病原的治疗方案可能无效，增加耐受力则可能疗效较好。在免疫防御不足或可能出现过度的免疫损伤时，应该采取针对耐受途径的治疗策略。如恶性疟疾或脓毒症时减轻多器官损伤是降低病死率的必需措施；腹泻性疾患时持续补液是必需的治疗措施；又如流感症状是由免疫反应过强引起的，治疗时用环氧化酶 2(COX2)抑制剂来减轻由于前列腺素产生过多引起的免疫病理效应，虽然没有直接对抗病原体，但是能增加患者的生存率。

对于结核病、艾滋病等缺乏有效抗病原体药物的疾患，提高疾病耐受性是有效的治疗策略，至少可以延长患者的生存期。抗毒素免疫以中和病原体毒素为目标的疗法也是提高耐受性策略的体现。

免疫缺陷可以是免疫功能相关基因突变所致，也可以是耐受机制的缺陷，区别这两类缺陷有临床意义。然而，测定这两种缺陷的临床方法还有待建立。

第四节　应激、异常功能引起的炎症

人类是社会动物，随着进化和社会的发展人类的社会性越来越强，现代人类的常见病与其生活环境、生活方式密切相关，环境污染和不良生活方式成为这些疾病的致病因素。业已阐明，生物因素的致病作用引起感染性炎症，而免疫系统的反应机制在应激和机体功能异常、系统调控错误和失调在引起的疾病中起重要作用，使人们开始认识到是另一种形式的炎症。

一、动脉粥样硬化的免疫及炎症研究

动脉粥样硬化引起心脑血管病，脑卒中(中风)和心肌梗死是世界范围的重大医学问题，其发病机制为脂质代谢失衡、不适当的免疫反应导致动脉壁的慢性炎症。脂质堆积的不均衡、免疫反应和清除都受白细胞的影响，后者受趋化因子及其受体的调控。近年来发现新的与脂质及炎症生物学相关的促炎和抗炎途径，涉及动脉粥样硬化发病的机制。

研究资料表明，血管壁损伤的炎症过程与动脉粥样硬化发生相关，局部可募集单核细胞。巨噬细胞和中性粒细胞通过多种趋化因子及其受体的相互作用成为研究的焦点。已有的资料表明，固有免疫和获得性免疫驾驭动脉粥样硬化进

程。属于固有免疫范围的单核细胞、肥大细胞、血小板、中性粒细胞和补体系统都参与发病机制；获得性免疫的细胞免疫反应、有些亚群的 T 细胞、抗原递呈细胞(树突细胞)和 B1、B2 细胞及体液免疫对动脉粥样硬化有调制效应(见表 4 - 5)。

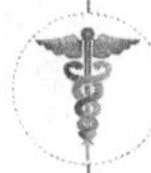

表 4 - 5　免疫细胞、介质和免疫机制在动脉粥样硬化中的作用

免疫机制	小鼠动脉粥样硬化	人类动脉粥样硬化	备注
$CD4^+$ 辅助 T 细胞	产生 IFN - γ 的 Th1 细胞在病损处占优势，增强病损发展	产生 IFN - γ 的 Th1 细胞，IFN - γIL - 17 双表型细胞在病损处占优势	人类 Th 细胞亚群极化弱 Th2 和 Th17 细胞的效应尚不清楚
$CD8^+$ 细胞毒 T 细胞	比较少见	有，比 $CD4^+$ Th 细胞少	在 T 细胞抑制受损时增加
调节 T 细胞	$CD25^+$ $Foxp3^+$ Treg 细胞病损进展时减少	$CD25^+$ $Foxp3^+$ Treg 细胞病损进展时减少	CD25　Foxp3 的关系人比小鼠弱
B1 淋巴细胞	产生 oxLDL 抗体	?	
B2 淋巴细胞	在动脉外膜中发现	?	
单核细胞	促炎 $Ly6C^{hi}$ $Gr-1^+$ 归巢于病损区，推测成为巨噬细胞	$CD14^{hi}CD16^-$ 促炎单核细胞 推测成为病损巨噬细胞	人和小鼠亚群可比性差 M1 巨噬细胞不清楚
巨噬细胞	病损区的主要炎症细胞 M1 为主	病损区的主要炎症细胞 M1 为主	M1 - M2 分类不够清晰人类的更难分
中性粒细胞	可能参与很早期的病损*	启动作用，募集巨噬细胞尚无证据表明参与病损	在血栓中积累
肥大细胞	参与病损发展	不如小鼠清楚	
高敏 C 反应蛋白(hsCRP)	轻度表达或无表达	高 hsCRP 水平是高危指标	血液 CRP 水平反应总体炎症负荷，不直接参与动脉粥样硬化病损
抗 oxLDL 抗体	与高胆固醇血症及病损程度相关	与高胆固醇血症及病情相关	有些抗 oxLDL 抗体可能有抗动脉粥样硬化的保护作用
抗 oxHsp60 抗体	与高胆固醇血症及病损程度相关	与高胆固醇血症及病情相关	

* 在人类的动脉粥样硬化粉瘤中较少见到中性粒细胞，血栓中较多见。这些细胞释放大量 ROS 和促氧化的过氧化酶；最近的实验研究表明，中性粒细胞在小鼠动脉粥样硬化的起始阶段起重要作用，产生的炎症信号募集单核细胞分化为巨噬细胞，内吞低密度脂蛋白，形成泡沫细胞。(引自 Libby 等，2013)

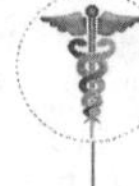

动脉粥样硬化与炎症和免疫关系的实验研究主要用小鼠模型进行，因此有些机制在小鼠中研究得比较清楚，人类的相应机制有待深入探究（见表 4-5）。近交系小鼠和野生小鼠的环境不同，共栖的菌丛不同可能影响免疫功能。人类的遗传和环境异质性更强，对免疫系统的影响更大。人类动脉粥样硬化发病机制研究滞后于小鼠模型的研究，原因是明显的，但临床观察支持固有免疫系统在人类动脉粥样硬化发病机制中作用的假说。例如，C 反应蛋白（CRP）作为急性相反应物在临床研究中有实用价值，在急性感染和自身免疫病（如类风湿关节炎）患者 CRP 与病情相关；在心血管病患者的 CRP 中度升高，采用高敏试验（hsCRP）有预后意义。目前正在进行各种抗炎药物治疗动脉粥样硬化的临床试验。

低密度脂蛋白作为抗原有促进动脉粥样硬化病变的作用。初始的低密度脂蛋白（LDL）经轻微的氧化修饰（不改变氨基酸序列的 oxLDL）能被抗原递呈细胞（包括树突细胞）的模式识别受体（PRR）摄入，足以干扰 ApoB-衍生蛋白的免疫原性，与自身主要组织相容复合体（MHC）成为辅助刺激，促进抗原特异性细胞克隆增殖和动脉粥样硬化病变进展。

二、2 型糖尿病的自身炎症性质

已经证明 2 型糖尿病患者的胰岛有组织炎症，除了细胞因子和趋化因子水平升高，还有炎症细胞浸润、纤维化；不久前还发现有淀粉样多肽（IAPP）沉积，由巨噬细胞分泌的 IL-1β 诱导产生的 IAPP 可能参与胰岛的炎症发生。IL-1 对两型糖尿病的发病都起重要作用，虽然 2 型糖尿病的胰岛炎概念是晚近提出的，但是 1 型糖尿病的炎症概念业已确立。两型糖尿病有许多共性，也各有特点（见表 4-6）。2 型糖尿病的自身炎症机制近年来备受关注，成为研究热点之一。

表 4-6　1 型糖尿病和 2 型糖尿病的比较

	1 型糖尿病	2 型糖尿病
发病年龄	任何年龄，以年轻人为主	老年人多，有年轻化趋势
胰岛素缺乏	绝对短缺	取决于对胰岛素耐受的程度
危险因素	遗传*，肥胖，胰岛素耐受	遗传*，肥胖，胰岛素耐受
胰岛炎#	自身免疫性	自身炎症性

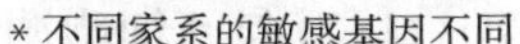

（续表）

	1 型糖尿病	2 型糖尿病
自身抗体	85%～90%的患者有	可能有
治疗	胰岛素	饮食和锻炼；口服二甲双胍（metformin） 早期用胰岛素

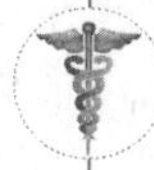

* 不同家系的敏感基因不同。

自身炎症性疾病是受固有免疫系统攻击导致的疾病；自身免疫性疾病是病理性激活获得性免疫系统导致的疾病。二者有共性包括共有效应机制。1 型糖尿病的胰岛炎由自身免疫引起；2 型糖尿病的胰岛炎由代谢应激（如高血糖症、游离饱和脂肪酸水平升高）引起。（引自 Donath & Shoelson，2011）

胰岛素耐受是 2 型糖尿病发生发展的关键机制之一，典型的病例从糖尿病前阶段就有，到糖尿病发生、发展阶段持续存在。长期糖尿病的后果可能出现大血管并发症，包括动脉粥样硬化和栓塞，严重时截肢；微血管并发症包括视网膜疾患、肾脏疾患和神经疾患。2 型糖尿病的发生取决于 β 细胞的代偿能力，仅约 1/3 的胰岛素耐受的胖子发展成慢性高血糖症和 2 型糖尿病，这种异质性的原因尚不清楚，遗传和表观遗传学可能起重要作用。

近年来的研究发现肥胖症和 2 型糖尿病患者的免疫系统组成有变化，最明显的改变发生在脂肪组织、肝脏、胰岛、血管和外周血白细胞；免疫学改变包括特异性细胞因子和趋化因子水平的变化，各类白细胞数量和活性的改变，凋亡和组织纤维化增多。这些改变提示炎症参与 2 型糖尿病的发病机制，该免疫系统的变化都是炎症的表现。

糖尿病是产生胰岛素的胰岛 β 细胞不能代偿机体胰岛素需求增长的结果。可以是胰岛素产生不足，也可以是胰岛素耐受（无效）的结果。胰岛素耐受的最常见病因是肥胖引起的对胰岛素需求增加，还有青春期、妊娠和某些药物也可引起对胰岛素需求增加。

久坐不动的生活方式和不适当的饮食引起炎性和神经体液调节的改变导致肥胖症，脂肪堆积尤其是腹部内脏脂肪的积蓄改变脂肪细胞的大小和分化，导致脂肪组织血流改变、缺氧，剪切应激活化促炎细胞因子和脂肪细胞因子的转录和翻译。脂肪细胞因子引导系统低度炎症反应，直接增加 C 反应蛋白的水平，调控外周血的 IL－1 和 IL－6 水平。肝脏脂肪沉积引起局部炎症，可以发展为非酒精性的脂肪性肝炎（nonalcoholic steatohepatitis），加重系统性炎症反应。外周血促炎症反应能增加胰岛素耐受，通过对胰岛素信号转导途径的干扰，在肝脏、骨骼肌、脂肪和胰腺 β 细胞刺激促炎症基因转录，在下丘脑导致神经体液调

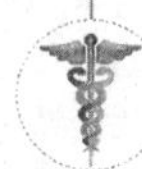

节失调。

胰岛素耐受引起的胰岛素需求增加导致β细胞功能性肥大，分泌增多导致高胰岛素血症。胰岛素对巨噬细胞有趋化作用，胰岛高分泌胰岛素可吸引巨噬细胞，成为胰岛巨噬细胞。胰岛淀粉样多肽（islet amyloid polypeptide, IAPP）和细胞外危险相关分子模式（danger-associated molecular pattern, DAMP）（如ATP）能活化胰岛巨噬细胞和β细胞炎症体，局部分泌IL-1，引起β细胞凋亡。一旦β细胞功能性肥大下降，即出现胰岛素分泌失代偿，导致葡萄糖和脂质代谢失衡，发展为2型糖尿病。细胞外葡萄糖和脂质水平升高增加胰岛素耐受和β细胞功能失调，推测还参与炎症途径和炎症体激活，加速病情发展。

阻滞IL-1信号途径能改善β细胞功能和高血糖症，但无助于胰岛素耐受，尤其是IL-1受体拮抗物（IL-1 Ra）遗传缺陷的病人（2型糖尿病与遗传性IL-1 Ra缺陷症有共性），见图4-7。

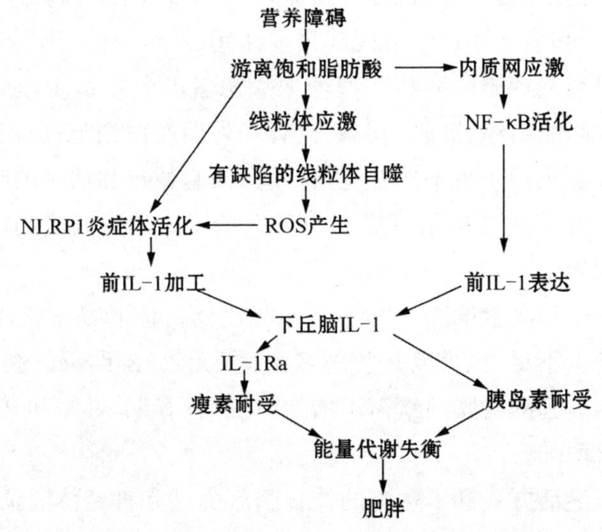

图4-7　IL-1在功能失调、下丘脑炎症和肥胖间的连接模型

作为对胰岛素耐受的反应，β细胞显著增加胰岛素产生，蛋白产物经β细胞的内质网（ER）加工，加速生产破坏原有的稳态，导致蛋白折叠错误，朝向ER应激。

综合已有的资料，研究者认为炎症体激活在2型糖尿病有起始作用，将2型糖尿病归为自身炎症性疾病。自身炎症性疾病是临床疾病分类，是固有免疫系统的细胞和分子介导的无菌性炎症，有遗传倾向。2型糖尿病有低度系统性炎症，在脂肪组织、肝脏、胰岛和晚期糖尿病患者的血管壁、肾小球和视网膜有明显的炎症细胞浸润；有多基因遗传易感性和动力学的表观遗传学变化，如炎症因子和代谢引起的基因甲基化/去甲基化。不适当地摄入饱和脂肪增加血液饱和脂肪酸水平导致营养障碍，引起下丘脑神经元 ER 应激和线粒体应激，导致 NF-κB 活化和前 IL-1 表达，以及 ROS 产生和炎症体激活；下丘脑 IL-1 引起胰岛素耐受和局部 IL-1 Ra 和瘦素耐受，破坏能量平衡导致胀饱感，形成肥胖机制（见图 4-7）。

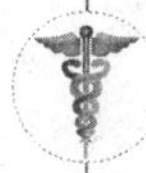

IL-1 系统作为代谢应激的感受器在 2 型糖尿病发病机制中起重要作用。胰岛炎症过程的最早证据就是观察到了高血糖症引起的 β 细胞凋亡，对于诱导机制的研究表明，高浓度的葡萄糖诱导 β 细胞的 FAS(CD95)表达，其上游机制则是葡萄糖诱导 β 细胞的 IL-1β 产生。深入研究发现，胰岛中还有调节 IL-1β 表达的机制，游离脂肪酸(FFA)刺激 IL-1β 的产生和分泌。葡萄糖和 FFA 联合作用明显增强，这种诱导 IL-1β 产生的效应作用机制十分复杂。FFA 通过 TLR2 和 TLR4(作为脂质感受器)能直接刺激促炎症细胞因子的产生，也能通过 FFA 的代谢产物间接作用刺激促炎症细胞因子的产生(见表 4-7)。

表 4-7 IL-1 在 2 型糖尿病发病中的作用

发病机制	IL-1 的作用
胰岛素耐受	IL-1 作为脂肪细胞因子
肥胖	调节食欲和体重
低度炎症	升高外周血 IL-1 水平
	调节 IL-6、C 反应蛋白和 IL-1 Ra
	升高 IL-1 和 IL-1 Ra，预测 2 型糖尿病发展
糖尿病伴发血管病	形成泡沫细胞
	产生纤维帽
进行性 β 细胞衰竭和破坏	介导葡萄糖诱导的 β 细胞凋亡
	β 细胞和胰岛巨噬细胞表达 IL-1，恶性循环
	β 细胞表达 IL-1 Ra 减少，加重病情
	β 细胞表达 IL-1 Ra 和 IL-1 失衡，加重病情

炎症体活化和 IL-1 在营养不良、肥胖症和胰岛素耐受的发生中起重要作用。不恰当地摄入饱和脂肪增加血液的游离饱和脂肪酸水平，储存于分化而肥大的脂肪细胞中。脂肪细胞生长和血管新生不足引起脂肪组织缺氧。

mitoNEET 蛋白活性降低能增加游离脂肪酸的 β 氧化，导致 ROS 生成、前 IL－1β加工和 IL－1β 输出。IL－1 激活脂肪细胞的脂蛋白脂酶，导致游离脂肪酸释放，通过脂质毒性产生胰岛素耐受。IL－1 吸引和活化单核细胞衍生的巨噬细胞、T 细胞和干扰调节 T(Treg)细胞的功能，加速肥胖，产生脂肪细胞因子引起低度系统性炎症和加重胰岛素耐受(见图 4－8)。

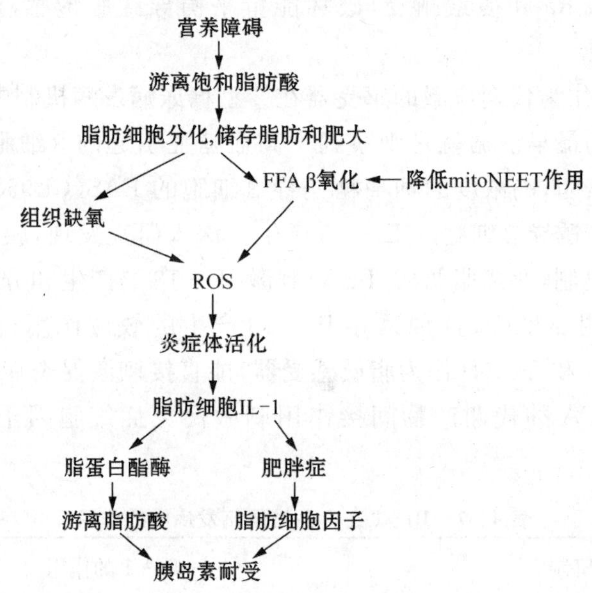

图 4－8　炎症体和 IL－1 在肥胖症和胰岛素耐受发生中的作用

炎症体是若干蛋白组成的分子复合体，活化后产生激活的胱冬裂酶 1，裂解前 IL－1β 和前 IL－18 形成活性细胞因子。血浆高水平的游离长链脂肪酸促进胰岛素耐受和损伤 β 细胞的分泌功能，诱导 β 细胞凋亡，称为脂质毒性(lipotoxicity)。饱和脂肪酸毒性高，不饱和脂肪酸有保护作用。

胰岛内炎症体在 β 细胞失代偿中起重要作用。研究资料表明胰岛素耐受、β 细胞衰竭和糖尿病之间密切相关，可能通过胰岛素耐受介导胰岛 IL－1 表达和被胰岛炎症体加工。β 细胞高分泌作为对胰岛素耐受和胰岛素需求增加的代偿反应，导致高胰岛素血症介导的巨噬细胞趋化和 DAMP(如 ATP)的释放或胰岛淀粉样多肽与胰岛素一起分泌。这些信号激活胰岛中的巨噬细胞/树突细胞的炎症体。胰岛素耐受诱导脂肪细胞因子，提高游离脂肪酸，修饰了的极低密度脂蛋白(mmLDL)，诱导胰岛中巨噬细胞前 IL－1β 转录。这些事件一起导致 IL－1 释放吸引单核细胞衍生的巨噬细胞直接或诱导 β 细胞表达趋化因子，启动低度胰岛炎症和 IL－1 分泌的恶性循序，导致 β 细胞功能抑制和凋亡，导致 β 细胞失代偿和糖尿病。脂肪组织迅速扩增导致组织缺氧，吸引巨噬细胞，使脂肪组织巨噬细胞增加。其机制在肿瘤生长、创伤修复、感染、动脉粥样硬化和关节炎研究中已经阐明。缺氧诱导巨噬细胞表达多种促血管新生和促炎症因子（见图 4－9）。

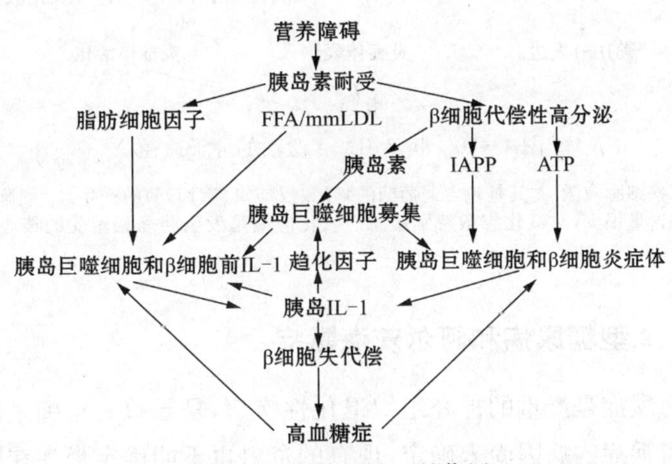

图 4－9　胰岛 IL－1 的作用

高血糖症本身损伤胰岛素分泌和诱导 β 细胞凋亡。在出现 2 型糖尿病症状之前，多年葡萄糖浓度的变化对于 β 细胞是有毒性的，称为葡萄糖毒性(glucotoxicity)。高血糖症的葡萄糖毒性是功能性的或可逆性的。对临床患者的观察和大鼠模型的研究证明，慢性高血糖症也是促进胰岛素耐受的。

前 IL－1β 基因激活的代谢机制和炎症体活化的可能分子途径如图 4－10 所示。大多数 2 型糖尿病人的胰岛都观察到有淀粉样多肽的沉积，但是仍不清楚淀粉样多肽是否为 β 细胞衰竭的原因？炎症体的胱裂蛋白酶 1 加工炎症细胞因子，裂解和活化前 IL－18 和 IL－1β，灭活前 IL－33（全长时有活性，裂解后失活）。葡萄糖脂质毒性（glycolipotoxicity）作为胰岛素耐受、β 细胞功能失调和晚期糖尿病并发症的统一名称，提示慢性葡萄糖和游离脂肪酸水平升高导致底物-介质引起的线粒体 ROS 产生，NFκB、P38 和 JNK 应激信号途径激活。动物实验显示，外周血的 IL－18 水平在体重减轻时下降，伴随着脂肪组织的 NLRP3 表达减少。脑内注射 IL－18 可减少进食，降低血糖水平。IL－33 及其受体在脂肪细胞表达，肥胖时表达增高，IL－18 与 IL－33 起着相反的作用（见图 4－10）。

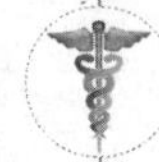

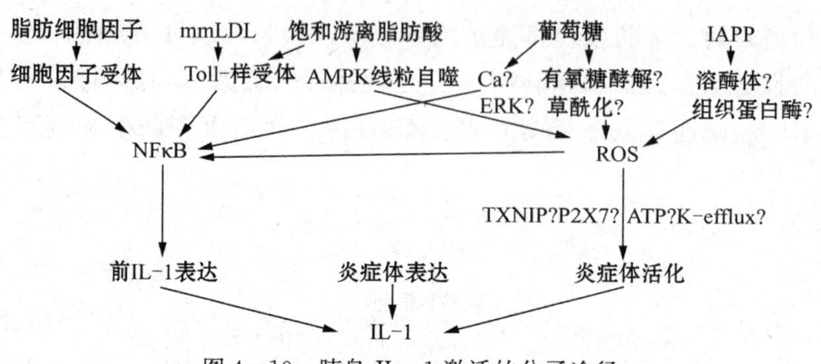

图 4-10　胰岛 IL-1 激活的分子途径

有些细胞应激(尤其是包含葡萄糖的)导致反应氧族(ROS)的产生。β 细胞的抗氧化酶含量很少,对氧化应激特别敏感。氧化应激是发生胰岛素耐受的核心因素之一。

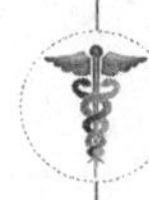

三、炎症体、2 型糖尿病和阿尔茨海默症

阿尔茨海默症是严重的神经组织退化性疾病,是导致老年痴呆的最常见疾病。阿尔茨海默症的病因尚未确定,现有的资料也不能确定炎症在阿尔茨海默症发病过程中的确切作用,但是炎症可能是发病机制链中的一个环节。虽然炎症可能是阿尔茨海默症发病机制中的重要因素,有关阿尔茨海默症患者脑、血清、脑脊液促炎细胞因子和抗炎细胞因子水平的报道结果并不一致,推测神经炎症的作用在认知能力减退和出现痴呆症状的早期阶段,但经典的抗炎症药物对防止痴呆进展无效。炎症仅是神经病理学的一个方面,还有多层次、多方面的发病机制。如神经化学缺陷、细胞损伤、氧化应激、线粒体变化。基因组活性变化、突触功能异常、蛋白代谢受扰和代谢失衡等。

2 型糖尿病和阿尔茨海默症共有遗传敏感基因,二者的炎症体都被 IAPP 和 β 淀粉样多肽激活,即 β 细胞和神经元病变有共同的分子基础。遗传学研究强烈支持 β 淀粉样多肽的病理性聚合引发阿尔茨海默症的假说。临床流行病学资料表明,老年人群中 2 型糖尿病与阿尔茨海默症往往是伴发的。阿尔茨海默症由 β 淀粉样寡聚体形成引发,由于跨膜的淀粉样前体蛋白由非致淀粉样变的 α/γ 分泌酶裂解转化为 β/γ 分泌酶裂解,从而释放 β 淀粉样多肽,激活小胶质细胞和星形细胞的炎症体,导致 IL-1 释放和神经元的炎性和氧化损伤。胰岛素受体信号介导淀粉样多肽的加工和 β 淀粉样多肽的积蓄,且 IL-1RN2 等位基因与 2 型糖尿病对 IL-1 受体阻滞的治疗反应相关,也与散发性阿尔茨海默症的痴呆严重程度相关。这些事实提示,淀粉样多肽及代谢物刺激炎症体活化和IL-1拮抗物和类似物的失衡是2型糖尿病和阿尔茨海默症的共同基础,靶向炎症体或IL-1β的治疗也许能降低2型糖尿病伴发症的严重性。

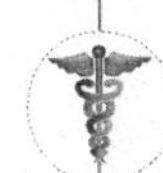

四、副炎症和衰老

副炎症是组织对有害应激或功能异常的适应性反应,其性质介于基础状态和炎症状态之间。副炎症的作用是恢复组织功能和稳态,如果组织应激或异常功能持续存在,副炎症可以成为慢性或转为炎症。慢性副炎症对肥胖症、2型糖尿病、动脉粥样硬化症和老年神经退化性疾病的发生、发展起重要作用。老年人的视网膜中也有副炎症表现,可能与老年性视网膜疾患有关。糖尿病和动脉粥样硬化症的单核细胞和血管内皮细胞由于糖代谢和脂质代谢失调经常处于有害的应激状态,激发副炎症反应,上调黏附分子或释放细胞因子/趋化因子,导致异常的白细胞-内皮细胞间相互作用,引起血管损伤。老年人视网膜中氧化脂蛋白和游离基是主要的组织应激,激发局部的副炎症反应(见图4-11)。

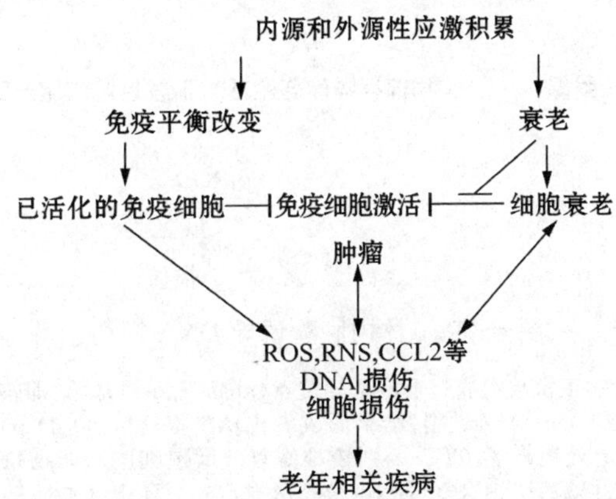

图4-11 肿瘤和其他疾病的境外/旁观者效应引起免疫系统慢性激活

持续的应激(包括心理应激、疾病、感染因子、氧代谢、内源或外源性DNA损伤因子)作用能够促进免疫平衡改变和衰老进程。免疫平衡的改变引起免疫细胞活化,从而产生ROS、RNS和细胞因子CCL2等,导致慢性炎症状态。衰老细胞也能产生ROS、RNS和CCL2等。慢性炎症状态参与老年相关性疾患和肿瘤的发生发展以及细胞衰老。肿瘤释放的ROS、RNS和细胞因子能影响正常细胞,促进细胞衰老。

老年相关疾病包括神经退化性疾患(帕金森病、阿尔茨海默症等);心血管疾患(脑卒中、动脉粥样硬化症等);2型糖尿病和肝脏疾病;慢性炎症性疾患(结肠炎、关节炎、牙周炎、肺病等);肌肉骨骼疾患(骨质疏松症、肌萎缩等)。(“旁观者效应”参看第二章第五节)

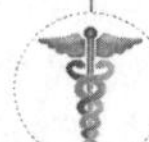

大量事实证明前炎症状态与肿瘤的关系。反应氧族(ROS)和反应氮族(RNS)是由激活的免疫细胞和应激的上皮细胞分泌，导致 DNA 损伤和基因组不稳定与肿瘤发生相关。细胞衰老(senescence)和凋亡是两种抗癌机制，二者都将细胞逐出增殖细胞池(pool)。但是衰老的细胞仍有代谢，分泌促炎症因子影响邻近细胞的功能，促进细胞转化和恶变。随着年龄的增长，衰老细胞增多参与老年性疾病的发病机制。细胞衰老仅在生命的早期有益于机体的抗癌机制。

肿瘤通过两条途径促进正常组织的 DNA 双链破裂(DSB)，一条途径是持续释放 ROS 直接作用于周围组织的 DNA；另一途径是肿瘤细胞诱导浸润肿瘤的免疫细胞的免疫反应产生细胞因子，包括 CCL2。CCL2 的长生存期，作用于周围组织和远处组织，募集和活化巨噬细胞产生 ROS 导致 DNA 损伤(见图 4－12)。

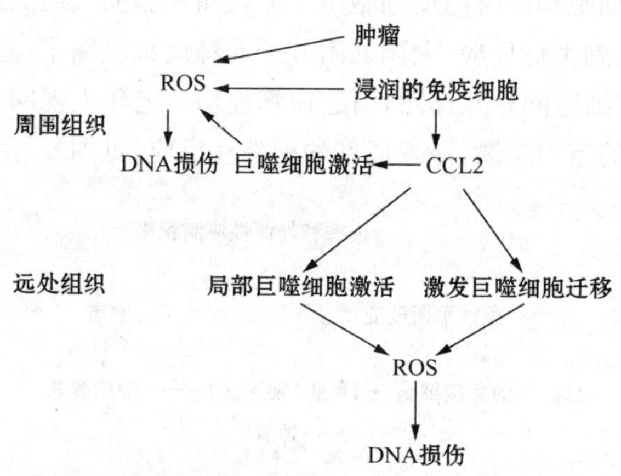

图 4－12　体内肿瘤诱导 DNA 损伤

ROS 影响正常组织通过形成诱导位点(abastic site)开始，即较集中的碱基损伤和(或)DNA 单链破裂，结果形成氧化丛集损伤区(OCDLs)。通常孤立的损伤能有效地修复，OCDLs 则较难修复。增殖细胞和非增殖细胞的双链破裂可通过碱基切除修复(BER)途径形成，当 BER 引起的单链破裂发生在先前已经有单链破裂的复制前体，或者两个互补链的损伤接近时易于产生双链破裂。在高增殖组织复制机制明显增加双链破裂的危险性；氧化损伤的积累由于复制与损伤的模板撞击也易于产生双链断裂。(参看第二章第五节)

五、叮咬伤——动物毒汁诱导的炎症

多种动物(包括昆虫、蜘蛛、两栖类、爬行类和哺乳类)用毒汁作为防御和捕杀武器，通过叮咬注入体内。哺乳类动物在进化过程中形成了防御机制和炎症反应限制或降低毒汁的作用。

毒汁由复杂的有毒成分混合组成。不同种属动物产生的毒汁差异很大，有循环毒素、神经毒素和细胞毒素等毒性不同、作用机制不同的毒汁。蛇毒已作为抗血栓、抗肿瘤药物进行生产，其性质研究较多。小动物产生的毒汁是一大类溶细胞毒活性的蛋白，包括能在细胞膜磷脂上打孔的阳离子多肽，如蜂毒中的蜂毒肽（melittin）、蝎毒中的蝎子毒素、蜘蛛毒中的溶细胞毒等。几乎所有的昆虫和蛇的蜂毒肽毒汁中都含有能溶解细胞质膜磷脂的磷脂酶 A2s。毒汁能引起各种免疫反应，包括急性炎症反应，如肥大细胞脱颗粒和获得性免疫反应以及产生 IgE，其分子机制有待深入研究。最近 Palm 和 Medzhitov 用蜂毒在小鼠进行的实验研究获得如图 4－13 所示的结果。

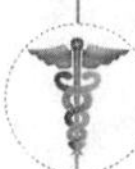

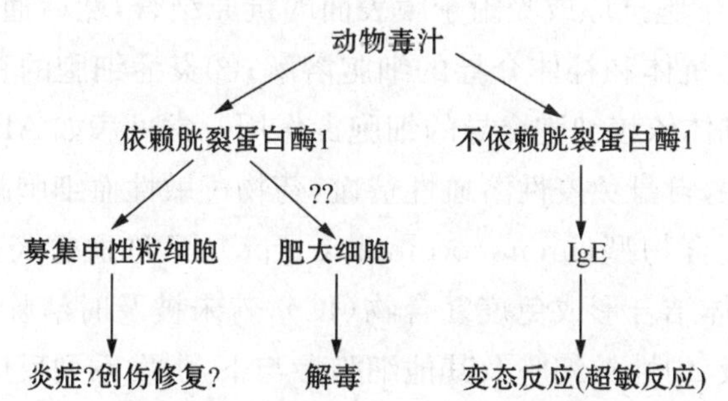

图 4－13　蜂毒在小鼠引起的反应

动物毒汁（蛇毒、蜂毒等）能引起胱裂蛋白酶－1 依赖和不依赖的两类免疫反应。激活胱裂蛋白酶－1 导致中毒部位的中性粒细胞聚集，抵御毒汁引起的损伤和低温效应，还能通过肥大细胞脱颗粒和降解毒汁解毒。反之，毒汁引起的变态反应性过敏反应是不通过胱裂蛋白酶－1 起作用的。

第五节　变态反应和自身免疫病

人类社会随着工业化和城市化发展，变态反应和自身免疫病的发病率迅速增高，影响生活质量和健康，引起关注。

一、变态反应

变态反应（allergy）又称超敏反应（hypersensitivity reaction），是指机体对某些抗原初次应答后，再次接受相同抗原刺激时发生的一种以机体生理功能紊乱或组织细胞损伤为主的特异性免疫应答。变态反应伴有炎症反应和组织损伤，若机体被某种寄生虫抗原致敏，再次接触该抗原时2次免疫应答增强，因免疫应答过强而导致组织损伤(免疫病理)，分为4型。

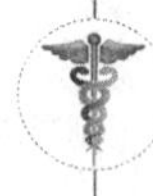

Ⅰ型:速发型(immediate type)，又称过敏反应，是最常见的变态反应。过敏原进入机体后，诱导B细胞产生IgE抗体，由IgE介导。肥大细胞和嗜碱性粒细胞等释放生物活性介质引起反应，如组胺、蛋白水解酶、肝素、趋化因子等；同时细胞膜磷脂降解，释放花生四烯酸。由于IgE多由黏膜分泌，所以Ⅰ型过敏反应多引起黏膜反应，发生快，消退亦快。常表现为功能紊乱，无严重的组织损伤，有明显的个体差异和遗传倾向。

Ⅱ型:细胞毒型(cytotoxic type)/细胞溶解型。反应抗体多属IgG，少数为IgM、IgA。先与细胞抗原或吸附于膜表面的抗原结合，然后通过4种不同的途径杀伤靶细胞:①抗体和补体介导的细胞溶解；②炎症细胞的募集和活化；③免疫调理作用；④抗体依赖细胞介导的细胞毒作用。常见病如ABO血型不符的输血，新生儿溶血症，自身免疫性溶血性贫血，药物过敏性血细胞减少症等。

Ⅲ型:免疫复合物型(immunocomplex type)，又称血管炎型超敏反应。游离抗原与相应抗体结合形成免疫复合物(IC)，若未被及时清除，在局部沉积，激活补体，在血小板、中性粒细胞及其他细胞参与下，引发系列反应导致组织损伤。如血清病、链球菌感染后肾小球肾炎等。

Ⅳ型:迟发型(delayed type)又称细胞介导型(cell-mediated type)。由特异性致敏效应T细胞介导的变态反应。由于局部炎症变化出现缓慢，接触抗原24～48 h后才出现高峰反应，故称迟发型变态反应。机体初次接触抗原后，T细胞转化为致敏淋巴细胞。当相同抗原再次进入时，致敏T细胞识别抗原，出现分化、增殖，并释放淋巴因子，募集单核细胞，甚至引起组织坏死。如接触性皮炎、移植排斥反应、结核杆菌、麻疹病毒和某些寄生虫感染等。

2005年，世界变态反应组织对30个国家进行的流行病学调查结果显示，在这些国家的12亿人口中，22%患有免疫球蛋白E(IgE)介导的过敏性疾病，如过敏性鼻炎、哮喘、结膜炎、湿疹、食物过敏、药物过敏和严重过敏反应等。近40年内西方国家过敏性鼻炎和哮喘的患病率迅速增加，流行病学调查结果表明，过敏性疾病的患病率迅速增加与环境因素和生活方式的改变有关。过敏性疾病的发病率在发达国家和地区高于发展中国家，城市高于乡村，污染地区高于非污染地区；在发展中国家，与城市化的"西方生活方式"相关，农村儿童较城市儿童过敏性疾病发病率低，过敏性疾病的发病率与社会经济状况相关。

发生变态反应有两个主要条件，即特应性体质和接触抗原。有特应性体质的人与抗原首次接触时即可被致敏，但不产生临床反应；被致敏后再次接触同一抗原就可发生反应。快者可在再次接触后数秒内发生，慢者需数天甚至数月。

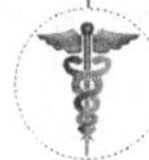

食物过敏、湿疹和药物过敏的患病率近年也明显升高，食物过敏已成为严重过敏反应和过敏性休克的主要原因。特应性皮炎在欧美国家和亚太发达地区的婴幼儿和儿童中常见，其发病率已从20世纪60年代的3%上升为90年代的10%。急性荨麻疹影响10%～20%美国人的生活，其中50%的症状持续6个月以上。美国药物过敏占全部药物不良反应的10%，青霉素是最常见的致敏原因，每年有400人因青霉素过敏性休克而死亡。

食物过敏是最常见的变态反应，又称食物变态反应或消化系统变态反应，是指进食某种食物后免疫系统对其蛋白质产生的有害免疫反应。轻者嘴唇或面部肿胀、荨麻疹、气管收缩或抽搐、呕吐、腹痛或腹泻等，严重者有生命危险。食物变态反应是由食物或食品添加剂引起的IgE介导的和非IgE介导的免疫反应，导致消化系统或全身性的变态反应。由食物中的抗原致敏和激活黏膜的浆细胞产生大量的IgE抗体，与肥大细胞结合，固定在这些细胞的表面。当食物中的致敏原再次进入体内与胃肠黏膜肥大细胞表面的IgE结合，使肥大细胞激活、脱颗粒释放过敏反应的炎症介质，导致血管通透性增加，引起Ⅰ型变态反应。部分抗原物质也可选择性地与浆细胞IgG、IgM、IgA或T细胞结合，形成免疫复合物，从而引起局部或全身Ⅲ型或Ⅳ型变态反应。

西方生活方式生食较多。对儿童食物过敏的临床流行病学研究表明，牛奶、鸡蛋等常见食品加热煮熟后可以减少食物变态反应的发生，增加对加热食物的耐受性，与我国民间的生活经验一致。有些人在吃火锅后容易出现食物过敏，可能与加热时间短，与食物中变应原的结构破坏、改变不够有关。

小肠黏膜是接触抗原的重要部位，有大量的肠道相关淋巴组织(GALT)，生理状态下肠道菌丛和食物抗原是GALT和整个免疫系统的天然刺激源，无菌动物提供了肠道抗原免疫学作用的证据。通常肠道的抗原接触诱导两个主要的免疫反应：口服耐受和产生分泌型IgA。病理状态下黏膜稳态被扰乱，可能出现炎症反应，如食物过敏，取决于遗传的疾病易感性，变应原的生化性质和环境因素。

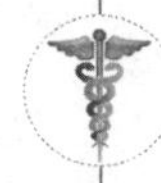

二、哮喘

支气管哮喘简称哮喘，是一种常见病、多发病，世界卫生组织估计现在全球的哮喘患者有约3亿，发病率的地区差别很大，发达国家与发展中国家可差20～60倍，与工业化程度和生活方式相关。我国的哮喘发病率呈增长趋势，现有哮喘患者约3 000万。目前临床采用的治疗手段可使约80%的哮喘患者的症状得到有效控制，工作和生活几乎不受疾病的影响。哮喘发病的因素有遗传和环境两方面，绝大多数患者的亲属有哮喘或其他过敏性疾病（如过敏性鼻炎、特应性皮炎）的病史。大多数哮喘患者属于过敏体质，伴有过敏性鼻炎和（或）特应性皮炎，或者对常见的经空气传播的变应原、某些食物、药物等过敏。

哮喘是气道的慢性炎症性疾病，尚无有效的预防或治愈方法。近年来通过痰液和支气管肺泡液等临床标本的检测和对小鼠哮喘模型的实验研究证明，炎症细胞通过分泌细胞因子和促炎症因子在发病中起关键作用。轻度和中度变态反应性哮喘以Th2细胞及其产生的细胞因子为主；重度的对类固醇激素耐受的哮喘呈Th2/Th1混合并有Th17成分参与；其他免疫细胞，尤其是中性粒细胞、巨噬细胞和树突细胞以及结构细胞（如上皮细胞和气道平滑肌细胞）也产生细胞因子参与哮喘的发病机制。根据临床治疗反应也推断出不同类型的特应性哮喘有不同的免疫反应和炎症，轻度和中度的哮喘对于吸入激素对症治疗有效，可能属于嗜酸性粒细胞性炎症；重度哮喘对吸入激素反应不佳，可能属中性粒细胞性炎症。从免疫病理发病机制考虑嗜酸性粒细胞炎症性哮喘是依赖Th2细胞因子的炎症；中性粒细胞炎症是IFN-γ和-IL17相关的炎症。

各国研究者正在寻找针对难治性重症哮喘的新治疗途径。主要的难点在于哮喘发病机制的异质性，涉及多种细胞类型的多种机制，亦即不同的患者可以有不同的发病机制，从小鼠哮喘模型获得的研究结果必须在临床验证。近年来正在临床试验各种细胞因子抑制剂对哮喘的治疗效果，开辟新的治疗思路。

三、自身免疫病

自身免疫病（autoimmune diseases）是指机体对自身抗原发生免疫反应引起自身组织损伤导致的疾病。但是，有自身抗体不等于有自身免疫性疾病，无自身免疫病的正常人尤其是老年人可以测出自身抗体，如抗甲状腺球蛋白、甲状腺上皮细胞、胃壁细胞、细胞核DNA的抗体等。有时受损或抗原性发生变化的组织可以激发自身抗体的产生。例如,心肌缺血时,坏死的心肌导致抗心肌的自身抗体形成,但此类抗体并无致病作用,是一种继发性的免疫反应。

自身免疫病的病因尚不明确,研究表明这类疾病的产生与机体免疫状态有关,如免疫调节异常,多克隆刺激剂的旁路活化,Th1 和 Th2 细胞功能失衡等;受遗传因素影响(如 MHC 类型),自身抗原的出现往往与隐蔽抗原的释放(如晶状体自身抗原改变),或被病原体抗原改变有关(如 Coxsakie 病毒交叉抗原、糖尿病链球菌感染、急性肾小球肾炎、风湿性心脏病等)。

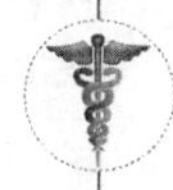

器官特异性自身免疫病是指组织器官的病理损害和功能障碍仅限于抗体或致敏淋巴细胞针对的某一器官,如 1 型糖尿病、慢性淋巴性甲状腺炎、甲状腺功能亢进、重症肌无力、慢性溃疡性结肠炎、恶性贫血伴慢性萎缩性胃炎等。

系统性自身免疫病是指抗原抗体复合物广泛沉积于血管壁导致全身多器官损伤所致。又称胶原病或结缔组织病,亦即由于免疫损伤导致血管壁及间质纤维素样坏死,产生多器官的胶原纤维增生所致。常见的有系统性红斑狼疮,类风湿关节炎,系统性脉管炎,硬皮病,溃疡性结肠炎,皮肌炎等。

感染和自身免疫病的关系已有较多研究。对同卵双生患病情况的调查分析表明,他们的自身免疫病患病不一致性证明环境因素的核心作用。首先确定扳机因子,对动物模型的研究表明,感染可以是自身免疫病的扳机因子。例如,柯萨奇 B4 病毒感染启动 1 型糖尿病,脑心肌炎病毒启动自身免疫性肌炎,这两种病毒感染都增加自身抗原的免疫原性继而发生炎症。化学修饰物也能改变自身抗原使之发病,如碘引发的自身免疫性甲状腺炎。这些机制能解释一些临床病症,如 1 型糖尿病和多发性硬化可能与某种病毒感染有关,但是从病毒感染到自身免疫病发病间隔时间很长。更令人惊讶的是,感染也可以保护机体不得自身免疫病。发达国家面临多种免疫病,包括自身免疫和变态反应病发病率不断增加的困扰。流行病学资料提示,这些疾病的发生与社会经济状况相关,因而在 20 世纪 80 年代提出了"卫生假说"。这个假说认为,感染性疾病的减少是自身免疫和变态反应性疾病发病增多的原因。经过 20 多年的流行病学和临床及实验动物的研究,人们逐渐获得了更多的临床和实验研究资料的支持。

对于"卫生假说"的机制有多方面的解释。首先考虑的是辅助 T 细胞 Th1/Th2 的偏离,不同的自身免疫病有不同的辅助 T 细胞偏离,很可能是影响因素之一。抗原竞争/平衡,即不同抗原同时刺激引发免疫反应,相互竞争、抑制而平衡。感染因子是"强"的抗原刺激,往往抑制了自身抗原和变态反应原的

“弱”抗原作用。还有实验资料表明，能抑制免疫反应的调节T细胞、产生IL-10的B细胞和自然杀伤性T细胞，以及IL-10和TGF-β都可能参与“卫生假说”机制，有待临床研究验证。上述机制都基于“卫生”效应减少感染因子激发的免疫反应。有些实验提示，感染因子启动对变态反应病的防护作用不依赖于抗原，而是刺激非抗原特异性的受体。例如，虽然Toll-样受体(TLR)能刺激细胞因子产生和诱导免疫反应，但是TLR对非肥胖型糖尿病(NOD)小鼠的1型糖尿病确有预防和治疗作用。人类的甲型肝炎病毒(HAV)感染者的过敏性疾病明显减少，研究表明HAV能直接影响T细胞，Th2细胞表达HAV受体，而过敏性疾病与HAV抗体阳性者的HAV受体基因多态性相关。看来“卫生假说”的机制还与环境因素有关，与多种基因(尤其是参与免疫反应的分子)的多态性有关，如参与固有免疫反应的CD14、TLR2、TLR4、TLR6、TLR10和细胞内受体NOD1和NOD2已有研究报道。

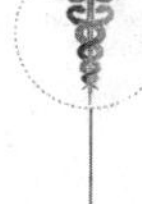

附：人类内源性反转录病毒与自身免疫病

内源性反转录病毒是在进化过程中整合入人类基因组的，在已经研究过的脊椎动物中都有该病毒存在，人类基因组中人类反转录病毒(HERV)基因占8%。近年来的研究提示，HERV与一些自身免疫病的发病有关(见表4-8)。

表4-8 一些自身免疫病患者HERV的测定结果

HERV	方法	结果/意义
类风湿关节炎(RA)		
HTLV-1p19, HIVp24	蛋白印痕，ELISA	45%～55%患者的关节表达HTLV-1抗原，无血清学HTLV-1感染
HERV-K10	定量RT-PCR	HERV与患者有相关的同源序列
HERV-K10	NASBA	患者血浆测出HERV-K，急性期水平高
HERV-K10	多重RT-PCR	患者的HERV-K10表达增高
HERV-K10	定量RT-PCR, ELISA	患者的表达明显高于对照
HERV-K113	PCR	患者的表达明显高于对照
HERV-K10, ERV-9	RT-PCR	正常人和患者滑液表达多种HERV
HERV-W(MSRV)		
系统性红斑狼疮(SLE)		
HRES-1	蛋白印痕，ELISA	患者血清对HRES-1的结合力比对照高

（续表）

HERV	方法	结果/意义
HRES－1	蛋白印痕，ELISA	发现患者有自身抗体
HRES－1	Southern 印痕，PCR	1q42 的 HRES－1 位点影响 SLE 发病和发展
HIAP－1	聚丙酰胺凝胶电泳	HIAP－1 保护细胞抑制凋亡
HTLV－1p19 和 HIVp24	蛋白印痕	无 HIV－1 感染者测出 p24gag 抗体；抗 Sm 抗体与 p24gag 有交叉反应
幼年类风湿关节炎（JoIA）		
HERV－K18	半定量 RT－PCR	HERV－K18 水平升高，提示自身反应 T 细胞受超抗原刺激引起自身免疫
Sjögren 综合征*（SJS）		
HIAP－1	PCR	患者唾液腺检出 HIAP－1
HRES－1	蛋白印痕，ELISA	有些患者测出 HTLV－1 抗体明显增高
HERV－E*env*	蛋白印痕	有些患者测出血清抗 p30gag 抗体

NASBA－核酸序列基础扩增（nuclear acid sequence based amplification）

* Sjögren 综合征是以口眼干燥为特征的自身免疫病、唾液腺和泪腺功能的丧失伴有淋巴细胞浸润。由于有些感染 HIV 的患者出现类似的症状和腺体病变，研究者进行了相关研究。（引自 Tugnet 等，2013）

研究表明，外源性病毒可以具有自身反应细胞的同源序列，从而引起自身免疫病，如 EBV 引起 RA 和 SLE；parvo 病毒 B19 引起 RA；丙肝病毒引起 RA。现有的研究资料表明，HERV 可能通过分子模拟和导致免疫失调引起自身免疫病。HERV 与免疫系统的作用可能是复杂的，受内外因素的影响（见图 4－14）。

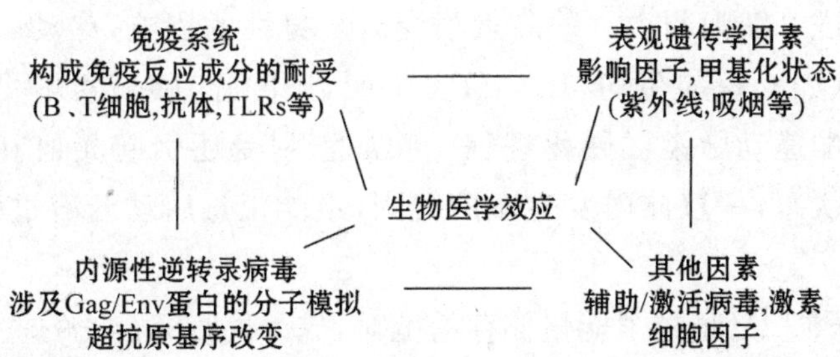

图 4－14　人内源性反转录病毒的可能作用机制（引自 Tugnet 等，2013）

多发性硬化症（multiple sclerosis）是中枢神经系统炎症性脱髓鞘疾病，神经纤维、神经元及寡棘突细胞亦受损。多发性硬化症的病因不明，有明显的种族倾向，白种人多，北欧北美地区多发。推测有诱发因子，其中以病毒感染为多。近

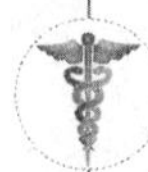

年来，丹麦学者提出多发性硬化症是自身免疫病，与HERV有关。他们还发现，多发性硬化患者的HERV-Fc1表达明显高于正常人。

四、代谢综合征

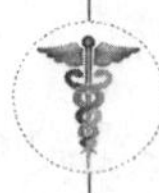

代谢综合征(metabolic syndrome, MS)是心脏-代谢改变的集簇性代谢综合征，包括高血压、胰岛素耐受、脂质代谢紊乱和腹部肥胖，还有血管内皮细胞功能紊乱，出凝血机制失衡导致的高凝状态和促血栓形成状态；是多种代谢成分异常聚集的病理状态，一组复杂的代谢紊乱症候群。临床表现为中心性肥胖、高血糖、高三酰甘油血症和高血压，是导致糖尿病、心脑血管疾病的危险因素。由于代谢综合征患者发生糖尿病和心血管病的危险明显增加，近年来备受关注，但是对它的认识尚有争议。

胰岛素耐受即胰岛素促进葡萄糖利用能力下降是代谢综合征发生发展的核心。发生胰岛素耐受的原因有遗传性(即基因缺陷)和获得性(即环境因素)两类。基因缺陷可发生在胰岛素受体和受体后信号转导的各个途径；获得性因素包括产生胰岛素受体的抗体、某些升糖激素、胰岛淀粉样多肽、慢性高血糖、高血脂毒性、生活方式(如久坐不动)以及饮食结构不合理等。胰岛素耐受可引起器官损伤，包括胰腺。为代偿胰岛素需求的增加，胰岛处于应激状态，有糖尿病遗传缺陷个体的胰腺β细胞加速凋亡，出现高血糖发展为糖尿病。胰岛素耐受同时启动胰岛的炎症反应。高糖毒性和脂质毒性都对β细胞造成明显的损害，促进β细胞凋亡。胰岛素耐受有全身性的影响，启动一系列炎症反应，炎症因子(如C反应蛋白，IL-6)水平明显升高。胰岛素耐受通过对血管内皮的损伤，加速动脉粥样硬化进程。胰岛素耐受还引起凝血和纤溶状态失衡，出现高凝状态，一旦体内发生血液凝固，不能正常启动纤溶过程，即导致血栓形成。

内脏脂肪堆积已超越了能量储存的范畴，成为代谢综合征的重要特征，是导致胰岛素耐受的重要原因。首先受累的脏器是肝脏，过多游离脂肪酸的沉积导致脂肪肝，脂肪在胰腺堆积后造成β细胞功能障碍。脂肪在内脏堆积还引起瘦素(leptin)、脂联素(adiponectin)、内脂素(visfatin)、抵抗素(resistin)等脂质因子(adipokine)分泌，并产生TNF-α、TGF-β、IL-6等多种细胞因子和血管紧张素、血纤维蛋白酶原激活抑制因子-1(PAI-1)等多种生物活性物质，参与调节炎症反应和肥胖状态(见表4-9)。

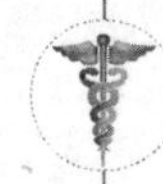

表 4-9 脂肪组织分泌的脂质因子和细胞因子对肥胖的影响

脂质因子	功能	肥胖反应
瘦素	调节食欲和能量损耗	↑
脂联素	调节葡萄糖和脂质代谢，胰岛素敏感性和食欲	↓
内脂素	胰岛素样效应	↑
抵抗素	诱导胰岛素耐受，调节炎症	↑
Adipsin(补体因子 D)	增加脂肪储存	↑
肿瘤坏死因子(TNF-α)	促炎，拮抗胰岛素信号	↑
白介素-1(IL-1)	促炎，早期炎症介质	↑
IL-4	抗炎，抑制促炎细胞因子的作用	↓
IL-6	促炎，调节能量平衡和炎症	↑
IL-10	抗炎，对系统炎症的宿主反应	↓
VEGF	刺激血管新生和细胞的细胞因子产生	↑
TGF-β	调节细胞生长、增殖、分化和凋亡	↑
PAI-1	抑制内皮细胞胞质素原激活，增加炎症和肥胖状态	↑
血清淀粉样蛋白 A(SAA)	属急性相蛋白，提高炎症状态	↑
C 反应蛋白(CRP)	属急性相蛋白，提高炎症状态	↑

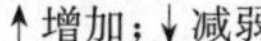

脂联素调节葡萄糖和脂质代谢和摄食，抗慢性炎症；内脂素是内脏脂肪组织分泌的，有胰岛素样功能的脂质因子；抵抗素因其诱导胰岛素耐受而得名，也调节炎症反应；adipsin 即脂肪细胞丝氨酸蛋白酶(adipocyte trypsin)的简称。(引自 Lee 等，2013)

肥胖症伴随慢性炎症反应，有异常脂质因子产生，激活促炎症信号途径，出现一些炎症特征。脂肪组织中的巨噬细胞和淋巴细胞浸润可能与肥胖介导的代谢紊乱有关。脂联素能直接影响巨噬细胞极化，或引导单核细胞为有抗炎性的M2-巨噬细胞。同时，脂肪组织中的慢性炎症受一系列的转录因子调控(主要是 PPARs 和 C/EBPs)，连接数百种参与代谢和脂质储存的蛋白表达，它们可能成为治疗代谢综合征的新靶标。

参考文献

[1] Aller MA, Arias N, Fuentes-Julian S, et al. Coupling inflammation with evo-devo [J]. Med Hypotheses, 2012,78(6):721-731.

[2] Chavali S, Barrenas F, Kanduri K, et al. Network properties of human disease genes with pleiotropic effects [J]. BMC Systems biology, 2010,4:78.

[3] Donath MY & Shoelson SE. Type 2 diabetes as an inflammatory disease [J]. Nat Rev Immunol, 2011,11: 98-107.

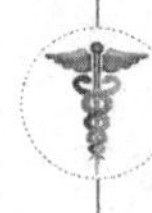

[4] Faria AMC, Gomes-Santos AC, Goncalves JL, et al. Food components and the immune system: from tonic agents to allergens [J/[EB/OL]]. Front Immunol, 2013, 4: 102. doi: 10.3389/fimmu. 2013.00102

[5] Fiolaki A, Tsamis KI, Milionis HJ, et al. Atherosclerosis, biomarkers of atherosclerosis and Alzheimer's disease [J/[EB/OL]]. Int J Neurosci, 2013 Jul 3 [Epub ahead of print]

[6] Fischer AH, Smith J. Evo-devo in the era of gene regulatory networks [J/[EB/OL]]. Integr Comp Biol, 2012; 52(6): 842 - 849.

[7] Fu D, Jordan JJ, Samson LD. Human ALKBH7 is required for alkylation and oxidation-induced programmed necrosis [J]. Genes Dev, 2013, 27(10): 1089 - 1100.

[8] Fuentes E, Fuentes F, Vilahur G, et al . Mechanisms of chronic state of inflammation as mediators that link obese adipose tissue and metabolic syndrome [J/[EB/OL]]. Mediators Inflamm, 2013, 2013: 136584. doi: 10. 1155/2013/136584. Epub 2013 Jun 13.

[9] Hansbro PM, Kaiko GE, Foster PS. Cytokine/anti-cytokine therapy -novel treatments for asthma? [J]. Br J Pharmacol, 2011 May, 163(1): 81 - 95.

[10] Hansbro PM, Scott GV, Essilfie AT, et al. Th2 cytokine antagonists: potential treatments for severe asthma [J]. Expert Opin Investig Drugs, 2013 Jan, 22(1): 49 - 69.

[11] Kim YM, Kim YS, Jeon SG, Kim YK. Immunopathogenesis of allergic asthma: more than the th2 hypothesis [J]. Allergy Asthma Immunol Res, 2013, 5(4): 189 - 196.

[12] Kincaid RP, Sullivan CS. Virus-encoded microRNAs: an overview and a look to the future. PLoS Pathog [J/[EB/OL]]. 2012, 8(12): e1003018. doi: 10. 1371/journal. ppat. 1003018.

[13] Koyasu S, Moro K. Role of innate lymphocytes in infection and inflammation [J]. Front Immunl, 2012, 3: 1 - 13.

[14] Laska MJ, Brudek T, Nissen KK, et al. Expression of HERV-Fc1, a human endogenous retrovirus, is increased in patients with active multiple sclerosis [J/[EB/OL]]. J Virol, 2012, 86(7): 3713 - 3722. doi: 10. 1128/JVI. 06723 - 11.

[15] Laska MJ, Nissen KK, Nexø BA. (Some) cellular mechanisms influencing the transcription of human endogenous retrovirus, HERV-Fc1 [J/[EB/OL]]. PLoS One, 2013, 8(1): e53895. doi: 10. 1371/ journal. pone. 0053895.

[16] Levy SF, Siegal ML. The robustness continuum [J/[EB/OL]]. Adv Exp Med Biol, 2012, 751: 431 - 452.

[17] Lee H, Lee IS, Choue R. Obesity, inflammation and diet [J]. Pediatr Gastroenterol Hepatol Nutr, 2013, 16(3): 143 - 152.

[18] Li X, Xu X, Wang J, et al. A system-level investigation into the mechanisms of Chinese traditional medicine : Compound Danshen formula for cardiovascular disease treatment [J/[EB/OL]]. PLoS ONE, 2012, 7(9): e43918. doi: 10. 1371/journal. pone. 0043918

[19] Libby P, Lichtman AH, Hansson GK. Immune effector mechanisms implicated in atherosclerosis: from mice to humans [J]. Immunity, 2013,38(6):1092-1104.

[20] Lu JV, Walsh CM. Programmed necrosis and autophagy in immune function [J]. Immunol Rev, 2012,249(1):205-217.

[21] Mandrup-Poulsen T. Type 2 diabetes mellitus a metabolic autoinflammatory disease [J]. Dermatol Clin, 2013,31: 495-506.

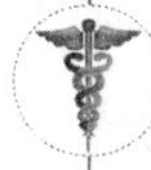

[22] Martin OA, Redon CE, Nakamura AJ, et al, Systemic DNA damage related to cancer [J]. Cancer Res, 2011,71(10):3437-3441.

[23] Martin OA, Redon CE, Dickey JS, et al. Para-inflammation mediates systemic DNA damage in response to tumor growth [J]. Commun & Integ Biol , 2011,4(1):78-81.

[24] Medzhitov R, SchneiderDS, SoaresMP. Disease tolerance as a defense strategy [J]. Science, 2012,335(6071):936-941.

[25] Nexø BA, Christensen T, Frederiksen J, et al. The etiology of multiple sclerosis: genetic evidence for the involvement of the human endogenous retrovirus HERV-Fc1 [J/[EB/OL]]. PLoS One, 2011 Feb 2, 6(2): e16652. doi: 10. 1371/journal. pone. 0016652.

[26] Mishra A, Yao X, Levine SJ. From bedside to bench to clinic trials: identifying new treatments for severe asthma [J/[EB/OL]]. Dis Model Mech, 2013,6(4):877-888.

[27] Netting M, Makrides M, Gold M, et al. Heated allergens and induction of tolerance in food allergic children [J/[EB/OL]]. Nutrients, 2013,5:2028-2046.

[28] Nish S, Medzhitov R. Host defense pathways: role of redundancy and compensation in infectious phenotypes [J/[EB/OL]]. Immunity, 2011,34(5):629-636.

[29] Oboki K, Ohno T, Saito H, et al. Th17 and allergy [J/[EB/OL]]. Allergol Int, 2008, 57(2):121-134.

[30] Okada H, Kuhn C, Feillet H, et al. The "hygiene hypothesis" for autoimmune and allergic diseases: an update [J/[EB/OL]]. Clin Exp Immunol, 2010,160(1):1-9.

[31] Okin D, Medzhitov R. Evolution of inflammatory diseases [J/[EB/OL]]. Current Biol, 2012,22: R733-R740.

[32] Palm NW, Medzhitov R. Role of the inflammasome in defense against venoms [J/[EB/OL]]. Proc Natl Acad Sci USA, 2013,110(5):1809-1814.

[33] Schmid-Hempel P. Immune defence, parasite evasion strategies and their relevance for "macroscopic phenomena" such as virulence Philos Trans R [J] Soc Lond B Biol Sci, 2009,364(1513):85-98.

[34] Sicherer S H, Sampson H A. Food Allergy: Recent Advances in Pathophysiology and Treatment [J]. Annual Review of Medicine, 2009, Vol. 60:261-277.

[35] Smale ST. Selective Transcription in Response to an Inflammatory Stimulus [J]. Cell, 2010,140(6):833-844.

[36] Smale ST. Transcriptional regulation in the innate immune system [J]. Curr Opin Immunol, 2012,24(1):51-57.

[37] Smith CC, Yellon DM. J Necroptosis, necrostatins and tissue injury [J]. Cell Mol Med, 2011,15(9):1797 - 1806.

[38] Sosna J, Voigt S, Mathieu S, et al. TNF-induced necroptosis and PARP-1-mediated necrosis represent distinct routes to programmed necrotic cell death [J]. Cell Mol Life Sci, 2013 Jun 13, [Epub ahead of print]

[39] Stevens JB, Abdallah BY, Liu G, et al. Heterogeneity of cell death [J]. Cytogenet Genome Res, 2013,139(3):164 - 173. doi: 10.1159/000348679.

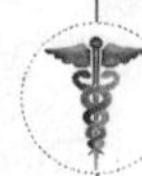

[40] Tugnet N, Rylance P, Roden D, et al. Human endogenous retroviruses (HERVs) and autoimmune rheumatic disease: Is there a link? [J]. Open Rheumat J, 2013,7:13 - 21.

[41] Walsh CM, Ediger AL. The complex interplay between autophagy, apoptosis, and necrotic signals promotes T-cell homeostasis [J]. Immunol Rev, 2010,236:95 - 109.

[42] Weber C, Noels H. Atherosclerosis: current pathogenesis and therapeutic options [J]. Nat Med, 2011,17(11):1410 - 1422.

[43] Xiong J, Zhou T. Gene regulatory network inference from multifactorial data using both regression and correlation analyses [J]. PLoS ONE, 2012, 7(9): e43819. doi: 10.1371/journal. pone. 0043819.

[44] Zahs KR, Ashe KH. β-Amyloid oligomers in aging and Alzheimer's disease [J]. Front Aging Neurosci, 2013. 5:28.

第五章 肿瘤——体内的新生物

20 世纪 70 年代中期研究者就将肿瘤视为体内的新生物，这种观点已被广泛接受。肿瘤有良性和恶性之分，但是并无绝对界限，良性肿瘤不危害宿主的生存，一般不作为疾病。通常研究的主要是恶性肿瘤，俗称癌症。恶性肿瘤的临床表现是转化的体细胞经过选择、演化、恶性增殖和浸润、转移破坏机体，导致宿主结构和功能异常。浸润和转移是区别良性或恶性的重要性状，植物细胞有细胞壁，难以浸润转移，所以一般的植物肿瘤不构成恶性疾病。机体免疫机制与肿瘤博弈直至机体死亡，是细胞生态学和进化生物学过程。长期以来，未将进化生物学的基本原理应用于理解和控制肿瘤的进展和改进治疗，近年来才开始逐渐关注。然而，在肿瘤研究和防治中应用生态学原理和进化论观点是漫长而艰巨之路，有待建立许多实验和临床模型、数学模型、数据库、实验技术和检测方法，本章论述近年来研究较多的几个方面。

第一节 肿瘤的概念、假设和理论

肿瘤在多细胞生物内广泛存在，同样也包括人类细胞。几乎每个人类的个体都有肿瘤，但只有少数人罹患癌症。肿瘤细胞由正常细胞转化而来，正常细胞的突变率约 10^{-6}。成年人体由约 10^{13} 个细胞组成，许多细胞处于经常更新的状态，细胞增殖持续进行，因此转化细胞在体内经常而普遍地出现。与抗感染机制一样，生物进化过程中形成了针对转化细胞的多种免疫机制，人的一生通过免疫系统始终与转化—肿瘤细胞进行斗争、博弈，当机体失衡或失败时可以导致肿瘤形成或罹患癌症。

一、作为体内新生物的肿瘤

肿瘤是源自体内细胞的新生物，是机体衍生的寄生物，与正常组织争夺营养

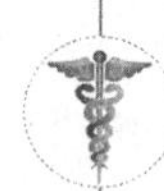

和生存空间，自律性生长、繁衍。有浸润、转移能力的肿瘤细胞破坏正常组织、器官，危害机体的结构、功能和生存。肿瘤的形成是从正常细胞转化，基因组变化积累的多步演化过程，在演化过程中可以产生不同的克隆。虽然同一肿瘤中的不同克隆是与遗传相关的，它们可以有不同的生长或浸润、转移能力，对药物可以有不同的反应。不同组织来源的肿瘤有不同的遗传性状和表型，同一组织可以产生不尽相同的肿瘤，同一类型的肿瘤在不同的患者可以有不同的临床表现，生物多样性和异质性在体内新生物中也存在，因此应进行个体化治疗。

临床治疗考虑的主要是恶性肿瘤，但肿瘤的良性或恶性并无绝对界限。肿瘤的临床表现是良性或恶性取决于肿瘤的性状和机体状况。如垂体肿瘤虽然肿瘤本身恶性度不高，但其产生的激素对机体影响很大，必须进行抗肿瘤治疗。肿瘤恶性程度的病理形态有时与临床表现不一致，近年来报道死于非肿瘤性疾患的尸检报告中出现前列腺癌或乳腺癌的频率很高，回顾这些患者并无相应症状或体征。更具戏剧性的例子很多，曾经有人将鸡痘标本送交著名的实验病理学家检查，病理诊断却是鸡的鳞状上皮癌。这些例证提示，肿瘤的良性或恶性是可以转换的，应该尽力促使肿瘤向良性方向发展。

无争议的良性肿瘤是发生、发展过程中与机体抗癌机制形成动态平衡，肿瘤细胞长期处于休止状态的肿瘤。大多数肿瘤发展到此为止，不引起关注，所以几乎每个人都有肿瘤(如痣、微血管瘤、疣、脂肪瘤等)，仅少数人罹患肿瘤病症。也有人把良性肿瘤视为新生的器官——无用的器官，在不妨碍机体功能的情况下不必干预它，以免破坏动态平衡，避免激活其中可能存在的恶性克隆诱发恶性病变。实际上，几乎每个人都有一些微小的良性肿瘤相伴一生，“与癌共舞”的治疗策略就是提高遗传稳定性，减少肿瘤恶性化趋势，期望恶性肿瘤良性化，提高机体免疫力和对肿瘤的耐受性，与肿瘤相伴而生，从而延长带瘤生存期。

二、肿瘤与衰老——肿瘤作为一类老年病

根据肿瘤流行病学调查分析的结果显示，老年人的癌症发病率和病死率明显高于中青年。随着年龄的增长肿瘤发病率明显增加，所以肿瘤被视为一类老年病。

衰老的特点在于进行性地失去生理完整性，导致机体功能减弱，增加对疾病的敏感性直至死亡。衰退是许多人类疾病的首要危险因素，包括肿瘤、糖尿病、心血管病和神经退行性疾患。López-Otín 等列出了哺乳动物衰老的九大指标，

即基因组不稳定、端粒磨损、表观遗传学改变、蛋白质内稳态损耗、营养感觉失调、线粒体功能失调、细胞衰退、干细胞衰竭和细胞间通讯改变，而几乎每一项衰退指标都与肿瘤的发生、发展有关。

细胞生态学和进化生物学认为肿瘤是一种机遇性疾病，伴随着克隆性进化、扩增，与机体进行生存竞争。肿瘤的基础过程是体细胞选择和进化，导致恶性化、转移和对抗治疗。癌变是发生在机体内的微进化过程，即正常细胞演化为肿瘤细胞直至受到治疗或患者死亡。其演化过程仅限于宿主一个世代，通常不在个体间传递。不同个体的肿瘤不尽相同，各有独特的微进化历程。可以归纳为下列 4 点：①肿瘤是体细胞进化历程中形成的异质性群体，是阐释肿瘤异质性和优化化疗策略的基础；②与机体一样，细胞的适度（fitness）不仅依赖于基因型和表型，也依赖于与生态系统的相互作用。生态学理论提供了阐释肿瘤细胞生长和抑制的基础；③进化过程中自然选择改变着机体的抗肿瘤机制，在自然选择下共进化；④罹患肿瘤的危险性与组织发育及创伤修复间存在权衡关系。

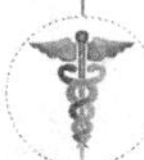

三、肿瘤景观生态学

按照生态学观点，肿瘤是肿瘤细胞群栖居在非肿瘤器官组织微栖息地中的生态系统。该异质性的微栖息地包括许多非肿瘤细胞，如内皮细胞、周细胞、平滑肌细胞、成纤维细胞等，还有细胞外基质及各种物理化学因素，如氧分压、葡萄糖浓度、酸碱度和渗透压，以及各种调节因子，如生长因子、金属蛋白酶等。肿瘤微环境中各种成分的空间分布即肿瘤的景观生态学，景观结构由其组成、轮廓和异质性决定；景观成分由不同组分的类型和数量表述；轮廓由微栖息地的空间排列决定（见表 5 - 1）。

表 5 - 1 生态学和肿瘤景观生态学相关术语的含义

术语	生态学或景观生态学定义	肿瘤生态学中的含义
载量（carrying capacity）	该范围内能长期供养生物群体的大小	局部组织微栖居地中其物流和空间能承受最大肿瘤的大小
社区（community）	该范围内相互作用物种的组群	两个或多个基因型和表型不同的肿瘤细胞群组成的一个肿瘤集合

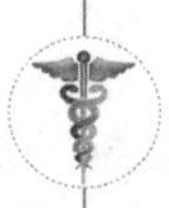

（续表）

术语	生态学或景观生态学定义	肿瘤生态学中的含义
覆盖类型(cover type)	基于外观性状的景观分类如植被	基于群体外观性状的细胞类型分类
生态系统干扰(ecosystem disturbance)	足以改变生态系统功能的事件通常涉及生物量的移动	局部资源(葡萄糖、氧等)的快速减少化疗物理损伤或组织创伤等引起
影响连通性(functional connectivity)	景观促进种或种群沿栖息地迁移的程度	组织基质促进肿瘤细胞移动的程度
粒度(grain size)	栖息地的平均大小(直径或面积)粗颗粒景观含大的栖息地	同上
栖息地(habitat)	特定动、植物或其他生物的生存繁衍区域区	组织微栖息地
栖居斑(habitat patch)	种或种群的孤立的栖息地	肿瘤细胞群的孤立栖息地
景观(landscape)	至少有一个因素有空间异质性的区域	局部组织微栖息地成分的空间分布
景观构成(landscape composition)	景观内的覆盖类型和数量	组织微栖息地中各种细胞和巨分子的类型和数量
景观外貌(landscape configuration)	景观内覆盖的空间分布	组织微栖息地中每个细胞和巨分子的空间分布
景观异质性(landscape heterogeneity)	覆盖类型的多样性和模式复杂性	组织微栖息地构成成分和外貌的复杂性
景观基质(landscape matrix)	景观的非栖息地部分	同上
景观结构(landscape structure)	覆盖类型的构成,外貌和异质性	非肿瘤细胞,细胞外基质的构成,外貌和异质性及理化参数
远程分散(long-distance dispersal, LDD)	动、植物及其他生物迁移到新的栖息地	转移
群体(population)	同种个体的组群	同一肿瘤中肿瘤细胞的组群
群体生长(population growth)	特定时间群体内个体数的增长	肿瘤生长
尺度(scale)	事件或过程的时间和空间量度阶段和延续两方面叙述	同上
播散/浸润(spread/invasion)	生物种扩展到原来不属于它的区域	局部组织的肿瘤浸润

(译自 Daoust 等,2012)

肿瘤的血管供应是最重要的景观生态学成分。血管新生是肿瘤形成的关键，提供肿瘤细胞生长、繁衍所需的营养，清除代谢产物，相当于普通生态系统中的河流，没有河流的沙漠寸草不长，一片荒凉。研究表明，血管输送物质扩散至周围组织的有效距离约 100 μm，在此范围内的肿瘤细胞生长旺盛，对凋亡敏感，抗癌药物易于杀伤；距离血管 100 μm 以外的肿瘤细胞处于低营养物、高毒性代谢物状态，在肿瘤形成初期肿瘤细胞往往坏死，只有少数残存。持续的低营养、高代谢产物、低抗癌药浓度形成了新的微环境，筛选出适应的亚克隆，增加了肿瘤的异质性，成为肿瘤转移或复发的“种子”。尽管血管对肿瘤形成如此重要，与正常血管系统不同，典型的新生肿瘤血管系统是不规则甚至不完整的血管网络，管壁厚度不匀，管腔粗细不一，血流杂乱。肿瘤新生血管是肿瘤生长、增殖和分布的决定性微环境因素。

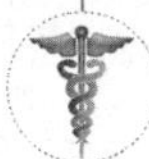

第二节　诱导肿瘤形成的因素

诱导肿瘤形成的因素很多，而且作用机制复杂，除了众所周知的放射和化学致癌因素外，感染与肿瘤的关系也逐渐阐明，证实了一些有致癌作用的微生物、寄生虫等。本节侧重讨论病毒与肿瘤的关系。

一、进化相关的肿瘤易患因素

自然选择和制约是肿瘤起源和抗癌机制的主要因素。肿瘤的形成是由于它有极大的增殖潜能和机体抗癌机制的失误或失效。正常细胞转化为异常细胞的事件在体内普遍发生，肿瘤病少见是由于机体内存在抑癌机制。为什么抑癌机制不能更好地使肿瘤不会发生呢？主要原因之一是自然选择受到制约；突变的发生和途径依赖性意味着抑癌机制受到限制，正如脊椎动物眼睛的盲点难以克服。尽管进化过程中形成了抑制肿瘤的机制，人类仍然会罹患肿瘤，而且有的肿瘤发病率不断增高，归纳起来可能有下列 4 个原因。

(1) 现代人类的生活环境与进化产生的基因型与表型不匹配。选择引起的进化效果太慢，机体跟不上快速改变的环境，包括现代人类生活中存在的大量人类社会活动产生的理化因素，尤其是人类社会引起的改变。例如，移民和皮肤肿瘤(源于北欧的白种人移民到热带地区高发皮肤肿瘤，如澳大利亚白种人的黑色素瘤发病率高)；热量摄入过高和肥胖成为致癌危险因素；高脂食物促进肿瘤生长；吸烟是致癌危险因素；昼夜节律异常导致乳腺癌发病率增高等。

(2) 寄生物和病原微生物的进化比它们的宿主快，病原生物与其宿主共进化消耗和损伤宿主防御机制。寄生物与宿主的共进化博弈导致寄生物对宿主的致病方式多样化，形成肿瘤是常见的致病模式之一。病毒、细菌、寄生虫都有诱发肿瘤的著名例证。现代人类病毒诱发的肿瘤很多，有些病毒整合到人类基因组中可提高罹患肿瘤的易感性。

(3) 肿瘤细胞是从正常细胞衍生的，具有正常细胞的许多重要性状，限制了进化中形成的一些重要的抗癌功能。如细胞周期调节机制的高度保守性，对信号途径的依赖性使机体易于罹患肿瘤或制约治疗效果。又如肿瘤细胞表型保留了正常细胞的许多性状，从而使免疫系统难以识别。现代人类的抗肿瘤免疫机制还不够完善，有待继续进化。

(4) 进化过程中形成的抗病机制都是以降低机体的适度(fitness)为代价的。例如，进化形成的快速创伤愈合要求细胞快速增殖和迁移，细胞快速增殖有利于体细胞维持，这些也都是形成肿瘤的基础性状。又如生殖是维持种系生存的机制，生存竞争导致生殖功能负荷增加也增加肿瘤发生率。

二、病毒感染与肿瘤

世界卫生组织估计，全世界的肿瘤患者约 20% 是由感染因素引起的。对于由病毒引发的肿瘤有较深入的研究，已有疫苗可用于预防相应的肿瘤。如在肝炎流行地区接种乙肝病毒疫苗预防肝癌；在年轻人中接种高危人乳头状瘤病毒 HPV16 - HPV18 疫苗预防宫颈癌和头颈部及相关肿瘤已初见成效，证实了这些病毒的致癌作用(见表 5 - 2)。

表 5 - 2　人类肿瘤病毒

病毒	肿瘤	传播途径	发现年份	疫苗
EBV(HHV - 4)	淋巴瘤，鼻咽癌，移植后肿瘤	唾液，性	1964	—
人乙型肝炎病毒(HBV)	肝细胞癌	性、针头、哺乳	1965	+
HTLV	成人 T 细胞白血病	性、针头、哺乳	1980	—
人丙型肝炎病毒(HCV)	肝细胞癌	性，针头	1989	+*
人乳头状瘤病毒(HPV)	宫颈、阴茎、直肠癌 头颈部肿瘤	性、唾液	1983～1984	+
Kaposi 肉瘤病毒 (KSHV、HHV - 8)	Kaposi 肉瘤	性、唾液	1994	—

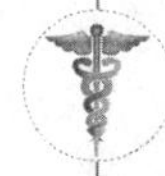

（续表）

病毒	肿瘤	传播途径	发现年份	疫苗
Merkel 细胞多瘤病毒(MCV)	Merkel 细胞癌	唾液？	2008	—

Merkel 细胞癌(Merkel cell carcinoma)是一种少见的表皮内 Merkel 细胞的恶性肿瘤。
＋表示病毒疫苗对肿瘤有预防作用；
－表示尚无疫苗。EBV 和 MCV 普遍感染接种疫苗没意义。
* 表示丙肝疫苗尚在临床试验阶段。

宿主和病毒都是在自然选择作用下进化的。与自然选择不同，致癌机制的选择过程发生在有限的时空范围内，在宿主体内和宿主的一生中，这种进化过程称为致癌选择，选择在多细胞生物的生存和生殖机制中能够整合到亚细胞机制中的病毒。宿主的一些相应机制成为肿瘤转移的屏障，如细胞周期休止、凋亡、端粒酶缩短和细胞黏附等，也能成为病原体持续生存的屏障；病原体的一些适应机制削弱宿主的肿瘤屏障使病原体在宿主体内能持续增殖，增加了形成肿瘤的概率。病毒致癌可能是病毒致病的一类模式，至今确认的人类肿瘤病毒从种系发生看分布很广：EBV 属于疱疹病毒，HTLV 属于反转录病毒，FCV 属于虫媒病毒，HPV 属于乳头状瘤病毒，HCV 属于嗜肝病毒（见表 5－2）。它们有不同的进入机体的途径，不同的组织嗜性，不同的致病机制，用完全不同的蛋白对付机体的防御机制，形成不同的肿瘤。

三、人类内源性反转录病毒在肿瘤发生发展中的作用

反转录病毒的发现已有半个世纪，很长时期内认为内源性反转录病毒是机体内独特的内源性病毒。近十年来发现真核细胞基因组还含有来自其他 RNA 病毒的序列，在生命周期中没有 DNA 阶段。有些单链病毒在宿主基因组中脱离整合的拷贝成为内源性病毒元件(endogenous viral element，EVE)。报道较多的哺乳类动物的非反转录内源性病毒有 Filoviruses 和 Bonaviruses，它们都是单链病毒，在数千万年前进入宿主体内共进化。

人类基因组几乎有一半是可换位的或已换位的，可分 3 类，即长末端重复序列(LTR)反转录转座子，非－LTR 反转录转座子(LINEs 和 SINEs)和 DNA 转座子。长末端重复序列逆转录转座子和其他有长末端重复序列结构的序列组成人类内源性反转录病毒(HERV)，构成了约 8%的人类基因组。虽然 HERV 对人类基因组结构、功能方面的影响已经进行研究，但是 HERV 对肿瘤发生、发展

影响的研究方兴未艾。

HERV分三大类：Ⅰ类（γ反转录病毒）；Ⅱ类（β反转录病毒）；Ⅲ类（spuma反转录病毒）。按照不同的标准和关系，HERV可分50～200个族。现在常用的命名法是用该族成员相应的tRNA引物的氨基酸单个字母符号表述（如HERV－L，HERV－K）。

已研究过的脊椎动物都能测出内源性反转录病毒，有些脊椎动物至今还有外源性的反转录病毒，它们的相似性提示ERV是种质细胞在进化过程中感染反转录病毒保存下来的，它们进入宿主的时间点不同。例如，最古老的HERV－L族是8亿年前进入宿主体内的，所有哺乳类动物都有；进化到灵长类时感染人类的HERV－K族则是最年轻的HERV。与外源性反转录病毒类似，含有转录调节信号的LTR总是在病毒基因的两侧，中间是gag、pro和plo基因，有时还有变异的evn基因。正常情况下，HERV不是插入的致变因素，90％的成分在进化过程中已被灭活，只有小部分可能被激活与疾病相关。

许多研究表明HERV在肿瘤组织中的表达升高（主要是转录升高），尤其是HERV－K族（见表5－3），而正常组织的HERV则没有改变或表达升高。有些研究也测定了HERV编码的蛋白产物，如rec和np9。Rec蛋白是env基因的选择性剪接产物，与HIV Rev和HTLV1 Rex蛋白功能同源，在小鼠过表达与人类肿瘤组织中的作用类似，与早幼粒细胞白血病锌指蛋白转录抑制物相互作用有关。Np9蛋白也是剪接变异体，在乳腺癌、白血病、种质细胞肿瘤高表达，参与Notch信号途径。有些研究报道从乳腺癌、白血病、前列腺癌、卵巢癌、睾丸和精原细胞瘤患者血清中测出抗HERVgag和env的抗体；还有作者用蛋白印迹法从淋巴瘤、乳腺癌、卵巢癌、精原细胞瘤和黑色素瘤直接测出HERV蛋白的报道。值得注意的是，各种HERV族的Env蛋白都有免疫抑制作用，对抗固有免疫系统对肿瘤的清除作用。

表5－3　HERV在人类肿瘤中的表达

肿瘤类型	HERV型	检测	基因	表达	备注
乳腺癌	HERV－K	蛋白	gag	＋	
＋T47D	－K，E，F，W，T，FRD，I	RNA	pol	|，N/A	

（续表）

肿瘤类型	HERV 型	检测	基因	表达	备注
＋T47D,MCF7 等	HERV－K	RNA	env	＋	
T47D	HERV－K	RNA,蛋白	gag，pol，env	＋	
＋T47D，MCF7	HERV－K	RNA	gag	＋	
	HERV－K(HML－2)	mRNA,抗体	env	＋	可作早期诊断指标
白血病/淋巴瘤	HERV－K	RNA,蛋白	gag，pol，env	＋	
	HERV－K	蛋白	gag	＋	
	HERV－K	RNA	gag	＋	
＋H9	HERV－K，－H	RNA	pol/env	＋，|	
	HERV－K	RNA	LTR	＋	
K562，Jurkat 等	HERV－E	RNA	gag，pol，env	|	
K562，Jurkat 等	HERV－H	RNA	gag，cnv	＋	
	HERV－K,－W	RNA	env	＋	－Kenv 与 AML 相关
黑色素瘤	HERV－K	蛋白	gag，pol，env，rec	＋	
	HERV－K	蛋白	gag/env	＋	
	HERV－K	RNA,蛋白	gag，env，rec	＋	
	HERV－K	RNA,蛋白	gag，env，np9	＋	
	HERV－K	RNA,蛋白	env	＋	
胃肠肿瘤	HERV－K	蛋白	gag	＋	
	HERV－K	RNA	env	＋	
	HERV－H	RNA	gag	＋	
胰腺癌	HERV－K	RNA	env	＋	
	HERV－H	RNA	gag	＋	
肺癌	HERV－K	蛋白	gag	＋	
	HERV－E	RNA	LTR	＋	
	HERV－R	RNA	env	|	
前列腺癌	HERV－K	RNA,蛋白	gag	＋	
	HERV－E,－R	RNA	env	＋	
卵巢癌/子宫内膜癌	HERV－K	RNA,蛋白	gag	＋	
	HERV－K，－E，－R，－W	RNA,蛋白	env	＋	
	HERV－E	RNA	N/A	＋	
PA－1	HERV－K	蛋白	gag	N/A	
Jeg，Jar	IIERV－H	RNA	LTR	N/A	

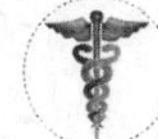

（续表）

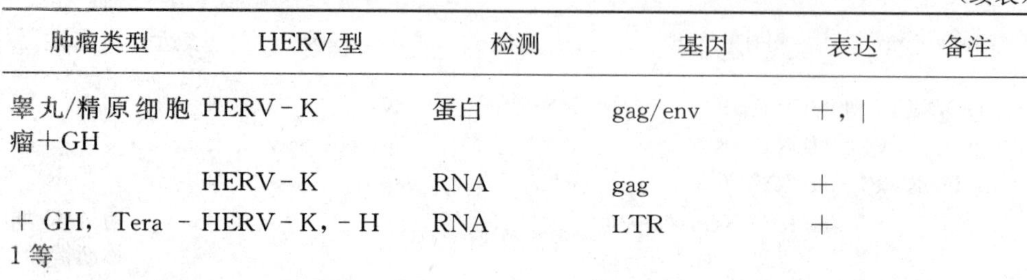

肿瘤类型	HERV 型	检测	基因	表达	备注
睾丸/精原细胞瘤+GH	HERV-K	蛋白	gag/env	+，|	
	HERV-K	RNA	gag	+	
+GH，Tera-1等	HERV-K，-H	RNA	LTR	+	

除所示细胞系外，资料均来自原始标本；所测 FERV 病毒基因表达在转录（RNA）或翻译（蛋白）水平；肿瘤特异性的 HERV 表达上调记为“+”；仅存在于某些家系记为“|”；资料不足记为“N/A”。（引自 Romanish 等，2010；Januszkiewicz-Lewandowska 等，2013；Wang-Johanning 等，2013）

人类基因组含有数十个完整的各种 HERV 病毒的开放阅读框（ORF）。最多的是编码 gag 或 pol 基因，在有单核苷酸突变时，编码数加倍。已经发现 env 有 16 个编码框。这些 ORF 的保守性提示它们可能对宿主机体有功能。大多数 ORF 的功能尚属未知，有两个 env 基因证明与胎盘滋养层合胞体细胞的形成有关，在小鼠、绵羊、兔也发现类似现象。虽然只有很小部分的 HERV 能编码蛋白，许多资料表明这些有缺陷的转录本仍然保留对许多 LTR 的转录调节功能。尤其是这些基因表达有组织特异性，有分析表明 HERV-K（HML-2）表达的 tag 序列在干细胞、种质细胞和神经细胞测出，能诱导 LTR 的活性。有些 LTR 能启动邻近的细胞基因（估计有 0.7%），已报道的有近 200 个细胞基因表达与 LTR 有关。然而，大部分的 HERV 相关的转录被表观遗传学机制抑制（沉默）。

基因组不稳定性（包括转录失调和基因组可塑性）可以是表观遗传学变化的结果。正常细胞以 DNA 甲基化方式维护遗传稳定性，肿瘤细胞则呈 CpG 二核苷酸低甲基化联合 CpG 岛高甲基化。由于 CpG 岛与管家基因的启动子相关，它们在恶性细胞中甲基化的致病效应被肿瘤抑制基因阻止。然而，基因组中肿瘤特异性的 DNA 甲基化可以引出某些 HERV 或其他转座元件的转录激活。已有研究报道肿瘤细胞中出现长散在核元件（long interspersed nuclear element，LINE）、短散在核元件（short interspersed nuclear element，SINE）以及 HERV 去甲基化，尤其是进化过程中后期进入机体的 HERV-H、HERV-W、HERV-K 族。对小鼠实验模型的研究获得类似的结果。

与小鼠的内源性反转录病毒不同，人类的 HERV 没有明显的插入变异原活性，只有 HERV-K 族的复制物还保留转位能力，HERV90%的元件作为牢固的 LTR 重组物存在，聚集大量无活性的变异体。相反，LINE 和 SINE 呈现出相当程度的插入多态性，有些新插入的元件可引起疾病。

有些肿瘤患者出现抗 HERV -编码抗原的免疫反应。如有些短期内无病生存的黑色素瘤患者出现抗 HERV 的抗体，体外细胞培养和动物模型中这类抗体能杀伤乳腺癌细胞；另一方面，特异性抗 HERV 编码抗原的细胞毒 T 细胞能杀伤黑色素瘤、直肠结肠癌和肾癌细胞。有报道在异基因造血干细胞移植的患者出现 HERV 特异性的 T 细胞，能够杀伤肿瘤细胞，可能与移植物抗肿瘤效应有关。

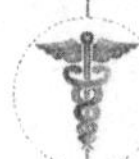

HERV 的可能致瘤机制很多，研究较多的有：①由于低甲基化激活 HERV 序列；②表达由 HERV 编码的癌基因，如 Rec 和 np9；③基因组内由于转位或重新插入导致的抑癌基因灭活；④LTR 的调节序列，调节邻近的原癌基因或生长因子基因；⑤Evn 蛋白引起的细胞融合促进肿瘤发展和转移；⑥激活的反转录转座作用导致 DNA 链破裂和由此激活检测点信号，如 TP53；⑦有些有完整开放阅读框架的 HERV 编码超抗原（superantigen），活化 T 细胞，导致免疫系统高反应性或反应异常。此外，一些反转录病毒产物的免疫抑制作用有助于肿瘤细胞逃避机体的免疫反应（见图 5－1）。

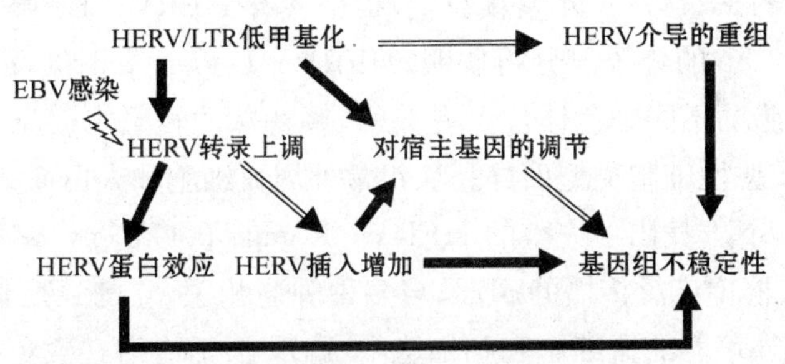

图 5－1　HERV 在肿瘤中的表观遗传学效应

已经证实的事件用实箭表示；假设或已在其他动物证实的用空箭表示。（引自 Romanish 等，2010，略加修改）

哺乳动物基因组含有许多重复元件，包括长末端重复序列（LTR），久已怀疑在肿瘤发生中起作用。Lamprecht 等证明肿瘤细胞中 LTR 的异常激活与肿瘤细胞存活有关，在人淋巴瘤细胞中解除内源性 MaLR 族（THE1B）的 LTR 抑制导致原癌基因 CSF－1R 表达，参与淋巴瘤的发生、发展机制。

多年来许多研究者认为人类内源性病毒序列（HERVS）可能是致癌因素，以 HERV－K 最具生物学活性，因为该族成员有 gag、pol 或 env 基因完整的开放

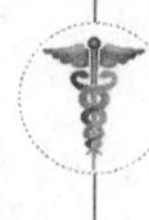

阅读框架，20 年前就有白血病细胞中可能有 HERV－K 表达的报道。在白血病患者已发现有 HERV－K 的抗体提示，白血病细胞中可能有这些序列的高表达。Depil 等用实时定量 RT－PCR 在 6/8 个白血病标本中测出 HERV－K10 样的 gag 基因，比正常外周血或脐血单个核细胞高 5～10 倍。Iwabuchi 等从 6 例儿童急性淋巴细胞白血病测出 HERV 转录本高表达，缓解期降低，正常对照和非白血病对照未测出。Contreras-Galindo 等报道淋巴瘤和乳腺癌患者的血浆中有 HERV－K(HML－2)mRNA 的高表达，抗癌治疗后表达水平明显降低。用免疫电镜还观察到淋巴瘤患者血浆中有 HERV－K(HML－2)病毒样颗粒。

Patzke 等从人白血病细胞系 Reh 发现了 HERVgag 转录本，是位于染色体 6q13 位点的 HERV 元件的剪接产物，其引物结合位点与苯丙氨酸(F)tRNA 互补，属于 HERV－F 族，但其序列整体与 HERV－H 相关，所以列为 HERVH/F。在有些人的白血病细胞系测出了这个转录本的表达，未在正常造血组织测出。但是，Lindeskog 等报道在 T 细胞白血病细胞系发现的 HERV－Henv 转录本在正常淋巴细胞中也能测出，推测可能与选择性剪接的方式有关。

人类 T 细胞白血病细胞系 HSB－2 感染 HHV－6 诱导产生外释体样颗粒，黏附在新形成的 HHV－6 外膜颗粒上，扩增含有 HERV－E－聚合酶基因和重复序列的 1 642 bp 的分子。分析表明，HERV－E gag、pol 和 env 基因的转录方式与不同细胞的不同染色体位点有关，有些特殊的转录本仅见于恶性造血细胞，转录活性随恶性细胞类型而异。从正常外周血细胞和人白血病细胞系 K562 的染色体位点 8p23 找出了完整的 HERV－E gag、pol 和 env 基因转录本。

EBV 是人群中广泛传播的病毒，与多种肿瘤相关，它的致瘤作用与 HERV 有关吗？在体外培养的血细胞和脑细胞中，EBV 激活有潜在致免疫病变和神经病变的 HERV－W/MSRV/syncytin－1；体内的致病结果取决于机体的状态，如处于 EBV 初始感染晚期(往往有症状)，和(或)有遗传背景。血液中 HERV－W env 激活可以引起免疫病理学改变，往往与超抗原的性质有关；脑内可能形成抗寡树突细胞(oligodendrocyte)的毒性机制，引起炎症和轴突损伤；促炎症细胞因子和其他因子的局部刺激可能进一步激活 HERV－W，加重神经病理变化。

研究 HERV 与肿瘤的关系任重道远。HERV 是在进化过程中被“驯化”的病毒，被宿主紧密调控，在失调时可能引起疾病，已有的资料表明许多自身免疫病和肿瘤均与 HERV 相关。对其机制的深入研究将提供新的诊疗途径，如最近 Wang-Johanning 等的研究证明在乳腺癌早期血液中的 HERV－K(HML－2)抗体和 Mrna 水平升高，可作为早期诊断指标。又如因为 HERV 编码的蛋白往往是肿瘤特异性的，HERV 编码的开放阅读框架可作为肿瘤早期免疫识别的候选者，可作为肿瘤易感指标；获得性免疫对 HERV 表达序列的识别也可能成为预后指标。

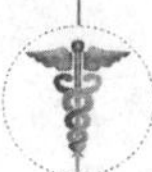

第三节　肿瘤干细胞与克隆性进化

许多白血病和实体瘤呈现表型和功能的异质性。有多方面的因素影响肿瘤异质性，包括遗传变异、表观遗传学改变、与微环境的相互作用以及肿瘤中有没有阶梯性细胞分化。已经假设了多种细胞机制解释肿瘤内的细胞异质性。20 世纪 70 年代 Nowell 提出的肿瘤克隆进化学说已被普遍接受，指导临床实际和研究。该学说认为肿瘤细胞源自一个转化细胞，呈克隆性进化，在一个优势克隆内所有的肿瘤细胞都具有同样的增殖能力。但是，这个学说不能解释肿瘤的异质性，近 20 年来出现的肿瘤干细胞学说弥补其不足。逐渐地该两种学说融合，较全面地诠释了肿瘤发生、发展的演化过程。

一、肿瘤干细胞

20 世纪 90 年代根据人类急性髓系白血病细胞通过严重免疫缺陷小鼠异种移植的研究结果，提出了肿瘤干细胞模式，认为肿瘤组织中的肿瘤细胞呈阶梯式演化关系，其中只有少数称之为肿瘤干细胞（CSC）或肿瘤起始细胞的亚群有成瘤能力。后续研究用类似的方法在急性淋巴细胞白血病和一些实体瘤也证明了 CSC 的存在。虽然 CSC 具有干细胞的自我更新和分化潜能特性，但并不一定源自正常干细胞。这个模型受到广泛关注，因为它解释了对放疗、化疗耐受和复发的机制，静息或慢细胞周期中的 CSC 能在治疗干预下存活并成为复发的来源。近年来的研究表明，肿瘤干细胞学说也遇到了一些问题和挑战：如同一类型的肿瘤，患者间的肿瘤表型差异很大；而同一患者的肿瘤在不同时期、不同部位，可以检出多种不同表型或基因型的 CSC；转移的 CSC 由初始的 CSC 演化而来；肿瘤细胞可以经历可逆的表型变化。现在认识到 CSC 是肿瘤演化的单位。

近年来，肿瘤干细胞研究转向用新鲜的肿瘤标本和早期的异种移植物，发现 CSC 可以有多种表型，一个肿瘤中可以有多个 CSC 池；CSC 经历着遗传演化；非肿瘤丁细胞能转化为肿瘤干细胞样的细胞。这些观察结果指出，CSC 的动态性

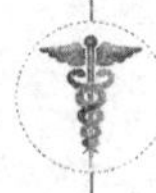

提示肿瘤的克隆性进化和 CSC 模式各自反映了肿瘤发生发展的不同方面。肿瘤是一大类疾患,包含多种发病机制的疾病。老一辈的血液病学者认为急性髓系白血病(AML)是真正的白血病(bona fide leukemia),源自转化了的造血干细胞,所以用 AML 标本和异种移植法研究建立的肿瘤干细胞模式与造血模式类似,有阶梯式结构,保留了自我更新能力,但是其分化能力异常或丢失。这类模式适合于阶梯式结构强的正常组织来源的肿瘤,不能代表所有肿瘤,不同类型的肿瘤有不同的演化模式。

干细胞的定义是有自我更新能力和分化潜能的细胞。植物学家对干细胞兴趣不大,因为植物的再生能力很强,伤愈组织中有大量的"全能干细胞"。低等动物的再生能力也很强,而脊椎动物的再生能力则明显减弱,只有部分细胞保留了自我更新能力和不同程度的分化潜能。具有全能分化潜能的称为全能干细胞,如胚胎干细胞和在实验室内从体细胞诱导取得的诱导多能干细胞(iPS)。肿瘤干细胞不一定源自成体干细胞,也可以从其他体细胞转化而来。有些实体瘤,由于高度的基因组不稳定性,非 CSC 很容易转化为肿瘤干细胞样细胞,难以区别 CSC 和非 CSC,这类肿瘤克隆性进化与 CSC 模式的界限就很模糊了。

肿瘤起源于积蓄多种突变导致增殖失控和对凋亡耐受的细胞,产生这种遗传和表观遗传学改变的独特微环境就是肿瘤干细胞的微环境——有的文献用"龛"(niche)表述。肿瘤干细胞的突出性质是自我更新能力和受损的分化潜能,CSC 也激活正常干细胞共有的信号转导途径,如 Notch、Hedgehog 和 Wnt,它们有类似的基因和表观遗传学性质。在许多类型的组织甚至表达相关的表面抗原和功能标记,如 CD133、ALDH1、CD44、EpCAM、Sca1 和 ABCG2。有些标记可能与转移、血管新生、耐药性及组织分化相关。如 CD44 属于黏附分子在淋巴细胞"归巢"中起作用,在造血肿瘤中与其他致癌因素 MMP-9、VEG 和 OPN 相互作用。近年来的研究资料表明,CSC 参与肿瘤转移。肿瘤干细胞龛通常在血管旁(管道龛),不仅保证 CSC 的营养供应,也利于浸润转移。研究资料表明,在肿瘤的边缘区发生的上皮—间充质转换(epithelial-mesenchymal transition, EMT)在肿瘤转移过程中起重要作用。乳腺癌 CSC 表达 EMT 标记,胰腺癌、直肠结肠癌细胞表达 EMT-激活物 ZEB1 都能促进肿瘤转移。研究分析表明,在肿瘤边缘的 $CD133^+/CXCR4^+$ 胰腺癌 CSC 与转移的关系更密切。CXCR4 可能接受微环境的信号,还与自我更新能力相关。传统的化疗、放疗对 CSC 的杀伤作用小,成为复发的根源。因此,对 CSC 的作用机制与微环境的相互作用正在进行深入研究。

二、肿瘤干细胞对微环境的影响——促进肿瘤血管新生

肿瘤血管新生是肿瘤生长和生存的关键之一，是致瘤性的重要参数。不同的肿瘤干细胞表达不尽相同的血管新生标志物(见表 5-4)。通常 VEGF 是内皮祖细胞产生的血管生长因子，神经胶质瘤能表达 VEGF 促进血管新生导致肿瘤发展。近年的研究表明许多人类肿瘤能分泌 VEGF，肿瘤干细胞除了保持自我更新能力，促进血管新生也是重要性状。早在 20 世纪 40 年代，人们就注意到肿瘤周围的血管网和新生血管对肿瘤发展和转移的作用，现代肿瘤干细胞研究有大量的资料表明 CSC 与肿瘤干细胞管道龛的关系。例如，寡突胶质瘤和胶质母细胞瘤的 CSC 表达中间丝蛋白巢蛋白(nestin)，且邻近 $CD34^+$ 的毛细血管，与微血管密度紧密相关。肿瘤干细胞表达血管新生的相关因子形成管道龛，肿瘤血管新生形成的肿瘤血管微环境支持肿瘤干细胞的生存和扩增。至今已发现肿瘤内至少有 5 种血管形成的方式，即芽出、组织内血管新生、募集内皮祖细胞、血管选定(vessel cooption)和模拟血管形成，可以有不同方式的组合。

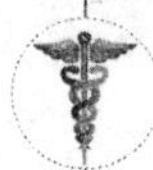

表 5-4　肿瘤干细胞(CSC)表达的血管新生标记

肿瘤	CSC 标记	血管新生标记	作用指征
恶性神经胶质瘤	CD133	VEGF	引起 MVD 增加
胶质母细胞瘤	nestin	VEGF	引起血管新生
黑色瘤	CD133 ABCG2	VEGF/VEGFR2 Ang1/2 Tie2	CSC 和血管新生标记共表达
寡突胶质瘤和胶质母细胞瘤	CD133 nestin	CD34	CSC 接近管道引起 MVD 增加
胰腺癌	CD133	VEGF-C	引起 MVD 增加
肝细胞肝癌	CD133 ABCG2 nestin CD44	VEGF PD-ECGF	CSC 和血管新生标记共表达

VEGF：血管内皮细胞生长因子；MVD：微血管密度；ABCG2：ATP-结合 G 亚族成员 2；VEGFR2：VEGF 受体 2；Ang1/2：angiopoietin1/2；PD-ECGF：血小板衍生的内皮细胞生长因子。

(引自 Zhao 等，2011)

目前,人们已阐明了一些在肿瘤干细胞与血管新生间起作用的信号转导途径。骨形成蛋白(BMP)是关键途径之一。最初发现BMP在骨形成中起重要作用,后续研究证明它在抑制血管新生中也起重要作用。BMP-9通过BMP-9/ALK1途径抑制VEGF表达,而通过TGF-β1/ALK5途径增强VEGF表达和血管新生。这两个途径间BMP-4起关键性平衡作用,保持血管整体性。另一个重要机制是Notch信号途径,Notch/NICD/Hes/Hey在血管形成和正常干细胞生存中起重要作用。有资料表明,Notch途径可联合胶质母细胞瘤的血管新生和肿瘤干细胞自我更新能力,Notch的抑制物DAPT不仅能够降低肿瘤干细胞复制、减少$CD133^{+}$肿瘤细胞数,也可以降低血管标志CD105,CD31的表达。

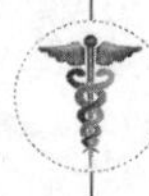

三、肿瘤干细胞的异质性和可塑性

有研究表明,小鼠和人类的胚胎干细胞即使在最佳培养状态下也呈异质性和多向性,部分细胞开始分化;成体干细胞也呈异质性,有许多具有不同自我更新潜能的亚群;分化的祖细胞则有发育可塑性。近期的研究资料表明,肿瘤干细胞(肿瘤起始细胞)有类似的表型和功能异质性,其子细胞有不同程度的可塑性(见图5-2)。所以,防止变异是抗肿瘤治疗策略应该考虑的重要课题。

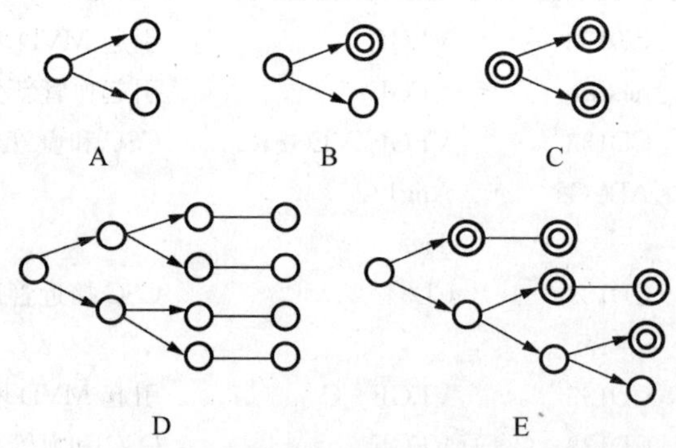

图5-2 肿瘤细胞分裂和分化模式

○-肿瘤起始细胞可以对称分裂;◎-非肿瘤起始细胞

A. 两个子细胞仍然是肿瘤起始细胞;B. 也可以是非对称分裂,一个子细胞仍为肿瘤起始细胞,另一个是较分化的肿瘤细胞;C. 非起始细胞分裂产生的子细胞,比较分化;D. 部分肿瘤起始细胞持续对称分裂;E. 多数呈非对称分裂。

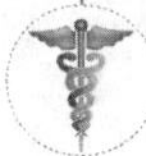

肿瘤是机体内部产生的新生物，由体细胞演变而来。这类事件是经常而普遍发生的。生物进化形成的免疫系统有两大功能，即防御外来的微生物、寄生物（抗感染免疫）和防止体内细胞蜕变，包括诱导凋亡、细胞周期检测和细胞免疫机制（抗肿瘤免疫）。正常细胞突变的频率约为 10^{-6}，但由于其突变数量较多，机体经常处于成千上万细胞突变和杀灭的动态平衡中。随着衰老和机体应激状态免疫功能衰退或异常，变异细胞可能残存，在适宜的微环境形成肿瘤克隆。肿瘤的演化经历着反复的克隆扩增、遗传多样性和组织生态系统适应景观的克隆选择（过程长短不等，短者数月，长者数十年）。作用动力学复杂，由于遗传多样性而演化方式多样化。全基因组测序研究结果表明，引起变异的突变基因数多少不一，少者 10～20 个，通常数百个，多者数千个。绝大多数变异基因是“过客”，是致癌因子（电离辐射、化学致癌物、化疗药物等）无目作用的产物，只有少数变异基因“驾驭”肿瘤的发展。“驾驭”基因的确定应注意其的突变类型（错义、无义、移框、剪接位点、磷酸化位点、双删除等），尤其是在癌变过程中的作用，需要进行功能试验和动物模型实验。

克隆性进化包括选择优势（或“驾驭”损伤）、中性选择（或“过客”损伤）、和删除损伤间的相互作用，增加其他遗传变异率（“变异”损伤）和微环境改变对肿瘤适度的影响。体细胞进化的动力学主要取决于突变率和克隆扩增。突变率在不同基因组区不同，在基因组遗传不稳定性增加时增加。肿瘤细胞的遗传不稳定性反映了过去的致癌因素的作用程度，对肿瘤的发展有明显的影响（见图 5－3）。

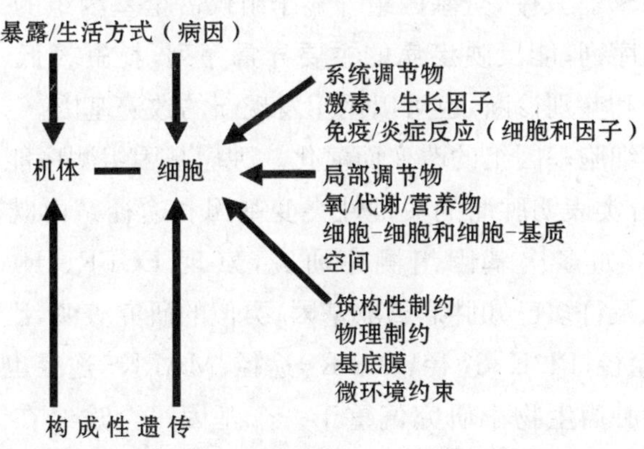

图 5－3　肿瘤细胞的组织生态系统的复杂性

暴露，宿主细胞的构成性遗传。系统调节物、局部调节物和结构性约束都可影响和制约体细胞的进化。

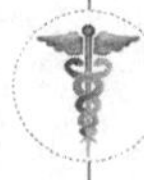

组织是肿瘤细胞生存和发展的微环境。临床观察到的肿瘤细胞倍增时，快速可达 1～2 d，慢速为 60～200 d，大多数肿瘤细胞在分裂前死亡。肿瘤内的自然选择和机体的选择往往有多种机制参与争夺生存空间和资源，而药物治疗和放射治疗增加了“人工”选择的机制。许多抗癌治疗是基因毒性的，存活的肿瘤细胞出现新的突变，有些能增加肿瘤的耐受性和存活率，促进肿瘤的演化。

肿瘤异质性是指在同一肿瘤中存在不同遗传性或不同基因表达而反映出不同生物学性状的亚群。肿瘤异质性涉及肿瘤生长发展和对治疗的耐受性。病理学家根据肿瘤切片的组织学异质性进行分类，给出预后指标。近年来的技术进步能高分辨、快速分析肿瘤基因组的单个核苷酸的变化，证实了肿瘤内部的遗传异质性(intratumour genetic heterogeneity，ITH)；序列分析表明，肿瘤经过时间和空间演化。例如，Snuderl 等从人脑瘤细胞中测出 3 种不同的酪氨酸激酶受体(EGFR、MET、PDGFRA)，这些亚群均源自一个肿瘤细胞。

四、克隆内异质性及其意义——肿瘤的亚克隆演化

近年来，肿瘤基因组测序证实，肿瘤由多种细胞亚群(克隆)组成，且拥有不同的表型，如不同的突变和拷贝数，但存在相关的遗传性状。随着基因组测序和计算机分析技术的发展，科学家们可逐渐定量研究肿瘤的不同克隆，建立肿瘤克隆间的网络关系，开拓肿瘤研究的新途径。肿瘤基因组测序有全基因组测序(whole-genome sequencing，WGS)或全基因组外显子组测序(whole exome sequencing，WES)。其中，全基因组外显子组仅占全基因组的 1%，但包含了全部蛋白质的编码序列，能反映疾病的主要异常序列，耗资较低，因此 WES 已开始用于临床诊断和鉴别诊断，也可以用于发现新的致癌基因。

肿瘤随着其细胞基因组的改变而演化。肿瘤基因组测序能对基因组变化进行分类，目前的分类表明肿瘤的关键性突变基因和途径是由既往的肿瘤生物学研究者确定的。如多次基因组测序研究，发现 EGFR、RAS、PI3K、P53、FGFR、MET 以及许多已知肿瘤驾驭基因；类似的研究表明，已知的驾驭肿瘤的途径，如 RAS-途径、PI3K-途径、EGFR-途径、MAPK-途径也在肿瘤测序中频频出现。传统的肿瘤生物学研究偏重于一个基因一个途经在同一时期内的作用。高通量肿瘤基因组测序研究结果验证了过去小规模研究的结果，并未改变肿瘤生物学的基本观念和理论，但却提供了大量的资料，尤其是有关突变、拷贝数、表观遗传学和基因表达等。

急性淋巴细胞白血病（ALL）有 4 种演化方式，即全程无明显变化、线性演化、原初克隆演化、分枝嵌合式演化。细胞遗传学和早期全基因组分析表明，并非所有的变异都全程存在多克隆嵌合式演化。最近 Keats 等对 28 例多发性骨髓瘤患者标本和小鼠模型的比较研究发现，约 1/3 患者呈稳定基因组，尤其是低危性高倍体患者，预后较好；1/3 患者呈全变化，确诊时有克隆异质性；另 1/3 患者呈线性演化。其中，后两组患者除 1 例外均属高危组。Mullighan 等对 61 例复发的 ALL 患者标本进行研究，染色体检查发现 52％克隆由初始白血病细胞克隆演化而来，34％由诊断时的克隆演化来，8％与诊断时的克隆相同，只有 6％是遗传性状不同的白血病细胞克隆。

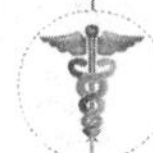

少数肿瘤源自成熟、分化的体细胞。如 B 细胞系列的肿瘤，即骨髓瘤、淋巴瘤和慢性淋巴细胞白血病（CLL），其转化及长生存期和增殖潜能有关，用同宗抗原刺激 B 细胞受体（BCR）能促进细胞转化过程。有研究报道，体内共生酵母菌产生的糖能刺激 CLL 细胞的 BCR；而另一些研究报道则认为，不需外源刺激 CLL 细胞就能增殖。Greaves 用克隆进化理论解释了二者的矛盾，生发中心的 B 细胞有高亲和力的 BCR，可以被微生物抗原激活，增加转化突变的概率，转化后，抗原特异性 B 细胞的亚克隆在抗原存在时有选择性增殖优势，再变异即成为不依赖抗原结合的自主亚克隆。

Notta 等用异种移植和拷贝数改变（CNA）研究人类 BCR－ABL1 淋巴细胞白血病，证明遗传多样性发生在白血病起始细胞（白血病干细胞）阶段。许多白血病患者的标本含有多种不同遗传性状的白血病起始细胞亚克隆，科学家用 CNA 证明了白血病发病的分枝多克隆进化模式（branching multi-clonal evolution model）为非线性连续。诊断标本异种移植的结果表明，多数为诊断主流的克隆。Anderson 等用 ETV6－RUNX1 融合基因为指标也证明了儿童 ALL 的分枝进化模式。Ley 等测定了 1 例典型急性白血病患者的白血病细胞基因组与其皮肤细胞基因组，发现白血病细胞有 10 个突变基因，其中 2 个是已报道的肿瘤发展的常见基因，其他 8 个是肿瘤细胞发生、复发时的常见基因，其功能有待深入研究。

生物进化是一个长期争论的课题，亦或是缓慢的渐变的过程，亦或由突变所致。众多的研究表明，肿瘤的进化是分枝性克隆进化。在乳腺癌临床标本中很难找出中间型的克隆，从慢性淋巴细胞白血病标本检出中间型克隆的频率＜0.001。肿瘤克隆的遗传多样性和亚克隆选择是在组织生态系统中发生的，组织微环境高度复杂。局部调节系统调控分子是重要的影响肿瘤生长、生存和发展的因素，其中 TGF-β、TNF-α 是最常见的例子。肿瘤克隆进化往往伴随着微生态环境的变化(见图 5-4)。

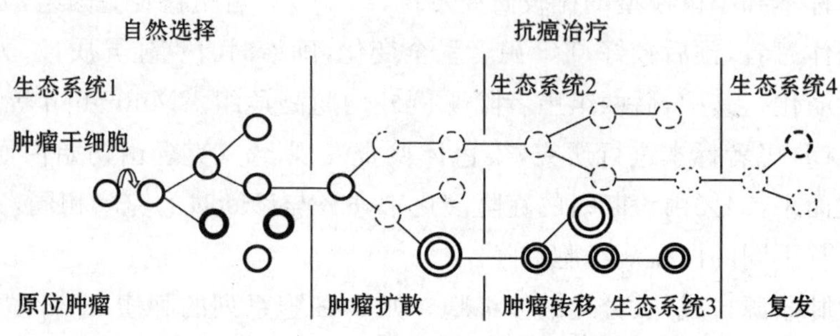

图 5-4　肿瘤的分支性克隆进化

选择压导致某些变异的亚克隆扩增，另一些灭绝。(引自 Magrangeas 等，2013)

近年来的实验和临床研究提供了各种类型的肿瘤亚克隆遗传变异的直接证据，但对于亚克隆进化的过程尚在深入研究中。Magrangeas 等认为次要的和(或)少数的亚克隆是肿瘤复发的储备，治疗肿瘤应该在靶向治疗的基础上进行联合治疗，尽量消除这些可能成为复发"种子"的亚克隆(见图 5-4，图 5-5)。

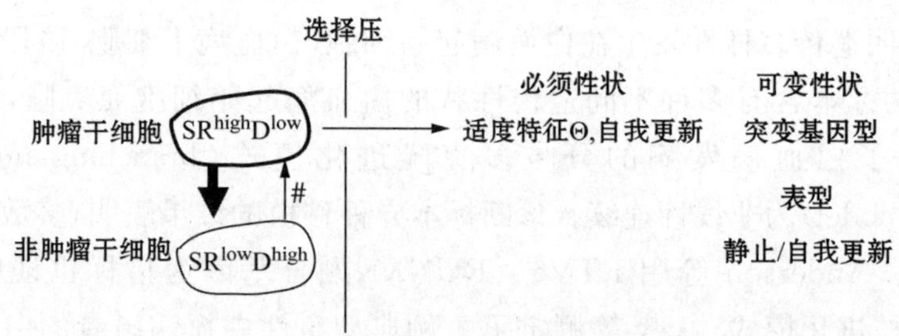

图 5-5　肿瘤干细胞与选择单位

$SR^{high}D^{low}$：自我更新能力高，分化潜能低；$SR^{low}D^{high}$：自我更新能力低，分化潜能高。

选择压包括：环境产生的基因毒性、自然/生理性制约、抗肿瘤治疗等。

#：非肿瘤细胞(前体细胞)，可以转变回有自我更新能力的群体。Θ：任何表型的性状都允许细胞在特殊情况下继续生存和增殖。(引自 Magrangeas 等，2013)

但是，要彻底消除少数亚克隆并非易事。近年来，一些临床和病理研究者的工作表明，克隆性进化是肿瘤发展和复发的关键性事件，肿瘤异质性可促进肿瘤的演变、提高肿瘤对治疗的适应性，是恶性肿瘤的本性。不同个体的肿瘤异质性不同，应采取抗肿瘤治疗的个体化策略（见图 5－4，图 5－6）。

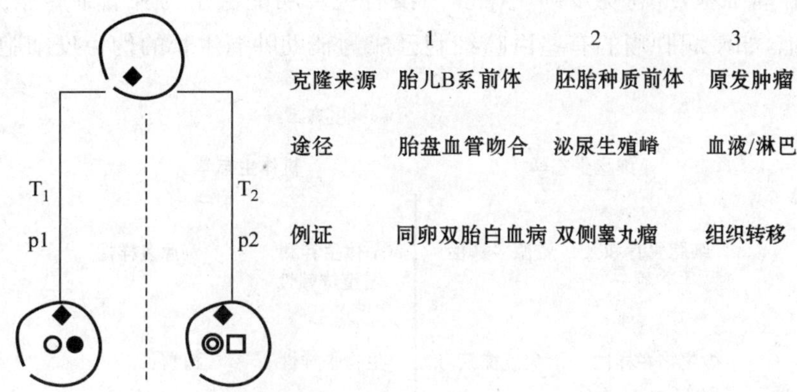

图 5－6 有拓扑分离的肿瘤的分支性克隆进化

每个例证的单克隆（单细胞）起源有共同的变异（用不同符号代表：◆代表起始和其他早期的遗传损伤；○●◎□分别代表继发的遗传损伤），例如白血病的 ETV6－RUNX1 融合基因、睾丸肿瘤的 c－kit 变异两个亚克隆（T_1，T_2）的进化可以同时也可相隔数年；亚克隆出现的概率（p1，p2）是独立而不同的。90％的同卵双胎仅一人罹患白血病；双侧睾丸肿瘤是否相互渗透有共同起源尚待阐明。（引自 Magrangeas 等，2013）

亚克隆异质性是恶性肿瘤的普遍现象，但并不能假设所有的亚克隆都由肿瘤干细胞组成。其中有些已演化为只有有限增殖潜能的分化终端，已丧失复制能力。体内移植试验已证实，并非所有的亚克隆都能连续传代。

第四节 肿瘤的细胞生态学观

一、肿瘤细胞的社会性

随着生物进化，正常细胞的社会性明显增强。肿瘤细胞由正常细胞转化而来，保留了部分社会性，遵循生态学的基本规则，而微环境在肿瘤的发生、发展中起关键性作用。肿瘤微环境包括其他肿瘤细胞和邻近的“正常”细胞，这些“正常”细胞提供肿瘤细胞生存和生长所需的细胞因子。有些肿瘤能产生自身所需的主要生长因子，称为自分泌生长因子（autocrinc），这对改变微环境中细胞对肿瘤的发展有很大的影响。资源对肿瘤细胞和非肿瘤细胞同时起作用，二者相互

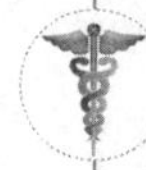

竞争。免疫细胞是非肿瘤细胞中危害肿瘤细胞生存的正常细胞，相当于生态学中的捕食者。肿瘤细胞与免疫细胞共进化博弈，逐渐进化为能逃脱免疫捕获的新一代肿瘤细胞，或将免疫细胞改变为没有免疫功能甚至为肿瘤细胞服务的伪免疫细胞，如浸润肿瘤的有些巨噬细胞已成为辅助肿瘤生长的伪免疫细胞(见图5－7)。

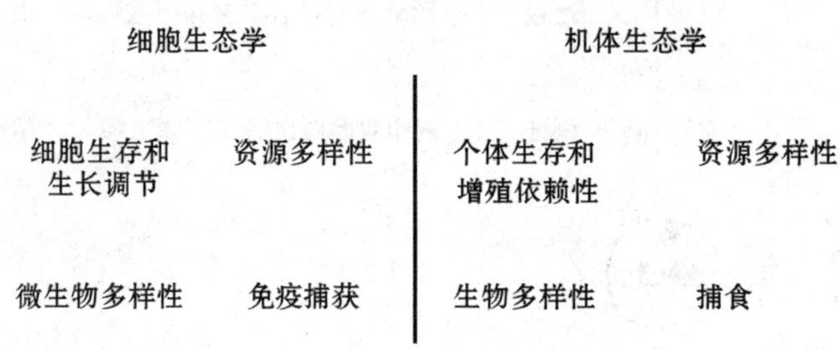

图5－7　肿瘤细胞生态学与机体生态学的相似性

相似性包括有限的资源、对邻居生存和繁衍的依赖、与其他物种的相互作用以及有捕食者的危险。机体生态系统的资源来自环境，依赖于群体生存和繁衍，与其他物种相互作用，有被捕食的危险；肿瘤细胞的生存资源来自血管，生存和生长调控信息来自邻居，与微生物相互作用，有被免疫系统捕杀的危险。

微环境中的微生物也能与肿瘤共进化，成人的共生微生物数与体细胞数之比为10∶1。共生微生物与肿瘤的关系与机体免疫系统的功能以及代谢的变化相关，多年积累的研究资料提示，结肠直肠癌、胃癌、口腔/食管癌、乳腺癌、肺癌、肝癌和造血肿瘤与某些微生物关系密切，这些微生物可能启动和(或)促进肿瘤的发生、发展，机制复杂多样，已形成专门的研究领域。

二、人白血病细胞系建系和培养的启示

通常认为，肿瘤中的所有细胞都能增殖，而肿瘤干细胞假设则认为肿瘤中有部分细胞不能增殖。上述两种观点的差异在于肿瘤中是否存在增殖潜能受限的细胞。解决这一矛盾有重要的临床意义，因为消除肿瘤干细胞在临床上并不容易，除了细胞水平的选择外还有其他过程影响肿瘤的发生、发展，影响治疗效果。不同研究组用多种数学模型考察了组织、分化、白血病干细胞数、肿瘤干细胞龛数和干细胞对称分裂率的影响，也进行了肿瘤克隆性进化模型分析，为临床研究提供参考，为肿瘤细胞系的研究、分析提供了实验资料。肿瘤的组织切片提供了肿瘤细胞社会性的直接证据，显示了各种结构和功能，而肿瘤细胞系的建系过程

从另一侧面反映了肿瘤细胞的社会性。

由于组织培养技术的发展建立了大量细胞系，多数源自肿瘤组织。但并非任何肿瘤都能建立，只有少数肿瘤能够建立在体外连续传代培养的细胞系。笔者曾经培养过 33 例白血病患者的骨髓标本，只有 3 例患者的细胞经过长期培养后能在体外连续传代，其余 30 例患者的细胞在长期培养过程中先后死亡，最终灭绝。

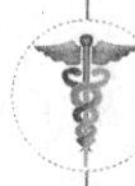

由于每个肿瘤都是性质尚未完全掌握的新生物，建立肿瘤细胞系是艰苦的探索性工作。体内肿瘤细胞的微环境与体外培养条件有差异，体外培养必须尽可能模拟该肿瘤所需的微环境，诱导肿瘤细胞适应体外培养条件，成为能在体外持续生长繁衍的亚克隆。随着细胞分子生物学研究的进展，研究者掌握了越来越多的细胞生长繁殖所需的培养要素。如根据培养细胞的需求在培养液中添加细胞因子或激素，建立了“因子依赖的细胞系”。然而，由于疾病的个体化，找出培养标本的最佳培养条件有很大的随机性。在培养初期观察到大量细胞死亡，少数细胞生存，有的还能进行有丝分裂(是临床进行染色体检测的基础)，然后进入“困难期”，多数细胞处于休止状态。困难期的长短不一，短者数周，长者数月。多数标本在困难期消亡，少数标本出现能增殖的细胞，推测是新出现的亚克隆肿瘤干细胞。若急忙传代繁殖则细胞丢失、消亡；若继续维持高密度细胞培养，数周至数月后可能成为真正能连续传代培养的肿瘤细胞系。白血病与实体瘤相比有许多不同的性状(见表 5－5)，建立白血病细胞系必须考虑白血病细胞生存、繁衍的特性和需求。

表 5－5　白血病与实体瘤进化性状的比较

性质	白血病	实体瘤
细胞群体大小	大	小
遗传漂变的影响	群体大影响小	群体小影响大
微环境	血流等理化因素受严密调控	组织内外变化大
细胞代谢	受氧分压和营养水平的影响	取决于氧分压和营养物梯度
细胞活动	血液中自由移动	细胞群体在组织中活动受限
给药途径和效应	游离细胞能达到最佳药物效应	微环境不同影响药物性质和效应
细胞系列	早期系列定向分化	晚期系列随机性较强

复习文献报道，除 K562 细胞系外，人白血病细胞系都是经过“困难期”建立的适应体外培养环境的亚克隆细胞系。K562 细胞在培养初期就能传代培养，随

着传代次数的增加，传代比例增高，说明其需有适应体外培养环境的过程。值得注意的是，不同实验室培养的 K562 细胞系有不同的表型，有报道为非 T 非 B 原始淋巴样细胞，有报道为红白血病细胞系，较多报道为原始髓系白血病细胞。可见 K562 细胞系在体外也发生了亚克隆演化。

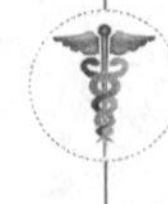

有的实验室为了保证细胞系性质均一，进行单克隆纯化。即采用极限稀释法在 96 孔盘上进行单个细胞培养、扩增、传代。肿瘤性强的白血病细胞系能够得到“单克隆细胞系”，但连续传代培养不久又呈异质性。多数人白血病细胞系要求有一定密度的细胞才能传代培养，说明多数白血病细胞的生存、繁衍有群体性或细胞社会性，细胞群体中不同细胞的产物以旁分泌（paracrine）和（或）近分泌（juxtacrine）的方式相互作用，加上培养液中血清提供的细胞因子形成了独特的微环境。肿瘤性强的人白血病细胞系以自身产生的生长因子为主，主要以自分泌（autocrine）方式生存、繁衍，对微环境的依赖性低，细胞社会性低。

体外培养的白血病细胞中有一些细胞长期处于休止状态，可生存数周至数月，用活细胞染料染色证明。精心培养可恢复其增殖能力，但是细胞性状往往出现变异。对于这类细胞的深入研究可能为提供防治白血病复发机制的新思路创造条件。

液氮长期保存活细胞已经成为实验室常规方法，但并非所有的细胞都能深低温保存。有的细胞系复苏时比较困难，出现较多休止期细胞，进入培养困难期。单细胞生物在环境不利时往往进入休止状态，多细胞生物的细胞保留了这种性状，深低温保存可产生多种不利的因素导致细胞进入休止状态。因此，液氮保存细胞要求细胞浓度较高，实际上是保存和复苏细胞群体并非单个细胞。细胞系是体外人工培养的新生物，保存和复苏细胞系相当于天然生物经历了一次“冰河期”，细胞群体经过选择，淘汰了不适应深低温保存的克隆。

第五节　肿瘤防治的细胞生态学观

目前，抗肿瘤治疗已取得了很大进步，但还不能够完全控制转移或根治。肿瘤是极其复杂而异质性的疾病，对于许多治疗措施呈现出高度坚韧性和耐受性。动物实验表明，同质性的肿瘤化疗效果明显且不易复发，而异质性肿瘤则易复发（见图 5－8）。异质性肿瘤可形成细胞社会生态系统，消除其中一种较为困难。

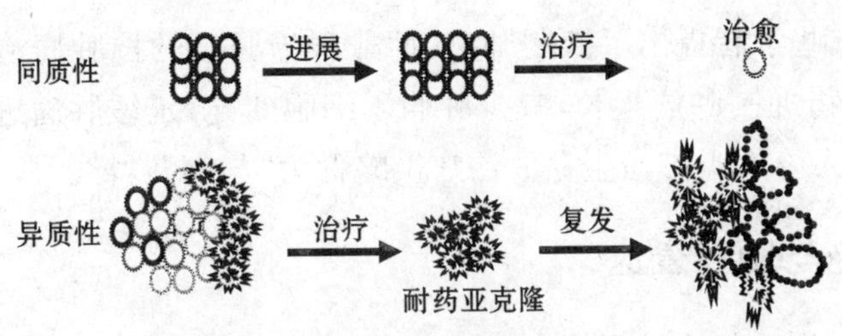

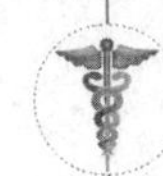

图 5-8　肿瘤耐受的进化基础

起始肿瘤的异质性群体在抗癌治疗选择压作用下耐药亚克隆得以生存，扩增导致复发，由于其遗传不稳定性仍然是异质性群体。

普遍认为，肿瘤的发展是体细胞的进化过程，有复杂的动力学过程和高度变化的时间框架，易变的细胞和亚克隆使其在微环境的选择中取得优势，肿瘤干细胞是被选择的单位。这些细胞驾驭着疾病的发展，决定缓解、复发或耐药。所以，肿瘤干细胞是寻找新抗癌药物的主要靶细胞。自我更新能力是肿瘤干细胞的首要性状，但未能进行以“自我更新能力”为靶标的治疗，因为必然会同时伤及正常干细胞，因此只能在肿瘤干细胞的其他性状方面寻找分子靶标。肿瘤干细胞的遗传变异，尤其是遗传不稳定性为其提供了选择压逃逸的基础，加上非遗传学机制的治疗措施的正选择效应，包括信号转导的可塑性（或癌基因旁路）、静止、表观遗传学改变等，增加了抗肿瘤治疗的难度。曾期望对肿瘤基因组测序找出抗肿瘤治疗的有效靶标。如针对慢性髓系白血病（CML）找到了伊马替尼（Imatinib）靶向药物，开始有效，但仍然会复发、急变；其他针对基因突变产物的特异性小分子抑制物也呈现类似的结果。临床上，常采用联合（用药）化疗的策略减少耐药克隆产生的概率，但实际上仍然有不少病例复发。

抗肿瘤治疗的另一策略指向肿瘤微环境，即“生态”治疗。抗血管新生治疗是最主要的策略，其他如前列腺癌用双磷酸类药物干扰骨改建、防止骨转移；乳腺癌用芳香酶（合成雌激素的芳香化酶）抑制剂（aromatase inhibitor）；抑制炎症或浸润肿瘤的巨噬细胞；阻止肿瘤干细胞与关键性基质或其他成分相互作用的小分子化合物等。

近半个世纪以来随着科技的进步，出现了多种诊疗肿瘤的新方法、新技术。任何疗法都有适应证和禁忌证，由于对癌症的恐惧，有条件的患者会出现过度治疗。一些临床观察和调查表明，过度治疗反而缩短了患者的生存期，降低其生活质量。因此，有些学者提出了控制肿瘤，而非根治肿瘤的抗肿瘤治疗策略，即用细胞静力学药物抑制肿瘤生长，减少肿瘤干细胞变异，延缓肿瘤进展，提高患者生活质量。有人将这类带瘤生存的治疗策略称为“与癌共舞”。

一、种系灭绝与肿瘤衰退

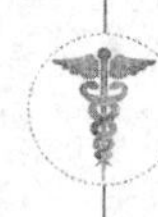

近百年来，作为轶事流传的肿瘤自发性消退常有所闻，甚至有专著进行阐述，引人深思。生态学关于种族灭绝的理论与肿瘤防治相关，所有人都有新生的转化细胞簇，大部分并不发展成为癌症，往往在不引起关注的情况下自发消退，其过程类似野生动、植物的种族灭绝。治疗后的肿瘤消退也似种族灭绝过程。自发性肿瘤消退的存在提示，存在某种机制能消灭恶性细胞系列。生态学关于种族灭绝原因的探讨如栖息地的破坏、生存竞争、资源枯竭和生殖因素被破坏等对肿瘤防治有启示作用，已经在临床治疗中得以应用。但是，机体有更深层次的复杂机制需要深入研究。例如，肿瘤的抗血管新生治疗即制约肿瘤的资源供应，已经成为常用的抗肿瘤策略。但抗血管新生治疗也可以增加肿瘤转移率，由于资源枯竭可选择出分散而迁移力强的亚克隆，促进肿瘤转移。生态学理论为肿瘤研究提示了新的思路和方法，也开拓了生态学研究的深度和广度，从而形成细胞生态学。对于此方面的研究方兴未艾，有待深入研究。

二、转移肿瘤的生态分析

转移的肿瘤需适应远处组织、器官的微环境才能生存、繁衍。播散的肿瘤细胞在进化和生态动力学方面类似于动、植物的外来物种，入侵开始时总是数量不多，遗传性状比较单一，随着增殖和扩散，遗传变异增加，出现更能适应当地微环境的亚群，导致转移肿瘤的异质性。对于遗传性状单一的小群体，在局部地区易于彻底消除；对于异质性的多样生态环境，外来物种难于彻底根除，转移的肿瘤细胞也如此。生态学家用杀虫剂杀灭害虫，开始有效，但难以彻底消除，通常由于耐药性的产生而失败，没有长期控制或根除的报道。对于转移肿瘤的化疗效果与此类似。

应用生态学原理有两条经验值得抗肿瘤治疗参考。由于生物的适应性，有人用计算机模拟和动物实验证明，完全根除播散的外来物种实际上是不可能的；如果具有针对产生耐受性机制的控制策略，即使出现耐受性的进化，长期控制外来物种是能够做到的。肿瘤细胞的播散类似于外来物种生物入侵的进化和生态动力学。能够用化学毒物杀灭相当大部分的个体，但由于耐药表型的发展，外来物种仍然存在，甚至恢复原有群体。生态学家通常采用引进捕食天敌、寄生物或病原微生物的策略控制入侵物种更为持久有效。肿瘤的免疫治疗和溶瘤病毒治疗类似于此类生物治疗，但至今尚未达到预期目标，还在深入研究中。

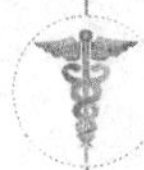

三、化疗药物的选择作用——肿瘤细胞的耐药性

乳腺癌是最常见的肿瘤之一，位居美国女性肿瘤死亡率的第 2 位。对于乳腺癌的防治和研究已经投入了大量的人力、物力，尽管早期发现和对乳腺癌分子生物学基础研究的进展，仍有约 30%的早期乳腺癌复发。通常系统治疗对 90%的原发性和 50%的转移乳腺癌有效，然而经历不同时期后肿瘤终将进展，多数病例有转移灶，其化疗失败通常是由于肿瘤细胞耐药性的发展。肿瘤的耐药机制包括 p-糖蛋白的多药耐药，多药耐药蛋白家族对特殊因子的耐药及宿主-肿瘤-药物相互作用的耐药因素。

播散性肿瘤是很难治愈的癌症，许多开始有效的化疗药物由于耐药性的产生而失效，导致肿瘤发展。化疗失败的原因是多层次的，主要分为微环境和肿瘤细胞的表型两个方面。如肿瘤组织的血管供应不佳、低氧、间质液高压等属于微环境的因素；肿瘤细胞表型如肿瘤细胞凋亡途径的沉默、DNA 修复机制及排外代谢（xenobiotic metabolism）机制上调引起的化疗药物毒性耐受等。Silva 和 Gatenby 通过数学和计算机模拟研究的结果提出，化疗的目标应该是使肿瘤稳定，而不是用最大剂量试图达到根治。因为最大剂量化疗可促进肿瘤变异发展，使肿瘤稳定能延长患者的生存期。合理的联合化疗可以改变肿瘤的演化历程防止或延迟复发。数学模型研究发现，未治疗肿瘤中的耐药群体开始只是少数，因为它们对于微环境不如敏感群体适应，反映出耐药群体付出的“代价”，如用于上调排出代谢所需的附加底物和能量，所以难以增殖或囿于环境的抑制性质（如缺血或缺氧）；对于微环境比较适应的对化疗敏感的肿瘤细胞能正常增殖，但是不利于耐药细胞的扩增。化疗的结果杀灭了绝大多数的肿瘤细胞，去除了对耐药群体的抑制效应，导致耐药群体的快速生长。Orlando 等将肿瘤治疗视为肿瘤学家“选择”的化学疗法与肿瘤“选择”的适应策略之间的博弈。研究结果表明，在抗肿瘤个体化治疗中肿瘤细胞的演化性质和药物间的相互作用起重要作用，制订治疗方案时应予考虑。

肿瘤耐药是肿瘤的空间和时间异质性的结果，肿瘤的异质性包括有多个亚群的肿瘤细胞和多种微环境。治疗引起的肿瘤摄动启动了它们间的多种相互作用，结果不仅是肿瘤细胞死亡，促进表型适应和微环境状态变化，也能导致耐药克隆的进化和肿瘤再生长。

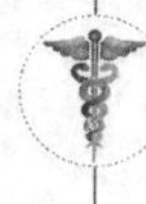

肿瘤耐药的内部因素包括耐药表型，如可以通过 MDR1/ABCB1 介导的多药耐药，增加 p-糖蛋白的表达，增强 DNA 修复以及其他机制。肿瘤细胞动力学也参与耐药机制，大多数化疗药物是细胞周期特异性的，因此处于有丝分裂期的肿瘤细胞是耐药的。由于肿瘤细胞群体的异质性和遗传不稳定性，细胞毒化疗药物形成选择压，促使适应化疗的耐药克隆扩增。通常这些耐药克隆在原始肿瘤中就已存在，数量很少。

影响肿瘤耐药的微环境因素很多，如血液供应灌注差限制了药物的投放，限制了化疗药物发挥作用；肿瘤内空隙间压力增大，降低药物进入肿瘤的概率；许多化疗药物的细胞毒效应需要氧介导；细胞外酸化增强 p-糖蛋白的活性；还有肿瘤相关间质细胞的保护效应等。

抗肿瘤治疗是非线性系统，其动力学过程难以预测和控制。但实际上，临床肿瘤治疗往往被固定于某种模式(即常用的治疗方案)，因此个性化治疗应运而失，其真正实施尚有许多具体问题有待解决，是努力的方向。

四、机体耐受性——不仅是“种子与土壤”

肿瘤细胞的转移过程包括肿瘤细胞在原位侵入淋巴管或管道系统，经过循环系统到远程器官；通过扩散到邻近组织，浸润和增殖形成集落。所幸这类过程的效率很低，仅不足 1%的循环肿瘤细胞能产生临床意义的转移，多数肿瘤细胞能在管道中存活，但难以在远程器官中增殖。虽然会有一些压紧的细胞团圤形成，但没有临床意义的微转移灶，多数不能存活。肿瘤的转移是一个复杂的肿瘤细胞表型与微环境状况间的相互作用过程。只有在肿瘤细胞适应远程器官的生态环境时才能建立转移灶，称为“种子与土壤”学说。肿瘤细胞与新环境间有生态学和肿瘤细胞进化作用的反馈机制，深入研究可能提供新的治疗靶标。充分利用肿瘤细胞转移的低效性，防止过度治疗对微环境的损伤，提高机体耐受性将有利于延长患者的生存期。

近年来，对野生动物肿瘤病的研究探索表明，机体耐受性的概念和内涵可能不仅是“种子与土壤”的简单关系。塔斯美尼亚是从澳大利亚大陆分离的大岛，类似于我国的海南岛，生物进化历程中其动植物形成孤立的独特分支。近年来报道的塔斯美尼亚袋獾（*Tasmania devil*）的面部肿瘤病（devil facial tumor disease，DFTD）是一种克隆性肿瘤，由于地理位置的限制，塔斯美尼亚袋獾群体近亲繁殖成为野生的近交系，缺乏组织相容性复合体免疫壁垒。DFTD通过咬伤在有限的群体中传播，病死率极高。哺乳类动物的有核细胞都表达MHC Ⅰ类抗原，Ⅱ类抗原正常状态下仅在抗原递呈细胞表达。由于组织相容性抗原系统的壁垒作用，肿瘤难以在无关个体间移植。塔斯美尼亚袋獾的MHC Ⅰ类和Ⅱ类抗原序列多样性极低，从而允许肿瘤细胞异体传递、繁衍。有估计称，数十年内塔斯美尼亚袋獾可能灭绝。犬的性传播肿瘤病（CTVD）已发现和研究一个多世纪，全球六大洲的各种犬群和狼群都有此疾病。CTVD属于非病毒源性的单克隆细胞源肿瘤，推测源自7 800～78 000年前的一只狼。虽然CTVD能够广泛传播，由于组织相容性抗原系统的壁垒作用能够自愈，不影响种系生存（见表5-6）。

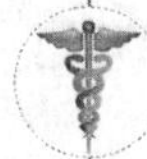

表5-6 两种动物传播性肿瘤病的比较

	獾面部肿瘤病（DFTD）	犬性传播肿瘤（CTVD）
宿主	塔斯美尼亚袋獾	犬
起源种属	塔斯美尼亚袋獾	狼或犬
地区分布	塔斯美尼亚岛东北部	全世界
起源时间	15～20年前	7 800～78 000年前
躯体分布	面部，口腔	外生殖器
传播方式	撕咬	交配
组织起源	神经内分泌系统	髓系
转移	常见	有免疫损伤的动物中常见
自发衰退	0	实验性CTVD常见 自发的CTVD未知
病死率	出现症状6～12个月100％死亡	实验性CTVD罕见死亡 自发的CTVD未知
对群体的影响	群体缩小，可能灭绝	影响很小

两种动物自发性肿瘤病的比较表明，组织相容性抗原系统是抗肿瘤免疫的重要机制，是机体对肿瘤耐受性和排斥性的重要内涵，但可能还有更深层次的机制有待阐明（见表5-7）。

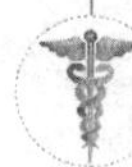

表 5-7　耐受致癌作用的主要细胞屏障机制

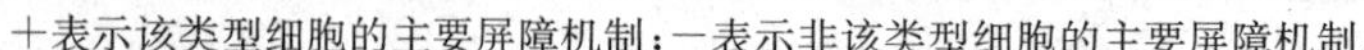

细胞类型	周期休止	凋亡	端粒酶调节	细胞黏附	不对称分裂
B和T淋巴细胞	+	—	+	—*	—
视网膜母细胞	+	—	—	—	—?
结肠干细胞	+	+	—	+	+
宫颈上皮细胞	+	+	+	+	—

+表示该类型细胞的主要屏障机制；—表示非该类型细胞的主要屏障机制。
*源自非黏附的淋巴细胞。(引自 Ewald &Swain Ewald，2013)

已知细胞水平的肿瘤屏障机制分 5 类，细胞周期休止、细胞凋亡、与细胞分裂总的次数有关的端粒酶调节、细胞黏附和不对称细胞分裂。不同类型细胞的屏障机制不尽相同，细胞周期休止机制是所有类型的细胞都有的，其他机制因细胞类型而异。

五、供体细胞白血病的启示

通常急性白血病在造血干细胞移植后的复发是恢复到起始白血病克隆，即逃逸移植前放、化疗和后移植物抗白血病效应的白血病克隆。少数情况下供体细胞从头开始发展为急性白血病，该现象早在 1971 年就已发现，称为供体细胞白血病(donor cell leukemia，DCL)，但一直被认为是罕见病例。近年来随着分子嵌合监测技术的进展，DCL 病例报道急剧增加，可能占移植后“复发”病例的 5%。值得注意的是，供体细胞形成的肿瘤不限于白血病，也存在实体瘤，称为供体细胞新生物(donor cell neoplasm)，提示受体微环境存在致癌因素，能使外来细胞转化为肿瘤细胞。由于受体免疫机制受损形成继发性肿瘤，提示应该加强对微环境的深入研究。

两次恶性病是移植后死亡的重要病因，大多数是旧病复发，少部分是供体细胞形成的新肿瘤，也可以是同一类型的肿瘤，两种情况都提示该患者的机体微环境适宜于肿瘤细胞生存、繁衍。供体细胞新生物的发生、发展提供了肿瘤克隆性进化的新证据，是适宜的研究模型。用分子嵌合监测技术发现的 DCL 病例，有的是受体细胞与供体细胞的嵌合体，其复发机制更为复杂，提示肿瘤克隆的嵌合式进化。笔者实验室建立的人白血病细胞系 J6-2 源自两个 M5 型白血病患者的骨髓，1 例男性，1 例女性。分别培养的细胞均未成系，混合培养的生长旺盛，能连续培养成为白血病细胞系，核型分析为女性。J6-2 细胞系的恶性程度明显高于其来源细胞，表明杂交细胞可能形成恶性程度更高的克隆，与临床上报道的嵌合型受体细胞白血病类似。

实体瘤恶性是由于肿瘤细胞能够浸润、转移。白血病恶性主要在于克隆性进化，若无克隆性进化，其并不呈现恶性病性质。如慢性淋巴细胞白血病（CLL）和慢性髓系白血病（CML），只要不恶性变可以长期生存，有些可在例行体检或因其他疾病检查时发现。受体细胞白血病的涌现提示“致癌性微环境”和“细胞融合”在肿瘤发生、发展中的重要作用，应该深入研究，提供新的防治思路。

六、陋习与肿瘤

按照肿瘤防治的细胞生态学观点，须形成不利于肿瘤发生、发展的体内微环境。健康生活方式形成的体内微环境就是不利于肿瘤生存的微环境，即免疫系统的监管，稳态的代谢和组织屏障，及时的损伤修复等。不良的生活方式破坏机体内环境的稳态平衡，降低免疫功能，逐渐形成适宜于肿瘤生存和发展的体内微环境。肿瘤是慢性病，有些肿瘤是外部环境、感染等个人难以掌控的因素所致，有些肿瘤与不良的生活习惯、不良嗜好有关。如众所周知的吸烟与肺癌、胃癌、喉癌密切相关。流行病学调查表明，咀嚼槟榔与舌癌等口腔肿瘤相关。由于历史条件的限制，人类形成了一些愚昧的陋习，除吸烟、酗酒、嚼槟榔等明确的不良嗜好外，还有许多潜在的致癌因素与陋习有关。随着工业化、城镇化的迅猛发展，大气污染日益严重，肺癌和呼吸系统疾患已成为主要致病因素之一，燃放烟花爆竹更是雪上加霜。狂欢是西方的陋习，往往导致过劳而机体免疫力下降。随着全球化的发展，狂欢习俗也影响到我国年轻一代，过劳显然是危害身体健康的杀手，有些白血病、肿瘤患者回忆发病诱因，往往由过劳诱发。人类是生物进化的顶端，结构功能高度精密，自律性协调各系统的功能，与其他生物一样不断地新陈代谢、补充消耗、修复损伤。休息、睡眠是机体自我调节、修复的必须生命活动，常言道“不会休息的人就是不会工作的人”、“磨刀不误柴工”等狂欢从生理学角度考察也是一种过劳，不可取。夜生活是不健康的生活方式，我国人民一直认为“早睡早起身体好”，主张“劳逸结合”，否则会“积劳成疾”。

饮食与健康的关系自古以来受到关注。“饮食与肿瘤”是近 30 年来形成的研究领域，课题复杂而有实际意义。研究表明，食物中可含有致癌物、促癌物，也有抗癌物。例如，猪、牛、羊等红肉经不适当的加工可产生多种致癌物（如硝酸盐/亚硝酸盐），深加工肉制品中硝酸盐/亚硝酸盐含量高。在＞180℃高温、油炸等烹饪加工也能增加致癌物,而大吃大喝显然会增加致癌物、促癌物的摄入。

拒绝陋习,采用理性的生活方式对于个人而言是简单可行的防癌措施。中外不乏由于改变习俗根除恶性疾病的例证,如河南林县曾经高发食管癌,研究发现与当地人的饮食和蹲着吃饭相关,随着生活水平的提高,不良习惯的改变,食管癌发病率下降;巴布亚-新几内亚曾流行"库鲁病"(一种朊病毒引起的中枢神经疾患,见第三章第四节),研究发现与当地人分食死者大脑有关,阻止此习俗后该病消失。

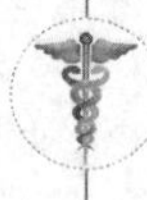

随着社会经济发展和科技进步,人类的平均寿命大幅度增加,作为老年病的肿瘤发病率也随之增加。但在发达国家,由于禁烟、限酒等措施相关肿瘤的发病率明显下降,肿瘤的病死率也下降,证明改变不良生活习惯在防治肿瘤中的重要作用。

参考文献

[1] 吴克复,郑国光,马小彤,等. 嵌合式进化及其医学意义[J]. 医学研究杂志,2013,42(12):5-7.

[2] 吴克复,马小彤,郑国光,等. 昼夜节律与造血肿瘤[J]. 白血病. 淋巴瘤 2013;22(2):81-84.

[3] 吴克复,郑国光,马小彤,等. 播散性肿瘤治疗策略的共进化分析[J]. 中国实验血液学杂志,2012,20(3):523-526.

[4] 吴克复,马小彤,郑国光,等. 病毒的致癌作用和治癌作用[J]. 白血病. 淋巴瘤,2012,21(6):321-324.

[5] 吴克复. 免疫的细胞社会生态学原理,第一章 进化论的现代观[M]. 北京:科学出版社 2012.

[6] 吴克复,马小彤,郑国光,等. 人类疱疹病毒与肿瘤[J]. 白血病. 淋巴瘤,2011,20(10):584-586.

[7] 吴克复,郑国光,马小彤,等. 白血病复发的机制:老问题,新视角[J]. 中国实验血液学杂志,2011;19(3):557-560.

[8] 吴克复,郑国光,马小彤,等. 白细胞突触:结构、功能和意义[J]. 中国实验血液学杂志,2010,18(4):829-833.

[9] 吴克复,马小彤. 白细胞功能多极化及其意义[J]. 中国实验血液学杂志,2010,18(1):1-6.

[10] 吴克复,宋玉华,马小彤. 细胞膜隧道纳米管及其意义[J]. 白血病. 淋巴瘤,2009,18(4):195-196.

[11] 吴克复,马小彤,郑国光. 白血病干细胞及其微环境[J]. 中国实验血液学杂志,2007,15(6):1139-1141.

[12] 吴克复,郑国光,马小彤.多克隆细胞系的研究价值[J].中国实验血液学杂志,2007,15(5):909-912.

[13] 吴克复,张一泉,齐淑玲,等.人粒、单型白血病细胞系(J6-1, J6-2)的建立及其细胞生物学性质研究[J].遗传学报 1980,7:136-142.

[14] Adams JM, Strasser A. Is tumor growth sustained by rare cancer stem cells or dominant clones? [J]. Cancer Res, 2008,68(11):4018-4021.

[15] Aktipis CA, Nesse RM. Evolutionary foundations for cancer biology [J/EB/OL]. Evol Appl, 2013, 6(1):144-59. doi: 10. 1111/eva. 12034.

[16] Albert R. Scale-free networks in cell biology [J]J Cell Sci, 2005,118, 4947-4957.

[17] Alfarouk KO, Ibrahim ME, Gatenby RA, et al Riparian ecosystems in human cancers [J] Evol Appl, 2013,6(1):46-53.

[18] Almaas E . Biological impacts and context of network theory [J]. J Exp Biol. 2007, 210:1548-1558.

[19] Alpár D. Recurrent disease or donor cell leukemia? Brain teaser after allogeneic bone marrow transplantation [J]. Chimerism 2011, 2(1):19-20.

[20] Anderson K, Lutz C, van Delft FW, Genetic variegation of clonal architecture and propagating cells in leukaemia [J]. Nature, 2011,469(7330):356-361.

[21] Borovski T, De Sousa E Melo F, et al Cancer stem cell niche: the place to be [J]. Cancer Res, 2011,71(3):634-639.

[22] Brodsky I, Foley B, Haines D. et al. Expression of HERV-K proviruses in human leukocytes [J]. Blood, 1993, 81: 2369-2374.

[23] Caulin AF, Maley CC. Peto's paradox: evolution's prescription for cancer prevention [J]. Trends Ecol Evol, 2011,26(4):175-182.

[24] ChengW-Y, Ou Yang T-H, Anastassiou D. Biomolecular events in cancer revealed by attractor metagenes [J/EB/OL]. PLoS Comput Biol 2013; 9(2): e1002920. doi: 10. 1371/journal. pcbi. 1002920

[25] Contreras-Galindo R, Kaplan MH, Leissner P, et al. Human endogenous retrovirus K (HML-2) elements in the plasma of people with lymphoma and breast cancer [J]. J Virol, 2008,82:9329-9336.

[26] Crow J, Youens K, Michalowski S, et al. A case study and literature review highlighting the importance of molecular engraftment analysis [J]. J Mol Diagn 2010, 12:530-537.

[27] Daoust SP, Fahrig L, Martin AE, et al From forest and agro-ecosystems to the microecosystems of the human body: what can landscape ecology tell us about tumor growth, metastasis, and treatment options? [J] Evol Appl, 2013,6(1):82-891.

[28] Depil S, Roche C, Dussart P, et al. Expression of a human endogenous retrovirus, HERV-K, in the blood cells of leukemia patients [J]. Leukmia, 2002,16:254-259.

[29] Ewald PW, Swain Ewald HA. Infection, mutation, and cancer evolution [J]. J Mol Med (Berl). 2012,90(5):535-541.

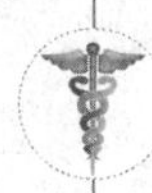

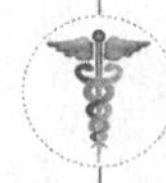

[30] Ewald PW, Swain Ewald HA. Toward a general evolutionary theory of oncogenesis [J/EB/OL]. Evol Appl, 2013; 6(1):70-81. doi: 10.1111/eva.12023.

[31] Frank SA, Rosner MR. Nonheritable cellular variability accelerates the evolutionary processes of cancer [J/EB/OL]. PLoS Biol. 2012,10(4):e1001296. doi: 10.1371/journal.pbio.1001296.

[32] Gatenby RA, Brown J, & Vincent T. Lessons from Applied Ecology: Cancer Control Using an Evolutionary Double Bind [J]. Cancer Res, 2009,69(19):7499-502.

[33] Gerlinger M, Rowan AJ, Horswell S, et al Intratumor heterogeneity and branched evolution revealed by multiregion sequencing [J]. New Engl J Med, 2012,366(10):883-92.

[34] Greaves M. Cancer stem cells: back to Darwin? [J] Semin Cancer Biol, 2010,20(2):65-70.

[35] Greaves M, Maley CC. Clonal evolution in cancer [J]. Nature, 2012,481(7381):306-13.

[36] Greaves M. Clonal expansion in B-CLL: fungal drivers or self-service? [J] J Exp Med, 2013,210(1):1-3

[37] Greaves M. Cancer stem cells as "units of selection" [J]. Evol Appl, 2013,6(1):102-108.

[38] Heiko Enderling, Lynn Hlatky, Philip Hahnfeldt. Cancer stem cells: A minor cancer subpopulation that redefines global cancer features [J]. Front Oncol, 2013,3:76.

[39] Hochberg ME, Thomas F, Assenat E, et al. Preventive evolutionary medicine of cancers [J/EB/OL]. Evol Appl, 2013,6(1):134-143.

[40] Holmes EC. The evolution of endogenous viral elements [J]. Cell Host Microbe, 2011, 10(4):368-377.

[41] Horne SD, Stevens JB, Abdallah BY, et al. Why imatinib remains an exception of cancer research [J]. J Cell Physiol, 2013,228(4):665-70. doi: 10.1002/jcp.24233.

[42] Huang S, Ernberg I, Kauffman S. Cancer attractors: A systems view of tumors from a gene network dynamics and developmental perspective [J]. Semin Cell Dev Biol, 2009, 20(7):869-876.

[43] Iwabuchi H, Kakihara T, Kobayashi T, et al. A gene homologous to human endogenous retrovirus overexpression in childhood acute lymphblastic leukemia [J]. Leuk Lymphoma, 2004,45:2303-2306.

[44] Januszkiewicz-Lewandowska D, Nowicka K, Rembowska J, et al Env gene expression of human endogenous retrovirus-k and human endogenous retrovirus-w in childhood acute leukemia cells [J]. Acta Haematol. 2013,129(4):232-237.

[45] Keats JJ., Chesi M, Egan JB, et al Clonal competition with alternating dominance in multiple myeloma Blood, 2012,120(5):1067-1076.

[46] Kelly P, Dakic A, Adams J M. Tumor Growth Need Not Be Driven by Rare Cancer Stem Cells [J]. Science 2007,(317)(5836). 337.

[47] Lamprecht B, Walter K, Kreher S, et al Derepression of an endogenous long terminal repeat activates the CSF1R proto-oncogene in human lymphoma [J]. Nat Med, 2010,16(5):571-579.

[48] Landau DA, Carter SL, Stojanov P, et al Evolution and impact of subclonal mutations in chronic lymphocytic leukemia [J]. Cell, 2013,152(4):714 - 726.

[49] Ley TJ, Mardis ER, Ding L, et al. DNA sequencing of a cytogenetically normal acute myeloid leukemia genome [J]. Nature, 2008,456(7218):66 - 72

[50] Lindeskog M, Blomberg J. Spliced human endogenous retroviral HERV - H env transcripts in T - cell leukemia cell lines and normal leukocytes: alternative splicing pattern of HERV - H transcripts [J]. J Gen Virol, 1997,78(Pt10):2575 - 2585.

[51] López-Otín C, Blasco MA, Partridge L, et al. The hallmarks of aging [J]. Cell, 2013, 153(6):1194 - 1217.

[52] Mameli G, Poddighe L, Mei A, et al. Expression and activation by Epstein Barr virus of human endogenous retroviruses-W in blood cells and astrocytes: inference for multiple sclerosis [J/EB/OL]. PLoS ONE 2012; 7 (9): e44991. doi: 10. 137 1/journal. pone. 0044991

[53] Martinez P, Birkbak NJ, Gerlinger M, et al. Parallel evolution of tumour subclones mimics diversity between tumours [J]. J Pathol, 2013,230(4):356 - 364.

[54] Maeda K, Kurata H. A symmetric dual feedback system provides a robust and entrainable oscillator [J/EB/OL]. PLoS ONE, 2012,7(2): e30489. doi: 10. 1371/ journal. pone. 0030489.

[55] Magrangeas F, Avet-Loiseau H, Gouraud W, et al Minor clone provides a reservoir for relapse in multiple myeloma [J]. Leukemia, 2013,27(2):473 - 481.

[56] Miyawaki Y, Imoto I, Tokairin Y, et al Esophageal squamous cell carcinoma developed 11 years after allogeneic bone marrow transplantation for acute lymphatic leukemia [J]. Jpn J Clin Oncol, 2013,43(1):69 - 73.

[57] Moore PS, Chang Y. Why do viruses cause cancer? Highlights of the first century of human tumour virology [J]. Nat Rev Cancer, 2010,10(12):878 - 889.

[58] Mullighan CG, Phillips LA, Su X, et al. Genomic analysis of the clonal origins of relapsed acute lymphoblastic leukemia [J]. Science 2008, 322(5906):1377 - 1380.

[59] Mullins CS, Linnebacher M. Human endogenous retroviruses and cancer: causality and therapeutic possibilities [J]. World J Gastroenterol, 2012,18(42):6027 - 6035.

[60] Notta F, Mullighan CG, Wang JC. Evolution of human BCR - ABL1 lymphoblastic leukaemia - initiating cells [J]. Nature. 2011 Jan 20,469(7330):362 - 367.

[61] Nunney L. The real war on cancer: the evolutionary dynamics of cancer suppression [J]. Evol Appl, 2013,6(1):11 - 19.

[62] Orlando PA, Gatenby RA, Brown JS. Cancer treatment as a game: integrating evolutionary game theory into the optimal control of chemotherapy [J/EB/OL]. Phys Biol, 2012,9:065007 doi:10. 1088/1478 - 3975/9/6/065007

[63] Patzke S, Lindeskog M, Munthe E, et al. Characterization of a novel human endogenous retrovirus, HERV - H/F, expressed in human leukemia cell lines [J]. Virology, 2002,303:164 - 173.

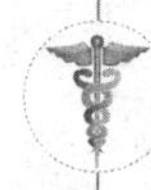

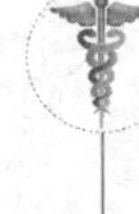

[64] Prusty BK, zur Hausen H, Schmidt R, et al. Transcription of HERV - E and HERV - E - related sequences in malignant and non-malignant human haematopoietic cells [J]. Virology, 2008,382:37 - 45

[65] Puente XS, López-Otín C. The evolutionary biography of chronic lymphocytic leukemia [J]. Nat Genet, 2013,45(3):229 - 31.

[66] Roche B, Hochberg ME, Caulin AF, et al. Natural resistance to cancers: a Darwinian hypothesis to explain Peto's paradox [J]. BMC Cancer, 2012, 12:387 - 391.

[67] Romanish MT, Cohen CJ, Mager DL. Potential mechanisms of endogenous retroviral-mediated genomic instability in human cancer [J]. Semin Cancer Biol, 2010,20:246 - 253.

[68] Rozenblatt-Rosen O, Deo RC, Padi M, et al. Interpreting cancer genomes using systematic host network perturbations by tumor virus proteins [J]. Nature, 2012,487: 491 - 496.

[69] Siddle HV, Marzee J, Cheng Y, et al. MHC gene copy number variation in Tasmanian devils: implications for the spread of a contagious cancer [J]. Proc R Soc B, 2010,277: 2001 - 2006.

[70] Simon M, Haltmeier M, Papakonstantinou G, et al. Transcription of HERV - K - related LTRs in human placenta and leukemic cells [J]. Leukemia, 1994,8(Suppl. 1): S12 - 17.

[71] Snuderl M, Fazlollahi L, Le LP, et al. Mosaic amplification of multiple receptor tyrosine kinase genes in glioblastoma [J]. Cancer Cell, 2011 Dec, 13;20(6):810 - 817.

[72] Sprouffske K, Athena Aktipis C, Radich JP, et al. An evolutionary explanation for the presence of cancer nonstem cells in neoplasms [J]. Evol Appl, 2013 Jan, 6(1):92 - 101.

[73] Swanton C. Intratumour heterogeneity: evolution through space and time [J]. Cancer Res 2012,72(19):4875 - 4882.

[74] Tang DG. Understanding cancer stem cell heterogeneity and plasticity [J]. Cell Res 2012; 22: 457 - 472.

[75] Thomas F, Fisher D, Fort P, Applying ecological and evolutionary theory to cancer: a long and winding road [J/EB/OL]. Evol Appl, 2013, 6 (1): 1 - 10. doi: 10. 1111/ eva. 12021

[76] Visvader JE. Cells of origin in cancer [J]. Nature, 2011,469(7330):314 - 322.

[77] Visvader JE, Lindeman GJ. Cancer stem cells: current status and evolving complexities [J]. Cell Stem Cell, 2012,10(6):717 - 728.

[78] Wang-Johanning F, Rycal K, Plummer JB et al, Immunotherapeut potential of anti-human endogenous retrovirus-K envelope protein antibodies in targeting breast tumors [J]. J Natl Cancer Inst, 2012,104: 189 - 210.

[79] Wiseman DH. Donor cell leukemia: a review. Biol Blood Marrow Transplant [J]. 2011,17(6):771 - 789.

[80] Zhao Y, Bao Q, Renner A. et al. Cancer stem cells and angiogenesis [J]. Int J Dev Biol, 2011,55:477 - 482.

第六章
复杂疾病的生物能力学基础

450 多年前，维萨廉（Vesalius）的解剖学著作奠定了西方医学的理论基础，150 多年前，孟德尔（Mendel）遗传定律的发现为遗传性疾病的分子机制研究奠定了理论基础。近百年来，西方医学取得了巨大的成就，然而仍有一些疾病找不出解剖学异常，许多家族性疾患的遗传并不遵循孟德尔定律，西方医学称之为“复杂疾病（complex diseases）”。相应的“简单疾病（simple disease）”是指单基因或寡基因疾病（oligogenic disease），这些疾病的致病基因作用显著，在家系中传递模式简单，遵循孟德尔定律；它们的“主效基因”已经定位，所涉及的突变是在人类晚近进化过程中产生的。按照人类孟德尔遗传病数据库（OMIM）的资料，有 3 000 多个人类基因突变与 2 000 多种人类疾病中的一种或多种疾病相关。根据近年来基因组相关研究，复杂性疾病有约 1 000 个基因组位点与 100 多种人类疾病中的一种或多种疾病相关。

经过数百个全基因组相关研究（genome-wide association studies，GWAS）发现，复杂疾病是在许多因素作用下发生的，即多个基因或一个基因的多个突变加上环境及未知的随机因素作用而发病，每个基因的影响有限，单独作用不足以致病；遗传模式复杂，不遵循孟德尔定律。复杂疾病在人群中发病率较高，通常不少于 1%，因此又称“常见疾病（common diseases）”，如心血管疾病（冠心病、高血压）、2 型糖尿病、肿瘤和神经精神疾患（如精神分裂症）等。复杂疾病已经成为当代人类的主要杀手。近年来，对线粒体和生物能力学的深入研究为阐明复杂疾病的发生机制提供了重要线索，形成了新的研究领域，又称“线粒体医学”。

第一节　线粒体的生物能力学作用

复杂结构是经过能流逐步形成和维持的。结构蕴涵信息，现代生物的主要遗传信息蕴藏于核酸中。经过地质年代的进化，生物复杂性的增加是能流的信息生成及自然选择后 DNA 信息积累的结果。因此，生物的微环境中最重要的组成成分是能流，即能量的可利用性，可用于生长、生存和繁殖。

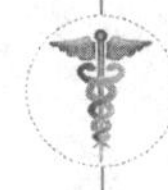

一、生物能力学的 3 个层次

动物从 3 个层次开发和适应可利用能源（见图 6－1），通过核 DNA（nDNA）变异产生不同的解剖结构，进而利用不同能源形成新的物种。同一物种通过线粒体 DNA（mtDNA）编码的生物能力学基因的高变异率可改变生物能力学功能，调整适应局部的能力学环境，还能通过线粒体产生的高能介质调节数千个分散的生物能力学基因，以适应短期的环境能力学变化。人类功能变化通常是习惯性生物能力学基因改变的结果，mtDNA 是 16S 的环状 DNA，只有外显子，编码 2 个 rRNA、22 个 tRNA 和 13 个线粒体的呼吸链和氧化磷酸化途径的蛋白（多数构件由核 DNA 编码，合成后运到线粒体组装），如图 6－1 所示。

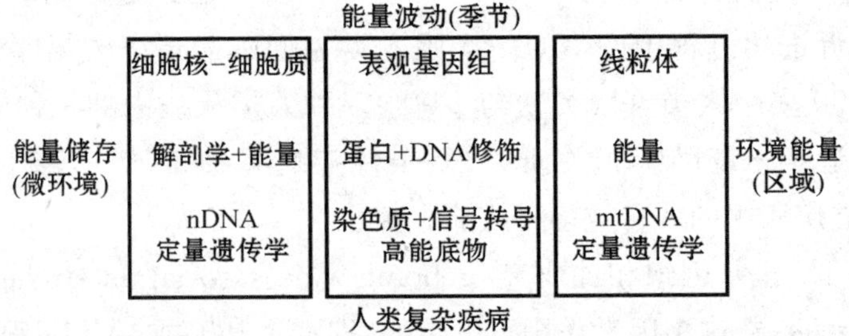

图 6－1　生物能力学的 3 个层次

线粒体在细胞中有 4 个主要功能：①以 ATP 形式提供能量；②产生和调节活性氧（ROS）；③缓冲细胞质钙离子水平；④通过线粒体通透孔（mtPTP）调控凋亡。

最常见的 mtDNA 变异以及由表观遗传基因组介导的生物能力学基因表达的改变是生物能力学变化的基础，nDNA 基因多态性可能只代表了复杂疾病的一部分遗传变异。人类是地球上 40 亿年生物进化的产物，在能流作用下产生信息，经过自然选择，积累保存在 DNA 中。古人类的生活环境与现代人类的生活环境相差很大，但基因组相差并不大。生物能力学研究从能流的角度揭示生物复杂性的起源。

为什么生物的进化从低级到高级、从简单到复杂呢？在热力学孤立系统中，复杂的结构降解为简单无序；在非平衡系统中，能流通过系统产生和维持结构的复杂性，非均质结构包含信息。地球上的能流通过生物圈是比较恒定的，如果能流是产生复杂性的唯一因素，复杂性的产生与结构的破坏之间很快就能达到平衡状态。然而生命体系不是静态的，蕴藏在生物结构中的信息能够编码和复制，如DNA和RNA。因此，生物复杂性的增加是每个世代产生的信息积累的结果，只要有充足的能流，增加的复杂信息能产生更复杂的结构。能流经过生物学结构可以复制其DNA，但在DNA复制过程中可发生错误，即变异。变异的DNA复制会改变后代的结构和功能，这些后裔必然争夺环境中的可利用能源，使得物种更有效地利用能源，这是自然选择的基础。生物复杂性的起源是能流的组织原理、核酸中信息的积累及其优化淘汰相互作用的结果。生命起源过程中生物分子系统与能流直接相互作用，形成核糖核酸的多聚体，其结构变化成为能促进生化反应的核酶。后来系统的进化发展到核酸信息能转换为更具可变性的蛋白质，形成了更复杂的结构从而有更复杂而可变的功能。

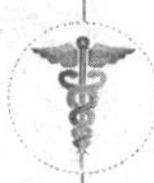

能流是有机体环境的核心，生物系统的能量环境是可利用能量与生物系统生存和繁殖所需能量的平衡。从这个意义考虑，生命是信息的保存和传递，生殖是启动指令。生物圈内的有机体从3个层面与能流相互作用，即微环境（决定种系的食性和维系繁衍）、亚群生存环境（区域）和季节变化（个体的周期性变化）。人类的衣、食、住、行与环境的能流密切相关。

代谢和凋亡途径汇集于线粒体，二者在疾病中都起重要作用。在肺和系统性脉管疾病中有初始的代谢异常，增殖性脉管疾病发现有凋亡耐受，可能有线粒体异常的基础。心肌肥大有代谢异常，线粒体依赖的凋亡增加在扩张性心肌病中起重要作用。80年前，Warburg就已提出肿瘤的凋亡耐受可能与线粒体相关的假设。另一方面，神经系统退行性疾病与线粒体依赖的凋亡增强相关。

线粒体是专司能量产生的细胞器，在mtDNA中保留了调控产生能量的核心基因，细胞核—细胞质成为决定结构的细胞器，由nDNA中的发育基因调控。生长和生殖必须由可利用的能量协调，能流通过细胞的生物能力学系统——线粒体与由染色质中的nDNA调控的细胞核—细胞质协调；表观基因组和细胞质信号转导系统基于高能介质的产生和利用，还原当量（reducing equivalent）和线粒体产生的活性氧协调。

生物系统与能量环境在3个层次相互作用。种系水平—细胞核DNA基因变异改变解剖结构，开发不同的环境能源；种系群体水平—线粒体 DNA 生物能力学遗传变异能够适应区域性的能量环境；个体水平—高能介质通过表观遗传学机制和信号转导途径适应周期性的环境能量季节性变化。

人体数十年的周期性变化通过表观遗传学改变 DNA 甲基化或组蛋白磷酸化、乙酰化和甲基化来适应环境；短期的可逆性变化通过转录因子的调控和信号转导途径的改变进行。表观遗传学和信号转导途径的周期性变化都由细胞内能量介质的浓度介导，包括 ATP-磷酸化、乙酰辅酶 A-乙酰化、NAD^+-Sirtuin 介导的脱乙酰化、S 腺苷甲硫氨酸(SAM)-甲基化、氧化还原(redox)状态-二硫醇基(thioldisulfide)调节及活性氧(ROS)-调控氧化反应。

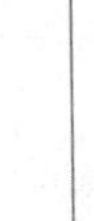

二、线粒体生物能力学和线粒体 DNA(mtDNA)

mtDNA 调节生物能力学功能的独特能力源自真核细胞的共生起源。推测约 20 亿年前由于蓝细菌的大量繁衍使得大气中氧分压升高，原核生物的糖酵解机制与有氧化能力的 α 原细菌结合为原线粒体共生，二者的代谢途径和基因交换合并，经过自然选择形成更有效的形式。后续进化过程中，线粒体基因组的大部分基因转移至 nDNA，在多细胞生物成为细胞核—细胞质的调节生物能力学的基因。多细胞动物的 mtDNA 都保留了同样的 13 个氧化磷酸化调节物(OXPHOS)的基因，包括由 45 个亚单位组成的 OXPHOS 复合体Ⅰ中的 7 个(ND1、2、3、4L、5、6)，由 11 个亚单位组成的复合体Ⅲ中的 1 个——细胞色素 b(cytb)，13 个亚单位组成的复合体Ⅳ中的 3 个(COⅠ、Ⅱ、Ⅲ)，约 16 个亚单位组成的复合体Ⅴ中的 2 个(ATP6 和 8)。动物的 mtDNA 也保留了线粒体蛋白合成和调控 mtDNA 转录和复制所需的 rRNA 和 tRNA。

碳水化合物和脂肪通过线粒体经乙酰辅酶 A 介导，由三羧酸循环和 β-氧化途径进行分解代谢。这些反应剥夺碳水化合物的还原当量(电子)，将它们转移到线粒体的 NAD^+ 和 FAD，使电子从 $NADH+H^+$ 和 $FADH_2$ 转移到复合体Ⅰ和Ⅱ，启动了电子转移链。电子从复合体Ⅰ和Ⅱ转移到辅酶 Q(CoQ)，然后转移到复合体Ⅲ、细胞色素 C 和复合体Ⅳ，还原 1/2 O_2 成为 H_2O。在电子通过复合体Ⅰ、Ⅲ、Ⅳ的转移过程中释放能量用于转运质子穿越线粒体内膜产生膜电位：

$$\Delta P=\Delta\Psi+\Delta\mu^{H+}$$

能量被储存为 ΔP 用于合成 ATP、复合体Ⅴ及各种细胞内功能。如果过剩的电子堆积在复合体Ⅰ、Ⅲ和 CoQ,可以直接供给 O_2 成为超氧阴离子 O_2^- 一氧化因子。线粒体的 O_2^- 能够被基质的 MnSOD 或内膜的 Cu/ZnSOD 转化为过氧化氢 H_2O_2。H_2O_2 能获得另外一个电子产生高反应性的游离基·OH 或被谷胱甘肽氧化酶还原成水,所以线粒体是 ROS 的发源地。

线粒体有破坏自身的系统——线粒体通透性转换孔(mitochondrial permeability transition pore, mtPTP)。ΔP 或高能磷酸酯减少,线粒体基质钙离子水平升高或 ROS 毒性都能活化 mtPTP。

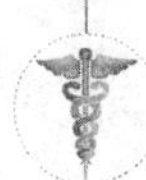

OXPHOS 产生 ATP 的效应是耦合效应,取决于复合体Ⅰ、Ⅱ和Ⅳ的还原当量氧化转换成 ΔP 以及复合体Ⅴ转换 ΔP 为 ATP 的效率。紧密的 OXPHOS 系统能够最大量地产生 ATP,松散的耦合系统消耗更多的热量,进而产生更多的热量。

三、线粒体的微进化作用

从 20 世纪 30 年代开始就有分子水平的进化生物学研究,近十多年来代谢生化和进化遗传学的研究形成了进化系统生物学的研究领域,尤其是在脂质代谢与生活史进化、电子传递系统、糖酵解、群体适应、微生物的趋化选择和花色进化等方面取得了较大的进展,加深了对进化机制的理解,如异合酶(allozyme)在气候的生化适应中的作用、生活史进化、花色素(anthocyanidin)与适应遗传学等,反映了线粒体在微进化中的重要作用。20 世纪机能生物化学的研究促进了微进化和临床医学的发展,21 世纪系统生物学和各种组学(omics)技术的发展将进一步阐明微进化和多种复杂疾病的机制。

线粒体与细胞核的相互作用是研究遗传与适应、共进化和新种形成的适宜模型。线粒体电子传递系统的蛋白复合体由线粒体基因编码的 13 个多肽和核基因编码的 70 个多肽组成 4/5 的复合体,含有核和线粒体二者的亚单位,功能密切相关。由于电子传递系统在细胞能力学中起核心作用,对于细胞的生长、繁殖和生存各方面起基础性作用。由于线粒体基因和核基因是分别遗传的,源自不同群体的个体可以产生带有不匹配电子传递系统亚单位的杂交 2 代。虽然进化生物学的研究都是用动物或植物模型进行的,但其主要的研究结果将给进化医学提供重要的线索。

第二节　mtDNA 变异与适应及疾病

每个细胞有数百个线粒体(肝细胞有 1 000～2 000 个;心肌 7 000～10 000 个),

数千个 mtDNA,新的 mtDNA 变异产生细胞内正常和变异的 mtDNA 混合体,分布不均,随着细胞有丝分裂和减数分裂而分离。由于有害的变异 mtDNA 增加,细胞的能量输出减少直至出现症状。至今已确定有 200 多个致病的变异 mtDNA,在代谢病和变性病(包括糖尿病和代谢综合征)中产生症状,引起失明、耳聋、神经退行性疾病、肌病、心肌病、肾功能和肝功能不全,并与肿瘤和衰老有关。

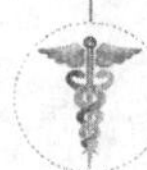

mtDNA 的高突变率意味着有害的 mtDNA 变异相当普遍,估计线粒体病的发生频率为 1/4 000～1/5 000。测定 15 个致病性 mtDNA 的脐带血检出频率为 1/200。哺乳动物的卵巢有选择功能,能够阻碍高度有害变异 mtDNA 的原始卵细胞继续增殖。新变异 mtDNA 经常进入动物群体,改变个体的能量代谢,适应亚群的新的能量环境。

全球各大洲的本土人种有独特的 mtDNA。非洲人的 mtDNA 属于巨单倍体组 L,具有最大的 mtDNA 序列多样性,提示 mtDNA 系统树起源于非洲。非洲 mtDNA 变种中只有两系 M 和 N 成功地进入欧亚人种,也是巨单倍体组。只有 N 进入欧洲人种发展出特殊的 H、I、J、Uk、T、U、V、W、X。亚洲人种具有 M 和 N 两者形成多样的 mtDNA 系列。西伯利亚东北部的人种具有 A、C 和 D,后来穿越白令海峡进入美洲,形成新的人种。mtDNA 系列的地区特异性提示,mtDNA 变化导致人类适应局部地区的气候,也许是通过提高氧化磷酸化耦合效应进行产热调节。由于是 mtDNA 变异而非 nDNA 变异,推测与适应局部极端气候相关。轻微的 mtDNA 变异可以适应某个地区的能量环境,但是可能不适应另一地区的能量环境。业已发现,mtDNA 单倍体组是代谢性和退行性变疾病的重要危险因素,也影响多种肿瘤和衰老。

一、能量波动和周期性适应

个体在能量周期性改变中的调整必须是可逆性的。因此,周期性改变不可能是 DNA 序列改变,必定是生物能力学基因表达的变化。相关的周期性生物能力学变化包括的范围相当广,从世代间到昼夜间的波动,最长期的周期性调节发生在染色质水平的表观遗传学改变,短期的变化涉及转录因子的改变、信号转导途径和蛋白质活化。由于初始的环境改变是能量变化,调控生物能力学的基因分散在染色体和线粒体中,因此对于环境的变化反应必然涉及整个基因组。细胞内高能介质的浓度为表观基因组的调节提供必要的联系。在能量充裕时机体必然生长和繁衍，基因表达上调；能量供应有限时机体静息，基因表达减少。表观遗传学调节发生在染色质水平，nDNA 在核小体中每 146～147 个碱基对被 H2A、H2B、H3 和 H4 组蛋白包裹着。组蛋白的氨基尾端带正电与 DNA 的磷酸酯键静电结合抑制转录。当组蛋白尾端被 ATP 通过酶磷酸化时或通过组蛋白乙酰转移酶被乙酰辅酶 A 乙酰化时，正电被中和，组蛋白尾端与 DNA 的亲和力减弱，染色质开放启动转录。甲基转移酶用腺苷甲硫氨酸（SAM）使 DNA 和组蛋白尾甲基化也能调节蛋白对 DNA 的亲和力。SAM 是在细胞质中 L-甲硫氨酸获得 ATP 生成的，当能量还原当量充裕时糖酵解和氧化磷酸化二者都产生 ATP；脂肪酸在线粒体中氧化时，哺乳动物细胞产生乙酰辅酶 A。所有的调节染色质的原始底物都由生物能力学反应途径产生。

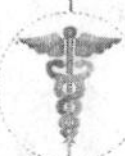

表观遗传基因组病是由于影响“胚教”（imprinting）、甲基化和染色质等能调节分散的生物能力学基因的作用异常所引起的疾病。表观遗传基因组调节生物能力学反应的证据，来自致病的 mtDNA 变异产生的症状与有些伴有线粒体功能失调的表观遗传基因组病相似。“胚教”是指基因组中父母等位基因中仅有一个基因表达的一种表观遗传学修饰，已知的人类胚教基因有 75 个。已经发现这些基因不当而导致的“胚教”异常所引起的疾病。近年来文献报道，试管婴儿罹患“胚教病”的危险性可能会增高，已引起关注。实验研究表明，体外授精所用的培养液可以影响实验动物的“胚教”过程。虽然“胚教病”在临床上少见，但后果严重，已经进行专项研究。

二、生物能力学的信号转导和代谢调节

动物细胞通过调节高能介质改变转录因子和信号转导系统应对快速的能量环境变化。血糖高和低分别导致胰腺 α 细胞分泌胰岛素和胰腺 β 细胞分泌胰高血糖素。胰岛素结合胰岛素受体产生的信号通过 PI3K 和 Akt/PKB 使 FOXO 磷酸化和激活。在没有磷酸化时，FOXO 与 PGC-1α 启动子结合增加 PGC-1α 的表达，上调线粒体的活性和氧化磷酸化。因此，在有葡萄糖存在时，FOXO 无活性、氧化磷酸化下降、糖酵解活跃；没有葡萄糖存在时，FOXO 激活，氧化磷酸化燃烧脂肪。胰高血糖素结合胰高血糖素受体，从而激活腺苷酸环化酶（ADCYC），环磷酸腺苷（cAMP）激活蛋白激酶 A（PKA）使 CREB 磷酸化。活化的 CREB 也与 PGC-1α 启动子结合上调氧化磷酸化。总之，低葡萄糖水平通过抑制胰岛素途径诱导氧化磷酸化的同时增强胰高血糖素信号途径。实际上，每

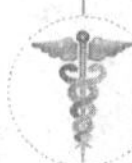

个信号转导途径都是由 ATP 介导的磷酸化调节的,所以几乎所有的细胞过程都受高能介质调控。

细胞的氧化还原状态反映了还原当量从线粒体经过细胞核—细胞质和细胞其他成分的流动,它的变化在调控转录因子和代谢途径中也起重要作用。还原当量在-250 mV 时,$NADH+H^+$ 进入线粒体,通过电子转移链和其他细胞途径在氧化时达到$+600$ mV。细胞内氧化还原状态的重要性可以用Ⅲ型组蛋白脱乙酰化酶 Sirt1 为例,Sirt1 从蛋白中转移乙酰基通过下述反应:

乙酰-赖氨酸$+NAD^+\longrightarrow$赖氨酸$+$烟酰胺$+2'$-O-乙酰-ADP 核糖

虽然氧化的 NAD^+ 是必需的辅助反应剂,但是还原型的 NAD^+ ——“$NADH+H^+$”不能被 Sirt1 利用。所以,脱乙酰化与细胞的氧分还原状态耦联,FOXO 和 PGC-1α 转录因子被乙酰—辅酶 A 介导的乙酰化灭活,被 $Sirt1+NAD^+$ 的脱乙酰化再激活。当葡萄糖充裕时,糖酵解还原细胞质的 NAD^+ 为 $NADH+H^+$,在此过程中产生丙酮酸。在线粒体中,丙酮酸转化为乙酰辅酶 A 后再运回细胞质用于乙酰化、灭活 FOXO 和 PGC-1α。细胞质的 NAD^+ 还原为 $NADH+H^+$,Sirt1 不能使 FOXO 和 PGC-1α 脱乙酰化,氧分磷酸化被抑制,进行糖酵解。反之,当脂肪酸和酮体代谢时在线粒体内氧化,细胞质中的 NAD^+ 是氧化型的。$Sirt1+NAD^+$ 联合脱乙酰,活化 FOXO 和 PGC-1α 转录因子,上调氧化磷酸化以氧化脂肪和酮体。细胞代谢的氧化还原调节远远不止对 Sirt1 活性的影响。在线粒体中 NADH 的实质部分通过电子传递链至氧,从而产生 ΔP。但是 $NADH+H^+$ 和氧化还原状态被烟酰胺核苷转移酶(nicotinamide nucleoside transydrongenase, Nnt)增加,ΔP 用能量使还原当量从 $NADH+H^+$ 转移到氧化还原电势为-405 mV 的 $NADPH+H^+$。线粒体的还原当量 $NADH+H^+$ 和 $NADPH+H^+$ 在有限的范围内也能转移到细胞质。细胞质的 $NADPH+H^+$ 氧化还原电势约为-393 mV,能使细胞质的谷胱甘肽还原酶和谷胱甘肽过氧化物酶缓冲细胞质的 ROS、调节蛋白质的氧化还原状态。线粒体调节 ROS 的产生也调节许多酶的活性,包括酪氨酸和丝氨酸/苏氨酸激酶、多种磷酸酶和其介导的细胞因子和免疫反应。ROS 的水平和氧分压直接调节低氧诱导因子-1α(HIF-1α)转录因子的激活。HIF-1α 是组成性产生的,在高氧分压状态下失活,其作用是通过羟基化酶结构域蛋白 2(prolylhydroxylase domain protein 2, PHD2)的羟基化进行的。降低氧分压和减少线粒体 ROS 的产生能抑制 PHD2 的活性,稳定 HIF-1α。HIF-1α 与

HIF-1β一起作为转录因子诱导糖酵解酶和血管生成及造血生长因子的表达，改变氧对氧化磷酸化复合体对氧的亲和力，诱导丙酮酸脱氢酶激酶1抑制丙酮酸脱氢酶，阻断丙酮酸转化为乙酰辅酶A，诱导MXI-1抑制myc减少PGC-1α的表达，以及诱导BNIP3启动线粒体的自噬性降解。

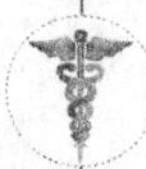

第三节　细胞生理功能和基因表达的生物能力学调节

食物热量作为还原当量进入细胞。碳水化合物通过糖酵解产生细胞质中的丙酮酸和还原型烟酰胺腺嘌呤核苷酸(NADH)，而后丙酮酸进入线粒体，经过丙酮酸脱氢酶加工转化为乙酰辅酶A、CO_2和NADH。脂肪酸和酮体直接进入线粒体，产生乙酰辅酶A和线粒体NADH。线粒体中的电子传递链氧化NADH产生内膜电化学梯度ΔP，被ATP合成酶用于产生ATP，然后被腺嘌呤核苷酸转运子(ANT)转运至细胞质作为生物功能运行所需的能源。过剩的线粒体还原当量被转移至O_2生成超氧阴离子O_2^-，然后被锰超氧歧化酶转化为过氧化氢(双氧水，H_2O_2)，从线粒体扩散到细胞质和细胞核中。过氧化氢进一步还原成为羟基游离基·OH。线粒体通透转移孔mtPTP感受到线粒体能量降低和活性氧ROS的产生，改变氧化还原状态，增加钙离子。一旦激活内膜开放，通道ΔP降低引发凋亡。碳水化合物的热量以葡萄糖形式由胰岛细胞监控，高血糖刺激胰岛素分泌，胰岛素结合在靶细胞的受体上，激活PI3K途径活化Akt蛋白激酶B，Akt磷酸化叉头框O亚组(FOXO)转录因子。胰岛素反应元件(IRE)是线粒体转录因子辅助激活因子PGC-1α的上游。在没有FOXO与IRE结合的情况下，PGC-1α转录减少，线粒体生物活性和氧化磷酸化降低，细胞代谢转向糖酵解。在碳水化合物摄入少时血糖降低，胰岛素分泌减少，FOXO脱磷酸化入细胞核，诱导PGC-1α上调线粒体活性和氧化磷酸化，低血糖激活胰腺α细胞分泌胰高血糖素，与靶细胞受体结合激活腺苷酸环化酶。环状AMP激活蛋白激酶A使cAMP反应元件结合点(CREB)磷酸化，入核后与cAMP反应元件(CRE)结合。PGC-1α上游的成分之一是CRE，结合使PGC-1α表达增高，诱导线粒体活化，包括线粒体能力学(ATP和乙酰辅酶A)、氧化还原状态和ROS，也调节细胞质的信号转导途径和表观基因组。线粒体乙酰辅酶A从丙酮酸或脂肪酸及酮体产生，被转化为柠檬酸。柠檬酸经过三羧酸循环产生ATP

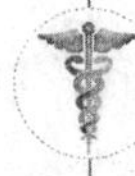

或在细胞质内再回复成乙酰辅酶 A。在能量充裕时，细胞质产生的 ATP 和乙酰辅酶 A 刺激组蛋白磷酸化和乙酰化，开放染色质刺激转录、生长和细胞增殖。能量不足则效应相反。高乙酰辅酶 A 也促进乙酰化、FOXO 和 PGC-1α 灭活，代谢从氧化磷酸化转向糖酵解。糖酵解也引起 NAD^+ 还原为 NADH，但脂肪酸和酮体减少线粒体的 NAD^+ 还原为 NADH，对细胞质的 NAD^+ 没有影响。细胞质和细胞核的蛋白脱乙酰化酶 Strit1 需要 NAD^+ 作为辅助作用物，所以在糖酵解活跃时 Strit1 受抑制，FOXO 及 PGC-1α 仍然乙酰化。但是在脂肪酸和酮体氧化时，细胞质的 NAD^+ 仍然氧化，Strit1 脱乙酰化 FOXO 及 PGC-1α，诱导氧化磷酸化。线粒体的 H_2O_2 也是信号转导的重要因子，激活一系列激的激酶和其他信号分子。然而产生过多的 H_2O_2 会损伤细胞，成为致突变原，可以激活细胞核 DNA 中的癌基因或灭活抑癌基因。

一、表观基因组的氧化还原调节

表观遗传基因组是指 DNA 序列之外的遗传信息，提供了环境与机体相互作用的可塑性。至今生物学和医学的主要兴趣还在于染色体 DNA 的序列变化，它们在细胞的有丝分裂和减数分裂中遵循孟德尔遗传定律。大部分代谢病和退化性疾病以及大多数肿瘤虽然有家族性，但是不遵循孟德尔遗传定律，被称作“复杂性疾病”。近 20 多年来一些研究者用线粒体 DNA 变异和能量代谢的异常解释这些“复杂性疾病”的发生发展取得了进展，引起关注。研究表明，环境变化引起的 mtDNA 适应性变异与罹患这些“复杂性疾病”的倾向有关；且类似的症状提示它们有共同的病理生理学机制。因此，表观遗传学和线粒体遗传病必定有其内在的关系，改变线粒体的功能势必对表观遗传基因组产生重大效应。

细胞的氧化还原系统由下列氧化还原(redox)控制节点协同组成，即线粒体和细胞质的 $NADPH/NADP^+$，线粒体和核—质 $NADH/NAD^+$，硫氧蛋白 1 和 $2(SH)_2/SS$[$Trx1(SH)_2/SS$ 和[$Trx2(SH)_2/SS$]，还原型谷胱甘肽/氧化型谷胱甘肽(GSH/GSSG)以及半胱氨酸/胱氨酸(CyS/CySS)。线粒体中有小部分电子传递链，使电子直接传到 O_2 产生超氧阴离子 O_2^-，在基质中被锰超氧歧化酶转化为 H_2O_2，在细胞质中被铜/锌超氧歧化酶转化为 H_2O_2。线粒体的过氧化氢水平受谷胱甘肽控制的谷胱甘肽过氧化物酶 1、4(Gpx1、4)以及 $Trx2(SH)_2$ 控制的还原氧蛋白 3、5(Prx3、5)的调节。GSH 和 $Trx2(SH)_2$ 二者都从 NADPH 还原。活性氧 ROS 能改变 $Trx1(SH)_2/SS$、$Trx2(SH)_2/SS$、

GSH/GSSG 和CyS/CySS 的氧化还原电势，调节含有半胱氨酸的蛋白的活性。ROS 也能与富含鸟嘌呤—胞嘧啶的染色体末端重复序列反应，导致末端缩短。在质膜上 NADPH 氧化酶（NOX）也能产生 ROS，形成杀微生物的氧化物爆炸，刺激细胞生长或介导细胞死亡。细胞质和细胞核的 Trx1$(SH)_2$/SS 能通过无嘌呤/无嘧啶核酸内切酶/氧化还原因子 1（APE1/$Ref1^{red/ox}$）调节多种蛋白因子，包括激活蛋白 1（AP1）、c－Jun、HIF－1、Nrf－2、NF－κB、p53、糖皮质激素受体和雌激素受体。其中，AP1 调节 DNA 复制和细胞生长，HIF－1 调节糖酵解作用和氧化能量代谢，Nrf2 调节细胞的应激反应基因，NF－κB 调节细胞因子产生和炎症反应，p53 调节细胞死亡。Trx1$(SH)_2$/SS 也调节干细胞多向因子 Oct4 的活性。GSH/GSSG 维持内浆网的氧化还原电势使之能正确地选择蛋白。CyS/CySS 在溶酶体水解富含半胱氨酸蛋白的二硫键中起重要作用。细胞外的 CyS/CySS 和 GSH/GSSG 通过表皮生长因子受体和丝裂原激活的蛋白激酶调节细胞生长和增殖。

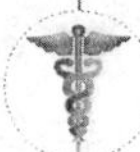

线粒体基因组包括 1 500 多个染色体 nDNA 基因和线粒体 mtDNA 基因，分散分布在染色体和线粒体中。线粒体通过 ATP、乙酰辅酶 A、SAM、NAD 等表观遗传学机制调节线粒体基因的表达。近年来也发现了一些线粒体遗传性疾患。

二、线粒体动力学及其在 T 细胞功能中的作用

近年来，多组作者的研究表明，在 T 细胞、NK 细胞的免疫突触形成和 T 细胞激活中，局部的 ATP 和钙离子信号起重要作用，亦即细胞极化与线粒体动力学密切相关。

线粒体是高度活跃的细胞器，有周期性的融合和分裂，且形成动态的线粒体网络，通过网络重新分布其内含物。运动、融合和分裂是维持健康的线粒体网络的关键过程。线粒体网络与包括微管、肌动蛋白微丝的细胞骨架及内浆网相互作用。线粒体融合和分裂的主要作用是将线粒体中的 mtDNA 混合，防止变异的 mtDNA 在单个线粒体中堆积。其过程由特殊的 GTP 酶调节，Ugo1 调节线粒体外膜，OPA1 调节线粒体内膜；DRP1 是主要的线粒体分裂因子，其受体为 Fis1。另有一些辅助线粒体融合和分裂的成分报道。变异致病的 mtDNA 不再有正常的功能，单个线粒体中致病性 mtDNA 达到 60%～90%时就丧失呼吸功能。融合和分裂能混合不同的线粒体部分代偿，延长细胞的寿命。此外，通过融合和分裂形成的线粒体网络能影响它们的亚细胞定位。小的线粒体易于移动，

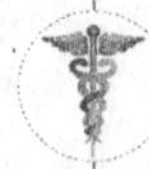

大的线粒体网络则较难移动，通过调节 DRP1 和 Ugo1/OPA1 的表达可以调节线粒体网络的大小，调节它们的亚细胞定位。囊泡或其他细胞器相互间或与质膜的融合通常是通过共享(tethering)复合体诱导的共享机制。业已观察到内浆网与线粒体间的共享，它们的钙离子浓度相互影响。在细胞中线粒体通过与内浆网共享而定位于免疫突触。线粒体在细胞内的分布是沿着细胞骨架结构运行的，线粒体在驱动蛋白或动力蛋白发动机的驱动下沿着微管移动；在肌球蛋白发动机的驱动下沿着肌动蛋白移动。线粒体的运动受钙离子浓度调节，高浓度(1～2 μmol)时休止，低浓度时活跃。许多细胞功能需要线粒体迁移，T 细胞和 NK 细胞的激活、免疫突触和细胞毒性都需要线粒体的迁移和积累；神经细胞的突触传递兴奋和轴突形成都依赖于线粒体的正常功能，许多神经系统的退行性变疾病(包括 Huntington 病和阿尔茨海默病)都与线粒体异常有关。

Lee 等用活细胞实时荧光图像分析法观察感染HIV-1病毒与未感染靶细胞的共培养物，研究线粒体在 HIV-1 病毒的细胞间传播中的作用。发现人类的线粒体可以作为 HIV-1 病毒的储存者和载体在细胞间传送。用感染了HIV-1病毒的细胞纯化的线粒体重复实验证实了上述结果；用线粒体抑制剂可阻断 HIV-1 病毒的细胞间传播。

三、B 细胞分化和功能的氧化还原调节

氧化还原是调节细胞内和细胞外信号转导途径和稳态的关键机制之一。B 细胞系列的发育和终末分化提供了适宜的研究模型。细胞因子和趋化因子在细胞发育和分化中的调控作用已广泛研究。近年来，对于细胞微环境的物理化学性质包括代谢、氧分压和氧化还原状态的调节作用进行了相关研究。

氧及其产物的激素性质对细胞的生死存亡起关键性调节作用。体内微环境中的氧分压因地而异，外周血循环中 13%～20%，骨髓 12%，胸腺、脾和淋巴结 0.5%～4.5%，低氧状态下线粒体中的电子传递减少，导致 ROS 和 NOS 增加，使低氧诱导因子 HIF-1α 稳定表达适应低氧状态。

虽然 B 细胞系列分化过程中的氧化还原状态改变明显，但其发生机制尚不清楚。例如，ROS 的产生，除线粒体的呼吸链以外其他细胞器在生理和应激状态下也能产生，大量的基础 ROS 产生很难确定线粒体的 ROS 增加是否在 B 细胞分化中起作用。近年来的研究确定不仅是 ROS 的产生，而且抗氧化系统在 B 细胞系列的生存和分化中也起重要作用。例如，通过增强胱氨酸/半胱氨酸氧

化还原循环活性，增加细胞外氧化还原电势，形成还原态的微环境。这种情况常发生在慢性炎症、肿瘤生长和耐药细胞中。

第四节　线粒体遗传性疾病

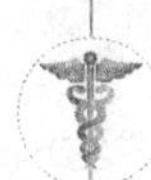

线粒体遗传性疾患是一组异质性的多系统疾病，可能涉及所有染色体和mtDNA的数百个异常基因。业已发现与线粒体nDNA和mtDNA基因变异相关的复杂的临床表型。mtDNA遗传遵循特殊的母系传递规律。不同的mtDNA基因变异可以有类似的表型，而同一mtDNA基因的不同变异可以有不同的临床表型，同一mtDNA变异在不同层次的表型是异质性的，从而产生完全不同的表型。临床上将mtDNA变异分为3类：①新近出现的有害变异，由母系传递；②古时候的适应性变异，在不同环境下倾向于下罹患某些疾病；③随着年龄增长，积累的mtDNA变异，使功能减退，是年龄的生物钟。致病性mtDNA变异包括两种，即重排和碱基替换。古人适应性mtDNA变异是现代不同地区人种、不同疾病敏感性和不同寿限的基础。

虽然mtDNA编码13个氧化磷酸化基因和22个mRNA及tRNA基因，然而线粒体基因组是分散在nDNA和mtDNA中的，80%的氧化磷酸化基因和其他线粒体代谢途径的基因都是nDNA编码。现已确定，多种由nDNA基因变异引起的线粒体疾病（见表6-1）。

表6-1　细胞核变异引起的线粒体疾病例证

基因名称	功能	染色体	遗传性	临床表型
NDUFS8	复合体Ⅰ	11q13	AR	Leigh综合征
SURF1	复合体Ⅳ组装	9q34	AR	Leigh综合征
C10ORF2	mtDNA稳定性	10q24	AD	AD-PEO，SANDO综合征
POLG	mtDNA稳定性	15q25	AD-AR	Alpers综合征，SANDO综合征
MFN2	线粒体融合	1p36-p35	AD	Charcot-Marie齿

AD——常染色体显性；AR——常染色体隐性。（引自Wallace DC等，2010）

Yoon等用RNAi系统地筛选影响线粒体丰度和功能的基因，发现至少有150种蛋白参与线粒体功能的调节，其中Wnt是线粒体生物能力学和产生的激活因子，胰岛素受体底物-1是Wnt的转录靶。

线粒体功能失调是代谢病、变性病、肿瘤和衰老的共同基础。肿瘤细胞的

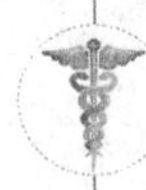

mtDNA 变异已有报道，包括肾腺癌、结肠癌、头颈部肿瘤、星形细胞瘤、甲状腺癌、乳腺癌和前列腺癌等。线粒体 ROS 的产生也是重要的致癌机制之一。例如，将致癌的人类 mtDNA ATP68993T>G 错义变异导入前列腺癌细胞能增加线粒体 ROS 的产生和肿瘤生长；小鼠肿瘤细胞中 mtDNA ND6 13997 变异的存在增加转移能力，伴有线粒体 ROS 产生的增加。白血病细胞有独特的线粒体性质，依赖于氧化磷酸化。利用这个性质研制的抗白血病新药替吉环素(tigecycline)是广谱抗生素，也用于耐药菌株。后续研究发现，高浓度时对 AML 干细胞和 AML 细胞有很强的杀灭作用，作用机制是抑制线粒体的蛋白合成作用。

一、线粒体 DNA 遗传学与代谢病及变性病的关系

线粒体的 37 个 mtDNA 是母系传递而且有高变异率，与老年相关的失明、耳聋、心血管病、神经系统疾患、肾脏和内分泌功能失调疾患的发生发展有关。虽然 mtDNA 的变异是普遍的，但是有病理意义的变异有限，由于碱基替换是随机的，且有卵巢的监督制约机制，因此这些致病基因在人群中的传播有限。

每当新的 mtDNA 变异产生，明显有害的很快被限制、消除；中性的 mtDNA 变异积累起来适应当时、当地的环境，形成了不同地区不同人种的单倍体簇。适应的 mtDNA 能改变线粒体的功能，改变代谢和对能源的利用，从而影响生存和繁殖。例如，可能改变电子传递链与 ATP 合成酶间的耦合效应，调节 ATP 产生热量和散热的比例，该变异 mtDNA 提供了哺乳类动物适应不同地区气候的机制。mtDNA 编码蛋白参与的功能变化也能影响不同来源热量的利用，以及对感染的敏感性等。研究表明功能性、区域性特异的 mtDNA 序列变异可以成为普通复杂性疾病倾向的共同基础，与个人的能量摄入环境变化有关。如 J 单倍体组与欧洲人的长寿有关，而亚洲人的长寿与 D 单倍体组相关；又如罹患帕金森病的危险性概率与 H、J、Uk 单倍体组相关，J、Uk 组的危险性降低而 H 组的危险性升高。然而 H 组罹患老年性黄斑退行性变的概率减少，J 和 U 组的脉络膜和视网膜异常的概率升高。某些欧洲人群中 J 组的糖尿病发病率升高；亚洲人的 N 组糖尿病、代谢综合征和心肌梗死的发病率低。H 组的脓毒症少见；U 组的血清 IgE 水平高。众多研究报道表明，不同单倍体组有不同的好发肿瘤。

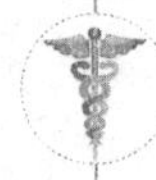

由于线粒体 DNA 的高突变率和对氧化磷酸化产生能源的核心作用，mtDNA 的变异成为机体适应环境能量变化的理想系统，环境的能量变化(主要表现在温度和食物来源)往往呈周期性变化，周期可以日计、月计或年计。通过表观遗传学机制影响核 DNA 变异，最终在核 DNA 积累变异，机体在结构上发生改变，在长期进化过程中形成不同的能量存留机制，产生新的生物品种。对于易患病倾向者，其 mtDNA 变异或表观遗传学机制在适应过程中往往有不妥之处，尤其现代人类的核 DNA 基因组还保留着祖先的 nDNA，与现代技术造就的人类社会环境、食物不相适应，成为许多疾病的致病因素。

总之，不论是晚近的致病性 mtDNA 变异，还是远古的 mtDNA 基因多态性，都能引起或增加对普通疾病、老年相关疾病、复杂疾病的患病倾向，提示代谢病和变性病都与生物能力学功能失调密切相关。

二、线粒体与肿瘤细胞

肿瘤在细胞生理方面有下述改变提示它们的恶性变，即产生促进自身生长的生长信号，对生长抑制信号不敏感(“自律性生长”)；无限增殖潜能；支持血管新生；组织浸润和转移；逃避程序性细胞死亡——凋亡；近年来认为肿瘤细胞依赖糖酵解也是肿瘤细胞的特征。线粒体源自融入真核细胞的有氧化磷酸化能力的蓝细菌，作为细胞内共生物进化为线粒体。有人认为，肿瘤细胞是这类共生关系解除导致氧化磷酸化能力减退的产物。

快速生长是肿瘤细胞的特点之一。由于快速生长要求血液供应增加，氧耗量增加。肿瘤细胞逃逸供氧不足引起死亡的机制主要有两方面，即降低 p53 表达或引起 p53 变异；诱导低氧诱导因子 1(HIF－1)表达，增加糖酵解。肿瘤细胞在 HIF－1 和其他因子作用下产生 ATP 的能源转向糖酵解时线粒体活性下降，线粒体的耗氧量减少，ATP 产量下降。当肿瘤细胞的糖酵解受到抑制时，不能上调线粒体的氧化磷酸化，说明部分线粒体受损。

糖酵解和氧化磷酸化之间的关系受两个酶的相对活性调控，即丙酮酸脱氢酶和乳酸脱氢酶。HIF－1 能诱导丙酮酸脱氢酶激酶 1 灭活丙酮酸脱氢酶，从而抑制三羧酸循环和线粒体呼吸，也减少 ROS 的产生，对细胞有保护作用。

近年来的研究表明，p53 的作用除了在细胞应激反应中起中枢调节作用外，还能平衡糖酵解和线粒体的氧化磷酸化，其中的关键成分是细胞色素 C 氧化酶的组装，受 SCO1 和 SCO2 两个前体影响，这两个前体是 p53 依赖的，肿瘤的 p53 下调或异常可影响糖酵解与氧化磷酸化的平衡。

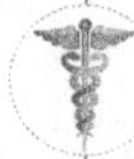

肿瘤细胞中糖酵解上调，首先使氧分子成为废物，不能用于产生 ATP。细胞内高浓度的葡萄糖使细胞内堆积丙酮酸转向脂肪合成，有利于细胞膜组装，乳酸堆积形成酸性微环境有利于肿瘤细胞浸润，不利于非肿瘤细胞生存。糖酵解上调的另一结果是，糖酵解使线粒体外膜的通透性改变不敏感，降低了内源性凋亡途径的敏感性，对凋亡的耐受增加。Bcl－2 家族有 30 多个成员，包括 Bcl－2 样生存因子、Bax－样和仅有 BH－3 死亡因子，是进化保守的凋亡调节物，它们通过调节线粒体外膜的通透性调控凋亡途径。Bcl－2 家族成员有的促凋亡，有的抗凋亡，正常细胞能维持它们间的平衡，肿瘤细胞往往失衡，呈现抗凋亡。影响线粒体外膜通透性的因素较多，如丝氨酸—苏氨酸激酶 Akt—PKB 是生长因子介导的细胞存活效应的下游效应器，也间接影响线粒体的外膜通透性。由于糖酵解在肿瘤细胞中的基础作用，糖酵解抑制物成为常规化疗中的基本药物，围绕耐药性展开了一系列的研究。

1. 糖皮质激素治疗淋巴系统肿瘤的机制

糖皮质类固醇即糖皮质激素能诱导淋巴系统的细胞凋亡，是治疗急性淋巴细胞白血病、多发性骨髓瘤和非霍奇金淋巴瘤的常规化疗药物。已经在临床上应用数十年，但是其作用机制仍在研究中。近年来在研究淋巴肿瘤的耐药机制时发现，过氧化氢增加是糖皮质激素诱导凋亡的必需信号，进一步研究证明过氧化氢由线粒体产生。在糖皮质激素作用下电子传递链的复合体Ⅰ和复合体Ⅲ被抑制，线粒体基质的 ROS 随着线粒体谷胱甘肽池的氧化而增加(见图 6－2)。

多年研究的积累表明，糖皮质激素引起的肿瘤细胞死亡过程是由于细胞核糖皮质激素受体介导的蛋白激酶网络调节凋亡，包括影响线粒体生理功能的 Bim 和蛋白激酶糖原合成酶激酶－3(GSK－3)。Bim 上调受阻，线粒体糖皮质激素受体异位和(或)GSK－3 激活是糖皮质激素治疗耐药的常见原因。

糖皮质素受体(GR)有多种功能，转移因子仅是其活性的一部分，在线粒体中 GR 还能影响各种蛋白激酶的活性(见图 6－3)。近年来的研究已经在白血病细胞中发现促生存的 Scr－PI3K－Akt－mTOR 和 Raf－Ras－MEK－ERK 信号途径的各种蛋白激酶，正在研制针对这些激酶的策略，提高糖皮质激素的疗效。

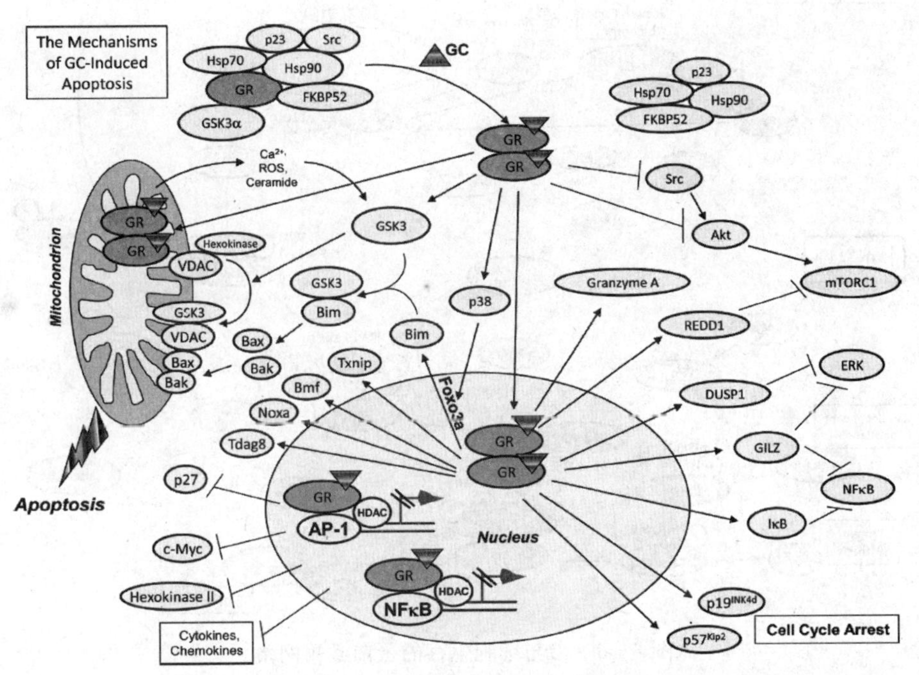

图 6-2　糖皮质素诱导凋亡的途径

没有配体时细胞质中的糖皮质素受体(GR)与热休克复合体相伴，Src 和其他激酶与 Hsp90 结合，而 GSK3α 与 GR 相伴。热休克复合体由 Hsp70、p23 和亲免蛋白(immunophilins)组成。在有配体结合时，Src 从 Hsp90 解离，GSK3α 从 GR 解离，GR 从热休克蛋白复合体解离。Src 在若干丝氨酸残基处(包括 Ser211)磷酸化且二聚体化。在对糖皮质素敏感的淋巴系细胞 GR 在几分钟内进入细胞核和线粒体；在对糖皮质素不敏感的细胞 GR 入核，但不入线粒体。在核内 GR 激活或抑制多个基因的转录。有些对 GR 反应的基因(如 Bim、Txnip)要求转录因子 FOXO 作为诱导。p38 是核 FOXO 活性需要的，用 Akt 抑制 FOXO 能防止糖皮质激素引起的这些基因表达上调。Bim 是凋亡途径的关键。c-myc 的抑制和 $p19^{INK4d}$ 及 $p57^{Kip2}$ 的诱导表达有助于生长停滞。GR 也影响治疗靶点(kenome)的表达，如 REDD1、RUSP1 和 GILZ，以及非基因组的未知机制，还上调 IκB 的表达，抑制 NFκB 功能。GR 还直接与 NFκB、AP-1 及其他募集组蛋白脱乙酰化酶的转录因子作用，阻止它们的转录活性。线粒体 GR 可以影响线粒体的生理学功能，糖皮质激素处理可以引起线粒体的钙离子迁移，产生 ROS 和神经酰胺，这些信号可以激活 GSK3。GSK3 与 Bim 和 VDAC 相互作用。VDAC 的 GSK3 磷酸化导致己糖激酶从 VDAC 解离，促进 Bax 结合到 VDAC。己糖激酶- VDAC 相互作用稳定线粒体膜电位，Bax - VDAC 相互作用则起相反作用。此外，Bim 激活 Bax 和 Bak，启动它们在线粒体上移位。Bax 和 Bak 嵌入线粒体膜形成孔并扰动膜电位，结果释放细胞色素 C 到细胞质中，从而激活凋亡程序。(引自 Tome 等，2012)

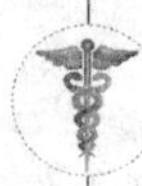

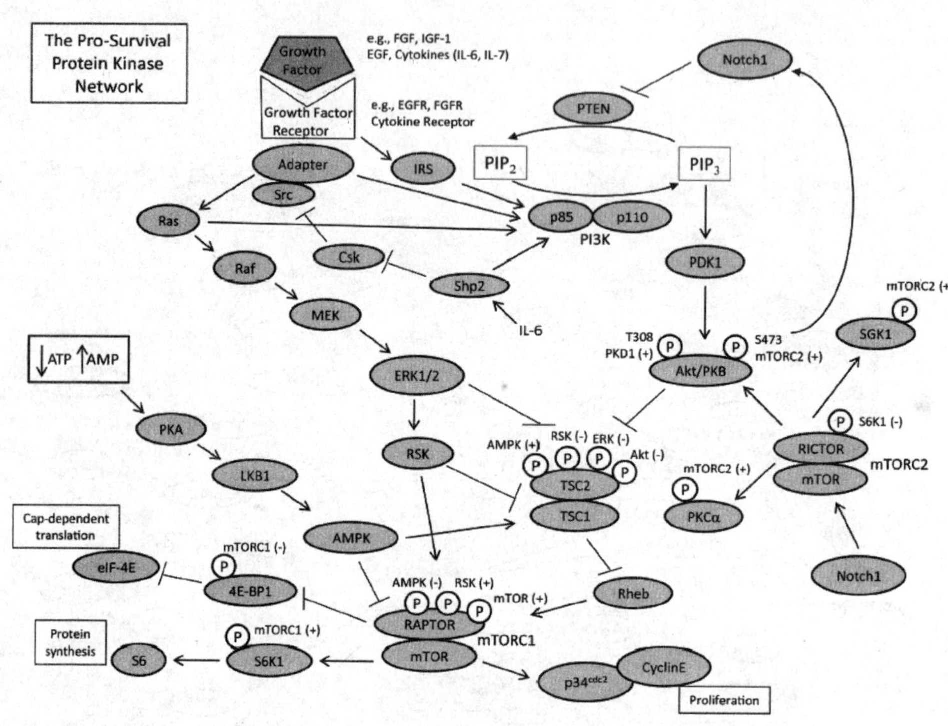

图 6 - 3　参与细胞生存的蛋白激酶网络

肿瘤细胞组成性地暴露在细胞外环境的因子中，影响其靶点和表型。造血系统肿瘤经常出现激酶活性失调，导致促生存信号途径 Src/PI3K/Akt/mTOR 和 Ras/Raf/MEK/ERK/RSK 组成性激活，对抗糖皮质激素诱导的凋亡。此图显示这两个信号途径间的密切对话。(引自 Tome 等，2012)

2. *凋亡与造血系统肿瘤*

线粒体的另一个重要功能是凋亡。凋亡途径失调在多种疾病的发生发展中起重要作用，包括肿瘤、自身免疫病和神经退行性疾患。凋亡是造血系统发育和保持稳态的核心机制。在造血系统肿瘤的发生发展和治疗预后中起关键作用。凋亡过程有多种途径，大多数凋亡信号途径最终都激活胱冬裂酶级联反应，有两个主要的途径，即外源性的死亡受体途径和内源性的线粒体途径。逃逸凋亡是肿瘤的特征之一，不同的肿瘤有不尽相同的逃逸凋亡机制。例如，Bcl - 2 是造血肿瘤中多见的阻滞凋亡机制。转基因小鼠实验证实 Bcl - 2 促进造血恶性细胞增殖。Bcl - 2 家族基因(如 Bax)表达异常、p53、IAP 等凋亡途径成分的异常或缺失都可以导致凋亡途径的功能异常，成为造血系统肿瘤发生、发展的因素，如白血病、淋巴瘤特征性的染色体移位，导致促增殖的 c - myc 基因和阻滞凋亡的

bcl 基因表达，或形成 BCR－Abl 或 PML－RARα 融合蛋白阻碍凋亡途径。

系统的临床研究表明凋亡调节物与白血病、淋巴瘤的治疗效果及预后相关。例如，CD95 突变在多种血液系统肿瘤中出现，包括急性白血病、霍奇金淋巴瘤和非霍奇金淋巴瘤（NHL），大部分 NHL 细胞尽管有 CD95 受体，仍呈组成性表达 CD95。急性白血病的 CD95 表达与化疗反应呈正相关。成人 T 细胞白血病血清可溶性 CD95 水平与生存率呈负相关。大细胞 NHL 的 Bcl－2 基因重排或过表达者预后不良。急性髓系白血病 Bcl－2 高表达者化疗反应差。Bax 表达与化疗反应和预后未找出明显关系。

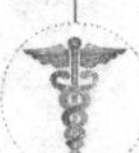

基于凋亡耐受是肿瘤发生的基本机制之一的假设，抗肿瘤治疗策略应该恢复肿瘤细胞的凋亡机制。现临床上试用凋亡途径组成成分的各种制剂，包括反义核酸、单克隆抗体、拮抗剂等。Bcl－2 家族是造血系统肿瘤最常见的凋亡相关基因，研究最多，应用较广。经过实验研究确立了一个可行的治疗策略，即中和凋亡蛋白抑制物（IAP）的作用；另一个策略是肿瘤坏死因子相关的诱导凋亡配体（TRAIL）受体的拮抗剂。除了单独使用外，也有与化疗药物联合使用（见表 6－2）。

表 6－2　临床试用的抗肿瘤诱导凋亡药物

药物	肿瘤	临床应用
靶向 IAP		
反义 XIAP	急性髓系白血病，非霍奇金淋巴瘤	单用；与化疗联合
反义生存素	急性髓系白血病	单用
靶向 Bcl－2/Bcl－X_L		
反义 Bcl－2	白血病，淋巴瘤	与化疗联合
Bcl－2/Bcl－X_L 抑制剂	白血病，淋巴瘤	单用
TRAIL 受体拮抗剂		
TRAIL	非霍奇金淋巴瘤	单用；与 rituximab 联合
TRAIL－R1 单抗	非霍奇金淋巴瘤	单用
TRAIL－R2 单抗	霍奇金淋巴瘤	单用

IAP：凋亡蛋白抑制物（inhibitor of apoptosis proteins）；XIAP：X 染色体环连的凋亡蛋白抑制物（X-linked inhibitor of apoptosis protein）；TRAIL：肿瘤坏死因子相关的诱导凋亡配体（tumor necrosis factor related apoptosis-inducing ligand）；TRAIL－R：肿瘤坏死因子相关的诱导凋亡配体的受体（tumor necrosis factor related apoptosis-inducing ligand-receptor）。

第五节　线粒体与衰老

衰老是受多因素影响的复杂过程，由遗传基因决定，环境因素通过表观遗传

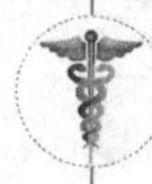

机制影响衰老过程，氧化应激和线粒体功能失调在衰老过程中起重要作用。

正常情况下，细胞内保持可测出的低水平小范围的 ROS，由线粒体和多种氧化酶产生，被多种抗氧化物清除，维持稳态。低水平的 ROS 是许多生理学过程（包括氧化还原平衡和细胞信号转导）的信号分子，是激活多种蛋白（如酪氨酸激酶、丝裂原激活蛋白激酶）活性的重要介质，也是有些类型细胞的增殖、衰退或死亡的重要信号分子。当 ROS 过量产生时，ROS 能与脂肪、蛋白、核酸等大分子作用，导致它们氧化损伤。7，8－二氢－8－氧－脱氧鸟嘌呤核苷（8－oxo－dG）是最常见、研究最多的 ROS 导致的 DNA 损伤，变异的结果是碱基 G∶C 转换为 T∶A，有高度的致畸性。哺乳类动物的细胞有限制 ROS 导致 DNA 损伤的机制，即 DNA 损伤修复机制，如碱基切补修复、核苷切补修复、双链破裂修复和不匹配修复等。此外，还能通过增加抗氧化机制中和 ROS，包括超氧歧化酶、过氧化氢酶和谷胱甘肽过氧化酶将 ROS 转变为无毒形式。

细胞衰退是细胞经过一定分裂次数后的不可逆生长停止，与端粒缩短有关，是机体衰老的主要基础之一。体外研究表明细胞衰退与 ROS 密切相关，衰退细胞伴有高水平的 ROS，积累了许多氧化损伤的 DNA 和蛋白。反之，不衰退的细胞氧化损伤少，对过氧化氢的损伤作用耐受；增加细胞内氧化物或降低抗氧化物水平则加速细胞衰退；降低环境的氧或增加 ROS 清除剂可延缓细胞衰退。研究表明端粒缩短与细胞的氧化应激直接相关，轻度氧化应激就能使端粒明显缩短。深入研究表明，ROS 从多个层次影响端粒的长度，端粒的 DNA 重复序列中含有 8－oxoG，损伤时形成 G 四叠体降低端粒 DNA 对端粒酶的亲和力，干扰端粒酶介导的单链端粒 DNA 的扩增（参见第一章第一节）。ROS 也能通过端粒酶催化亚单位端粒酶反向转录酶（TERT）间接影响端粒，当细胞内 ROS 增加时 TRET 失活。ROS 的清除剂（如 N－乙酰胱氨酸）能够阻断 ROS 对 TERT 的影响，延缓细胞衰退。TRF1 和 TRF2 是端粒帽的组成成分，起保护端粒的作用，8－oxoG在 DNA 中的存在降低端粒对 TRF1 和 TRF2 的亲和力。此外，ROS 引起的 DNA 损伤激发 DNA 损伤反应，激活在细胞衰退中起关键性作用的 p53。p53 活化 E3 泛素连接酶 Siah1，介导泛素化和 TRF2 降解。阻断 Siah1 表达，稳定 TRF2 能延缓细胞衰退。p53－Siah1－TRF2 调节轴在端粒功能失调中起重要作用。

成体干细胞或组织特异性干细胞有分化潜能和自我更新能力，是维持组织稳态和组织修复的基础。随着年龄的增长，晚年的干细胞自我更新能力下降，提示干细胞功能减退在衰老中起核心作用。越来越多的证据表明，ROS形成的失调在干细胞和祖细胞的“未老先衰”——衰退（premature senescence）中起关键性作用。用基因缺陷小鼠进行的研究表明，ROS水平升高导致干细胞自我更新能力下降。由于哺乳类动物细胞的ROS主要是线粒体产生的，线粒体DNA易于氧化损伤。许多研究报道表明，mtDNA中的8－oxoG频率明显高于核DNA的8－oxoG频率，提示mtDNA对氧化损伤更敏感。mtDNA的氧化损伤导致mtDNA变异，致使呼吸链功能损伤，积累更多的ROS，形成恶性循环导致细胞能量损耗，最终细胞死亡。线粒体在凋亡调节中起关键性作用，动物实验证明线粒体也通过凋亡调节参与衰老机制。

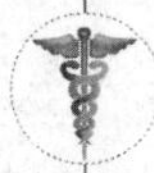

线粒体基因组编码氧化磷酸化、合成ATP及线粒体RNA蛋白翻译所需的蛋白，排列紧凑，只有一个非编码区称置换环（D－loop），对mtDNA的复制和转录十分重要，与衰老的关系也已广泛研究。目前已报道了各种细胞和组织的D－loop点突变。除了点突变外，老年生物的mtDNA缺失也呈高频率。复制和修复是mtDNA缺失的形成机制。此外，mtDNA的丰度也随着年龄的增长而减少。

一、mtDNA与老年相关疾病

线粒体DNA损伤可能与老年相关退行性疾病的发生、发展有关，研究报道较多的如阿尔茨海默病、帕金森病和Huntington病。不同类型细胞的线粒体密度不同，代谢活跃的细胞线粒体较多。线粒体是视网膜细胞功能和生存的关键性细胞器，资料表明线粒体功能异常与多种视网膜变性疾患相关。

与年龄相关的黄斑退行性改变（age-related macular degeneration，AMD）是常见的老年相关疾病。黄斑主要由视锥细胞和视网膜色素上皮（RPE）细胞组成，视锥细胞的营养供应和代谢物的转运是通过RPE细胞完成的。视锥细胞在感光时脱落外节盘膜，由RPE细胞吞噬，被细胞内的消化酶消化。眼底视网膜区含氧丰富加上光线照射是高氧化环境，视锥细胞脱落的外节盘膜如果发生异常，脱落的外节盘膜被氧化变性，则消化酶不能识别，在RPE细胞内沉积，导致RPE细胞功能退化甚至凋亡，从而导致视锥细胞萎缩凋亡。Lin等研究了不同年龄组正常人、AMD病人RPE中的mtDNA损伤和修复与年龄及AMD病情的关系，随着年龄的增长黄斑的mtDNA损伤和变异增加，DNA修复能力降低，与AMD的病情相关。

经过20多年的研究，现已确认-氧化氮（NO）不仅是氧化反应的副产品，还

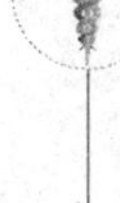

可调节线粒体呼吸，与呼吸链复合体Ⅰ和Ⅳ反应，与 O_2 竞争性抑制细胞呼吸。NO与复合体Ⅳ(细胞色素C氧化酶，CCOX)的作用是快速(以微秒计)，只需微量的(nanomol)NO；对复合体Ⅰ的抑制发生在高浓度的NO作用后，而且作用滞后(以分计)。这两种反应大多数是可逆的，长期高浓度的NO作用则导致不可逆的病理状态，取决于 O_2、CCOX和NO的浓度。

固有免疫系统的活化和氧化应激以及低度炎症是衰老过程的标志，在老年相关退行性变疾患中尤为突出。线粒体功能失调和氧化应激能激发和强化炎症反应。氧化应激能诱导多蛋白炎症复合体的组装形成炎症体。Nod-样受体蛋白3(NLRP3)是细胞内应激信号的主要免疫感受器，能感受ROS、神经酰胺和组织蛋白酶等。NLRP3活化促进IL-1β和IL-18的前体成熟，启动炎症反应。老年期衰败线粒体的自噬清除能力降低，线粒体功能失调激发慢性氧化应激，破坏细胞的氧化还原平衡，加上老年期的NF-κB信号增加强化NLRP3和促炎症细胞因子的作用，增强NLRP3炎症体的作用。有些老年相关疾患(如代谢综合征)与NLRP3激活有关。

线粒体功能失调增加ROS的产生和分泌损伤相关分子模式(DAMP)，进而激活NLRP3炎症体，结果增强衰老过程和衰老相关疾病的促炎症表型。线粒体完整性的丧失启动mtDNA的释放和合成神经酰胺及甲酰化多肽。损伤的线粒体自噬性清除(mitophagy)能维持线粒体的完整性和防止NLRP3炎症体激活(见图6-4，图6-5，图6-6)。

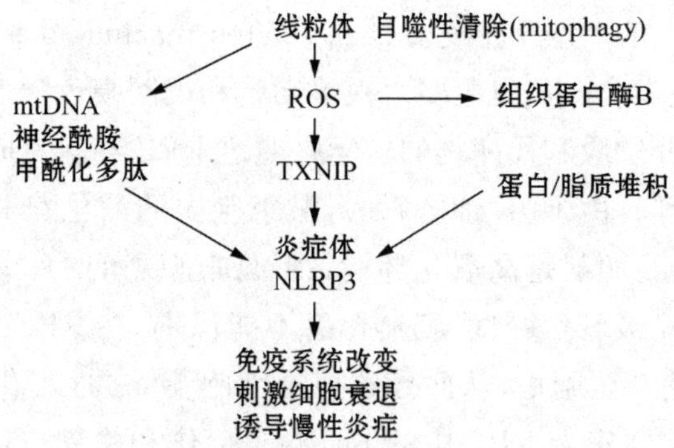

图6-4　线粒体功能异常激活炎症体及其后果

mtDNA：线粒体DNA；ROS：活性氧；TXNIP：硫氧还蛋白作用蛋白；NLRP3：Nod-样受体蛋白3。(引自Salminen A，2012)

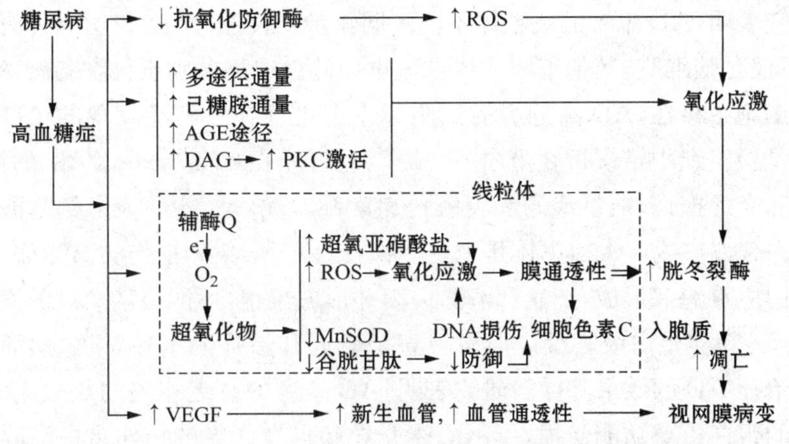

图 6-5 高血糖症引起线粒体功能失调导致糖尿病视网膜病变

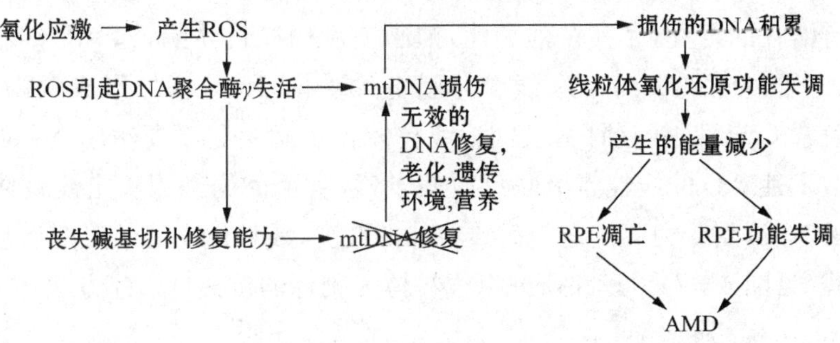

图 6-6 ROS诱导的mtDNA损伤发展为与年龄相关的黄斑退行性改变(AMD)

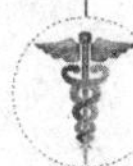

二、阿尔茨海默病与线粒体

阿尔茨海默病(AD)即常见的老年痴呆症是由于神经退行性变、脑血管病变、感染、外伤、肿瘤、营养代谢障碍等多种原因引起的一组综合征,是进行性发展的神经退行性疾病,认知和记忆功能不断衰退,有神经精神症状和行为障碍,日常生活能力进行性减退,是威胁老年人健康的“四大杀手”之一。

AD多起病于老年期,病程缓慢但不可逆,临床以智能减退为主。病理改变主要为大脑皮质弥漫性萎缩,沟回增宽,脑室扩大,神经元大量减少,出现神经元纤维缠结,轴突缠结形成老年斑。老年斑中含有坏死的神经细胞碎片、铝和异常的蛋白,β-淀粉样蛋白积聚。乙酰胆碱转移酶及乙酰胆碱含量显著减少。短期记忆的形成必须有乙酰胆碱的参与,AD患者与正常人相比乙酰胆碱转移酶的含量比正常人减少90%。

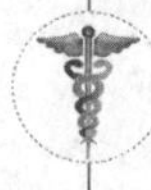

研究表明，AD 患者的线粒体不同于同年龄对照组，形态和功能都有明显的差别；不仅是脑细胞，其他细胞的线粒体也如此。这种差别不仅在各个 AD 病程患者的细胞中存在，AD 高危组的细胞标本中也存在。已经发现的 AD 分子病损主要是脑组织中错误折叠蛋白——β-淀粉样蛋白(β-amyloid，Aβ)的堆积，导致氧化和炎症损伤，能量代谢和突触传递紊乱。Aβ 是 36～43 个氨基酸残基组成的蛋白代谢产物。$A\beta_{40}$ 单体是主要产物，比易于聚集和损伤的 $A\beta_{42}$ 多。Aβ 由前体蛋白序贯酶解形成，产生和清除失衡并形成聚集，可能启动 AD 的发生。近 20 年来，淀粉样蛋白级联反应假设一直是研究和治疗的指导思想，然而抗淀粉样蛋白治疗 AD 的效果甚微。研究表明，AD 患者的衰老相关的氧化应激增强，内浆网的蛋白折叠功能受损，蛋白酶体介导和自噬介导的损伤蛋白清除机制明显缺陷，这些在 AD 都加速了淀粉样蛋白和 Tau 蛋白的堆积。β-淀粉样蛋白对线粒体有潜在的毒性，尤其在轴突池，抑制关键的线粒体酶，尤其是细胞色素 C 氧化酶、电子传递、ATP 产生、线粒体膜电位受损，ROS 增加形成氧化应激，释放细胞色素 C 导致细胞凋亡。显然，线粒体在发病中起重要作用，Swerdlow 等提出了散发性 AD 的线粒体级联反应假设，认为个体的基因决定线粒体功能和耐受力的基线，耐受力决定老年时线粒体的改变，线粒体功能的改变启动 AD 的病理过程(见图 6-7)。正在研究以线粒体为靶标的抗 AD 治疗方法。

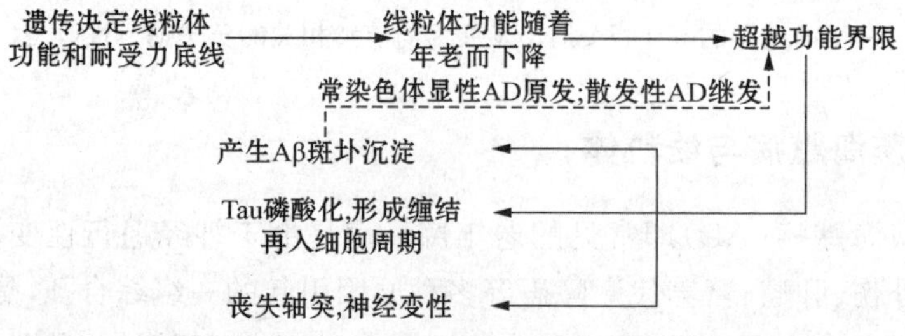

图 6-7　阿尔茨海默病的线粒体级联反应假设

Tau 是一种微管结合蛋白，Tau 病是指神经细胞内和神经胶质细胞内异常磷酸化 Tau 蛋白蓄积的神经变性疾病。神经纤维缠结数是 AD 严重程度的病理学指标，缠结的主要成分是异常高磷酸化和聚集的 Tau 蛋白。正常情况下，轴突中有高丰度的可溶性蛋白，Tau 促进微管的组装和稳定以及囊泡的转移。高磷酸化的 Tau 是不可溶的，丧失对微管的亲和力，自己形成成对的螺旋形纤维。与 Aβ 寡聚体一样，中度聚集的异常 Tau 也有细胞毒性，损伤认知功能。已经在帕金森病中发现30多种Tau突变，但是在AD未发现Tau突变。然而，脑脊液Tau磷酸化水平的升高与认知相关。

在AD患者的脑组织中观察到Aβ积聚引起的线粒体损伤。乙醇脱氢酶是Aβ作用于线粒体的靶标之一，在有散发性AD发病的正常人群体中也发现类似的改变。推测在AD和衰老过程中都有高水平的mtDNA氧化损伤，大脑线粒体基因组的不稳定性和不可恢复性允许mtDNA变异的逐渐积累；动力素样转移蛋白氧化引起线粒体的片断化或分裂可以导致AD的突触丧失。有报道称，抗组织胺盐酸dimebolin可能是线粒体刺激剂，有助于中轻度AD患者的认知和行为改善。

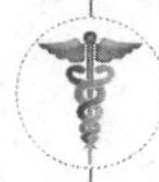

AD患者和衰老大脑功能失调的线粒体释放ROS引起氧化损伤，加重病理过程。氧化应激增加、内浆网蛋白折叠功能损伤和蛋白酶体介导及自噬介导的清除损伤蛋白功能缺失，所有这些在衰老过程中都会发生，加速AD淀粉样蛋白和Tau蛋白的积累。虽然对抗这些改变的因子无济于事，不过仍有些对抗Aβ的小分子制剂或抑制Tau蛋白磷酸化和聚集的小分子天然提取物在进行临床试验。

三、帕金森病的线粒体功能失调

帕金森病是常见的老年病之一，由于影响运动能力，绝大部分患者最终丧失生活自理能力，成为家庭和社会的负担。随着社会老龄化发病人数增加，引起广泛关注，临床和基础研究正在深入进行。

帕金森病与纹状体内的多巴胺(DA)显著减少有关。多巴胺是调控运动的重要物质，因此该病患者会出现震颤、肌肉僵硬、运动缓慢及平衡与协调功能障碍等症状。此病的病因尚不明确，可能是遗传因素与环境因素联合作用的结果。目前公认的学说为“多巴胺学说”和“氧化应激学说”。“多巴胺学说”指出DA合成减少使纹状体DA含量降低，黑质-纹状体通路多巴胺能与胆碱能神经功能平衡失调，胆碱能神经元活性相对增高，使锥体外系功能亢进，发生震颤性麻痹。“氧化应激学说”解释了黑质多巴胺能神经元变性的原因，即在氧化应激时，患者DA氧化代谢过程中产生大量过氧化氢和超氧阴离子，在黑质部位Fe^{2+}催化下，生成羟自由基，黑质线粒体呼吸链的复合物Ⅰ活性下降，谷胱甘肽消失不能清除自由基。从而自由基通过氧化神经膜类脂、破坏DA神经元膜功能或直接破坏细胞DNA，导致神经元变性、死亡(见图6-8)。

临床上帕金森病(PD)分两类，即家族性PD和散发性PD。家族性PD由基因变异引起，遗传性患者的家系分析发现 6 个相关基因呈常染色体隐性或显性方式遗传；散发性 PD 是由遗传敏感性和环境因素二者作用的复杂性神经退行性疾病。近年来，全基因组分析发现了两个敏感位点，即 α - synuclein 和 LRRK2，与经典的遗传性 PD 基因交接，将家族性 PD 和散发性 PD 的病因和发病机制连接起来，二者的遗传和环境因素都影响线粒体的生物能力学、动力学、转移和质量控制等诸多方面，家族性和散发性有许多共同的发病机制途径汇集在线粒体（见图 6 - 8）。

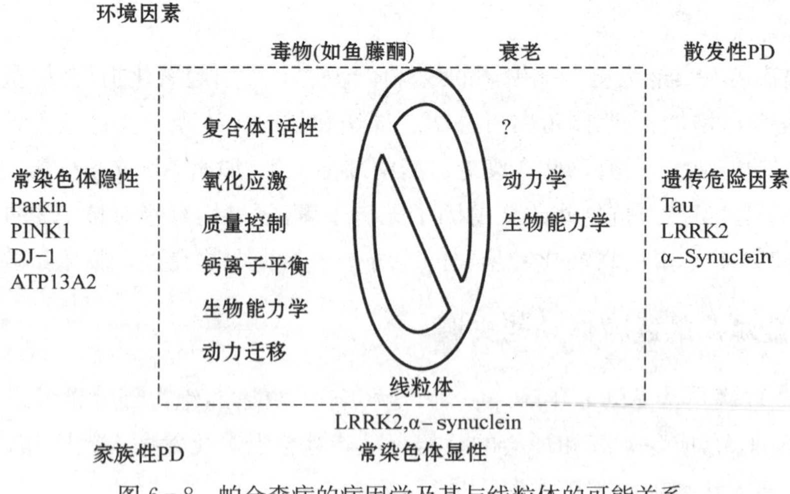

图 6 - 8　帕金森病的病因学及其与线粒体的可能关系

20 世纪 80 年代就发现神经毒性药物 MPTP(1 -甲基- 4 -酚- 1，2，3，6 -四羟基吡啶）能引起 PD 样综合征，抑制线粒体呼吸链的功能。MPTP 静脉注射能穿越血-脑屏障被产生多巴胺的神经元吸收，通过多巴胺转运积蓄在线粒体中抑制电子传递链的复合体Ⅰ。虽然 MPTP 引起的是急性神经毒效应，不同于散发性 PD 的慢性长期病情，实际上 MPTP 和其他复合体抑制物（如鱼藤酮）都能用于制作 PD 的动物模型，PD 患者的尸检标本也测出有明显的复合体Ⅰ损伤。复合体Ⅰ的抑制减少线粒体 ATP 的产生，增加 ROS 的形成，损伤 mtDNA、呼吸链成分和其他线粒体成分，启动线粒体损伤和氧化应激之间的恶性循环。

四、PD 相关基因的线粒体效应

Parkin 基因是 1998 年确定的 PD 常染色体隐性基因，至今已报道了 100 多个致病性变异。*Parkin* 基因编码由 465 个氨基酸残基组成的胞质蛋白，其氨基端有泛素样结构域，羧基端有环间结构域（RBR），含维持正常细胞三维结构的 6 个锌离子。RBR 结构域富含半胱氨酸易被严重的氧化应激灭活，已在患者脑组织测出氧化损伤的错误折叠的 Parkin 蛋白。RBR 结构域的存在提示，Parkin 蛋白起 E3 泛素连接酶的作用介导泛素蛋白与底物的共价结合，催化各种泛素化，至今已报道 30 多种催化的底物。Parkin 蛋白表达增加，能保护细胞抵抗各种应激引起的细胞死亡，Parkin 缺陷的细胞则易于受应激死亡。

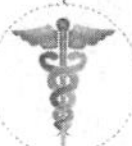

PINK1 基因（PTEN - induced putative kinase 1）是 2004 年报道的常染色体隐性 PD 早发基因，编码 581 个氨基酸残基组成的蛋白，其氨基端有靶向线粒体的序列，是一个跨膜的、高度保守的丝氨酸/苏氨酸激酶结构域，与钙调素家族同源。已发现约 30 个致病性 *PINK1* 变异，包括错义、无义、移框、删除或基因组重排等各种变异。大多数变异有损激酶活性或降低蛋白稳定性导致功能丧失。PINK1 的亚细胞定位尚有争议，已报道在线粒体内膜、外膜和细胞质观察到 PINK1。PINK1 能够以依赖激酶的方式增加细胞对于各种应激的耐受。Parkin 和 PINK1 能够协作清除损伤的线粒体，在线粒体处于高膜电位的情况下，PINK1 运入线粒体很快被溶蛋白作用降解，线粒体保持低水平 PINK1 的基础状态；当线粒体处于低膜电位时，全长的 PINK1 堆积在线粒体表面导致 Parkin 定位在线粒体，使外膜蛋白泛素化，募集接头蛋白启动自噬机制进入自噬体，与溶酶体融合，损伤的线粒体被降解，称为线粒体自噬性清除（mitophagy）。为了确定 mitophagy 在 PD 发病中的作用，研究者用体外培养的成纤维细胞、肿瘤细胞或小鼠 PD 模型分析致病性突变的 Parkin 和 PINK1 在 mitophagy 中的作用，尚未得出一致的结论，可能有更复杂的机制有待深入研究。

电子显微镜下观察到的线粒体是固态、静止的豆形双膜细胞器；实际上活细胞内的图像显示，线粒体是高度活跃、形态和大小多变的亚细胞结构，其动力学过程包括线粒体融合、分裂，沿着细胞骨架运行。随着融合或分裂，线粒体呈管网状或片状、杆状或球形结构。近十年来已经阐明了线粒体融合和分裂的基本机制，核心机制是各层次紧密调控的动力素样 GTP 酶（dynamin-like GTPases）、线融素（mitofusin）Mfn1 和 Mfn2 诱导外层线粒体膜融合；OPA1 介导内膜融合。线粒体分裂依靠细胞质 GRP 酶 Drp1 在活化时募集在预期位置，并有其他分裂因素参与，如 Mff、Mief1 和 Fis1。线粒体融合和分裂的分子机制对细胞的许多重要功能，如生物能力学、凋亡、自噬、质量控制和应激反应途径都

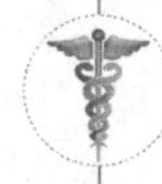

有重要的影响，是长期研究的课题。线粒体动力学失调对各种神经疾患都有重要的影响，在一些 PD 实验模型已经得到证实。PINK1 和 Parkin 对线粒体动力学的效应可以进而改变线粒体的生物能力学功能和线粒体去极化。

DJ－1 是对 ROS 敏感，而且对 ROS 有防护作用的蛋白，其基因的丧失功能性变异引起罕见的常染色体隐性 PD。DJ－1 编码 189 个氨基酸残基组成的蛋白，属于进化保守的超家族，与应激诱导的大肠杆菌分子伴侣 Hsp31 有类似的结构。DJ－1 形成二聚体，有广泛而不相干的多种功能，其中抗氧化保护功能是公认的。值得注意的是，DJ－1 的保护作用不需 PINK1 参与，而 Parkin 是与其平行的途径。

α－synuclein 在 PD 中有明显的病因发病学作用，至今已经发现 3 种错义基因突变，在常染色体显性 PD 患者确定有双倍或三倍扩增。全基因组研究揭示，该基因还有单核苷酸多态性与罹患 PD 的危险性密切相关。α－synuclein 是 140 个氨基酸残基组成的蛋白，在脊椎动物的中枢神经系统高丰度表达。氨基端有 11 个氨基酸残基组成的重复序列，含 KTKGEV 基序形成结合在膜上的 α－螺旋；羧基端含磷酸化位点影响凝聚，寡聚化中度折叠的 α－synuclein 有毒性（见图 6－9）。

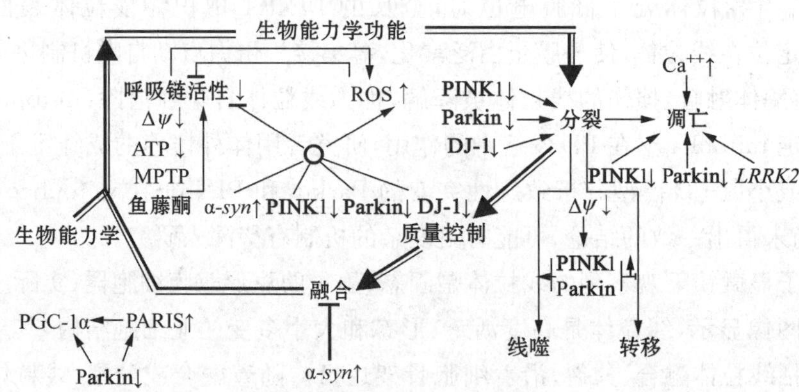

图 6－9　PD 基因参与线粒体生物学的各个方面

常染色体隐性 PD 基因（加深字体）或常染色体显性 PD 基因（斜体字体）直接或间接影响线粒体的多种生物学过程，包括生命周期、生物能力学功能、质量控制、形态和连接的动力学过程（融合、分裂）、亚细胞分布（转移）、线粒体自噬（线噬）和调节细胞凋亡。

LRRK2 是 GTP 酶调节的激酶或激酶调节的 GTP 酶。编码 LRRK2 的基因突变可以引起常染色体显性 PD，为大部分家族性 PD 所有；全基因组相关研究表明，LRRK2 基因的变异是散发性 PD 的高危因素。LRRK2 是 2 257 个氨基酸残基组成的蛋白，属 ROCO 蛋白家族，具有 GTP 酶活性的 Roc 结构域，羧基端有 COR 结构域，连接 3 个激酶结构域，即 RIPKs（receptor-interacting serine/threonine protein kinases）、MLKs（mixed lineage kinases）和 MAPKKK（mitogen activated protein kinase kinase kinases）。LRRK2 还含有若干蛋白-蛋白相互作用结构域，如 WD40 结构域，富含亮氨酸重复序列和锚蛋白（ankyrin）结构域。至今已经在家族性 PD 发现 6 种突变体，变异集中在 Poc、COR 和激酶结构域。LRRK2 的结构提示其信号蛋白的作用，能作为激酶、GTP 酶和（或）构架蛋白。LRRK2 形成二聚体起完全催化作用，在自身磷酸化和其他底物的磷酸化中有弱激酶活性。LRRK2 的生理和病理功能尚未完全阐明。有报道称，致病性突变体的激酶活性增强和（或）GTP 酶活性降低，对原代培养的神经元有细胞毒性。LRRK2 激酶抑制剂在体内和体外的神经变性实验模型中起保护作用。细胞和分子水平的研究结果表明，LRRK2 能影响神经轴突生长、细胞骨架动力学功能、囊泡沟通、翻译控制、内吞、自噬、线粒体功能、MAPK 和 Wnt 信号途径以及外源性和内源性的细胞凋亡。其中哪些作用与 PD 的发病相关仍有待研究，LRRK2 对线粒体的影响正在深入探索中（见图 6-9）。

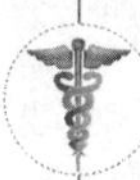

参考文献

[1] Barot M，Gokulgandhi MR，Mitra AK. Mitochondrial dysfunction in retinal diseases [J]. Current Eye Res，2011，1069-1077

[2] Bertolotti M，Sitia R，Rubartelli A. On the redox control of B lymphocyte differentiation and function [J]. Antioxid Redox Signal，16：1139-1149

[3] Fulda S. Cell death in hematological tumors [J]. Apoptosis，2009，14：409-423.

[4] Gibson G. Rare and common variants：twenty arguments [J]. Nature Rev Genetics，13：135-146

[5] Gogvadze V，Orrenius S，Zhivotovsky B. Mitochondria in cancer cells：what is so special about them? [J] Trends Cell Biol，2008，18(4)：165-173.

[6] Gonzalez M J，Massari J R，Duconge J，et al. The bio-energetic theory of carcinogenesis [J]. Med Hypotheses，2012 Jul 17，[Epub ahead of print]

[7] Jimenez-Sanchez G，Childs B，Valle D. Human disease genes [J]. Nature，2001，409：853-855.

[8] Lee-Huang S，Lin Huang P，Lee Huang P. Live-cell real-time imaging reveals role of mitochondria in cell-to-cell transmission of HIV-1. Biochem Biophys Res Commun，

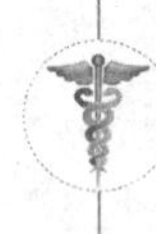

2011, 415(2):384 - 389.

[9] Lidegaard Ø, Pinborg A, Andersen AN. Imprinting diseases and IVF: Danish National IVF cohort study [J]. Hum Reprod, 2005,20 (4):950 - 954.

[10] Lin H, Xu H, Liang FQ, et al. Mitochondrial DNA damage and repair in RPE assoiated with aging and age-related macular degeneration [J]. Invest Ophthalmol Vis Sci, 2010,51:3521 - 3529.

[11] Michelakis ED. Mitochondrial Medicine: A New Era in Medicine Opens New Windows and Brings New Challenges [J]. Circulation, 2008,117:2431 - 2434.

[12] Need AC, Goldstein DB. Whole genome association studies in complex diseases: where do we stand? [J]. Dialogues Clin Neurosci, 2010, 12:37 - 46

[13] Querfurth HW, LaFerla FM. Alzheimer's disease [J]. New Engl J Med, 2010,362: 329 - 344.

[14] Quintana A, Hoth M. Mitochondrial dynamics and their impact on T cell function [J]. Cell Calcium 2012,52(1):57 - 63.

[15] Salminen A, Ojala J, Kaarniranta K, et al. Mitochondrial dysfunction and oxidative stress activate inflammasomes: impact on the aging process and age-related diseases. [J/OB/EL]. Cell Mol Life Sci, DOI 10.1007/s00018-012-0962-0

[16] Sarti P, Arese M, Forte E. Mitochondria and nitric oxide: chemistry and pathophysiology [J]. Adv Exp Med Biol, 2012,942:75 - 92.

[17] Sarti P, Forte E, Giuffre A, et al. The chemical interplay between nitric oxide and mitochondrial cytochrome c oxidase: reactions, effectors and pathophysiology [J/EB/OL]. Int J Cell Biol, 2012, Article ID 571067,11 page doi:10.1155/2012/571067

[18] Schimmer AD, Skrtic M. Therapeutic potential of mitochondrial translation inhibition for treatment of acute myeloid leukemia [J]. Expert Rev Hematol, 2012;5(2):117 - 119

[19] Silva DF, Selfridge JE, Lu J, et al. Mitochondrial abnormalities in Alzheimer's disease: possible targets for therapeutic intervention [J]. Adv Pharmacol, 2012,64:83 - 126.

[20] Swerdlow RH, Burns JM, Khan SM. The Alzheimer's disease mitochondrial cascade hypothesis [J]. J Alzheimers Dis, 2010,20 (Suppl 2):S265 - 279.

[21] Tome ME, Lee K, Jaramillo MC, et al. Mitochondria are the primary source of the H_2O_2 signal for glucocorticoid-induced apoptosis of lymphoma cells [J]. Exp Ther Med, 2012,4(2):237 - 242.

[22] WallaceDC. Bioenergetics and the epigenome interface betweenthe environment and genes in common diseases [J]. Dev Disabit Res Rev, 2010,16:114 - 119.

[23] Wallace DC. Bioenergetics, the origins of complexity, and the ascent of man [J]. Proc Nat Acad Sci USA, 2010,107(suppl 2):8947 - 8953.

[24] Wallace DC, Fan WW. Energetics, epigenetics, mitochondrial genetics [J]. Mitochondrion, 2010,10(1):12 - 31

[25] Wallace DC, Fan WW, Procaccio V. Mitochondrial energetics and therapeutics [J].

Annu Rev Pathol，2010，5：297－348.

[26] Yoon JC，Ng A，Kim BH. et al. Wnt signaling regulates mitochondrial physiology and insulin sensitivity [J]. Gene & Devel，2010，24：1507－1518

[27] Zera AJ. Microevolution of intermediary metabolism：evolutionary genetics meets metabolic biochemistry [J]. J Exp Biol，2011，214 (Pt 2)：179－190.

[28] Zhang H，Kong Y，Cui H. Oxidative stress，mitochondrial dysfunction，and aging [J/EB/OL]. J Signal Transduct，2012，Article ID 646354，13 pages doi：10.1155/2012/646354

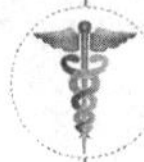